중의학 박사가 쓴

의사도 모르는
난치병 치료법

한올출판사

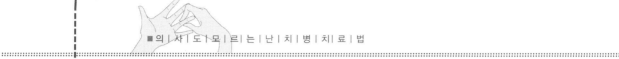

필자가 구도와 중생구제를 한 지 어언 40년, 세월이 벌써 황혼기에 접어들었다.

그동안 수 십만 명이 필자의 도움이 필요하여 마골행림의 문턱이 닳도록 드나 들었다. 그 세월 속에서 작은 깨달음이 있어 후세들에게 도움이 될까하여 전(傳)하고자 한다.

지금은 시대가 좋아져 먹거리도 풍요롭고 위생도 좋아졌다. 게다가 의약대(醫藥大)도 많이 신설하여 연간 배출 인원이 수 천명이나 되고, 대도시에는 의사, 한의사, 약사가 포화상태인 것 같다. 큰 도시는 어느 곳에서나 한 바퀴 돌아보면 병원, 한의원, 약국 등이 몇 개는 눈에 들어온다. 과거에 비해 여러모로 좋아졌는데도 산골짜기에서 은둔하는 필자를 찾아 오는 사람들이 많은 걸 보면 참 아이러니하다.

생각해 보건 대 그 이유는 두 가지가 아닐까 생각한다.

첫째는 시대의 비정상적인 변화이다. 인간의 삶에서 자연적인 섭리는 이미 오래전에 상실하였고, 사회적인 논리에 맞춰 치열하게 경쟁하며 생존해 왔다. 다른 말로 표현하면 자연의 순리를 어기고 사는 사람들이 많다는 것이다. 자연의 순리는 별 것 아니다. 해지면 자고, 추우면 옷 입고, 나이 차면 결혼하고, 지극히 단순한 진리인데 그것을 어기니 병이 어찌 생기지 않겠는가?

둘째는 의료체계의 문제라고 생각한다. 필자는 동의(東醫)나 서의(西醫) 모두 완벽한 의학은 아니라고 생각한다. 그것은 전 세계의 의료 분야 변화 추세를 보면 알 수 있다. 미국 등에서는 대체요법, 보완요법을 만들었고, 중국에서는 중서의결합의(中西

醫結合醫) 라는 새로운 의료인을 만들었다. 우리도 분할되어 있는 두 학문을 결합하여 상호 결점을 보완한다면 한국만이 가진 독특한 의학이 되지 않을까 생각한다. 사람들은 자신들이 배운 학문을 최고로 여기고 타인의 학문을 폄하하는 경향이 있는데 이것은 학자로서 좋은 자세는 아니다. 지나친 교만과 자만은 자기 발전에 저해될 수 있다. 상호 존중하고 겸허한 자세로 배움에 임한다면 개인을 넘어 국가적인 의료 보건 분야의 향상을 이룰 것으로 생각한다.

이 책에 수록된 내용들은 의료인은 물론 일반인들도 쉽게 따라 할 수 있는 것들이다. 잘 응용하여 개인의 건강증진은 물론 타인의 질병 치료에 많은 도움이 되기 바란다.

끝으로 수 십년 간 주차문제 등으로 귀찮게 해 드린 데도 불구하고 물심양면으로 많은 도와 주신 마을 주민과 평생 동안 묵묵히 함께 해 준 아내에게 진심으로 감사드리는 바이다.

마골행림 혜안 김 석 두

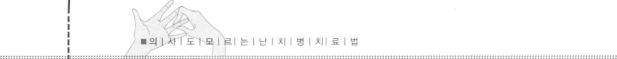

나는 어릴 때는 의학에 관심이 별로 없었다. 성인이 되어서 내 몸속에 의료인의 DNA가 존재하는 것을 깨달았다. 한국에서는 의대의 문턱이 너무 높아 중국행을 결심했다.

북경중의대학에서 11년 동안 학사에서 박사과정까지 학업을 하였다. 처음에는 학사까지만 예정했는데, 졸업 시 수박겉도 모르는 것 같아 석사과정에 입학하였다. 그리고 더 깊은 속을 알고 싶어 박사과정까지 공부하였다. 박사졸업 시에는 의학에 대해서는 나름대로 정립할 수 있는 수준에 도달했다고 자만하였다.

그러나 마골행림 혜안 선생님의 의안(醫案)을 보고 내가 알고 있는 것은 얕은 물에 지나지 않는 것을 깨달았다. 필자는 능력없는 사람이 보물을 독점하는 것보다 세상에 내놓아 실천되게 하는 것이 진정한 의자(醫者)의 길이라 판단되어 출판하기로 했다. 나 역시 동, 서의학을 두루 배웠지만 신의 경지에 도달한 마골행림 혜안 선생님의 이념을 다 이해하지 못해 졸작이 될까하는 두려움이 앞선다. 최선을 다해 정리했지만 부족한 면이 많을 것으로 생각하고, 독자들의 많은 조언을 겸허히 받아 들이겠다.

어느 분야에서든 그 명성이 시(市), 도(道) 경계를 넘으면 일반 수준은 넘었다고 볼 수 있고, 고객이 전국에서 찾아오거나 혹은 연예인, 유명 스포츠선수, 정치인, 대기업인 등 공인들까지 찾아온다면 경지에 도달했다고 볼 수 있다. 오지의 구멍가게가 유명인의 귀까지 들어가는 것이나 그 사람들이 오지까지 방문한다는 것은 불가사의한 일이라 생각된다. 지방의 병원, 한의원 중에서 전국구 환자나 유명인을 치료할 수 있는 의료인이 과연 몇 명이나 될까 의문이다.

책머리에 ● ● ●

최근 아편팔기, 징집자 대상 허위 진단서 발급, 과잉진료, 한약에 양약 배합 등 비정상적인 행태로 처벌받는 것을 보면 참으로 한심하다는 생각이 든다. 아직도 의료인으로서 정체성에 혼란을 겪고 있는 의료인이 있다면 이 책을 응용하여 쇄신의 기회가 되었으면 한다.

이 책의 내용을 잘만 응용하면 개인의 건강증진은 물론 타인의 질병 치료에 많은 도움이 될 것으로 생각한다. 의학 기초 지식이 있는 의료인(의사, 한의사, 의료기사, 간호사 등)과 상관분야 종사자들은 별 어려움이 없을 것으로 사료된다.

몇 달 동안 자료수집과 원고정리에 많은 도움을 준 아내와 출판에 많은 조언을 해주신 한올 출판사 임순재 사장님, 졸필을 명필(?)로 편집하느라 고생한 편집 국장님께 감사드린다.

끝으로 고령의 나이에도 불구하고 허심탄회하게 각종 비법을 전수해주신 마골행림 혜안 김석두님께 무한한 감사를 드리고 만수무강을 기원하는 바이다.

저자 김 용 현

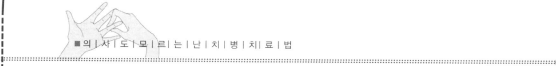
이 책에서 수록된 기공은 오수혈(五輸穴)과 사암침법 등에 나오는 침법을 경혈기공으로 응용한 것이다. 경혈기공을 응용하기 위해서는 네 가지를 잘 알아야 만족할 만한 효과를 낼 수 있다.

첫 번째는 진단이다. 의학에서 진단은 가장 기초가 되는 학문이다. 한의학 진단과 양의학 진단의 기초를 알아야 정확히 응용할 수 있다. 두 번째는 경락과 경혈이다. 경락은 기와 혈이 흐르는 길이고, 내부의 장기와 체표를 연결하는 통로이고 전신이 연결되어 있고, 생리적인 기능을 조절하는 기관이다. 경혈은 장기(臟器)의 기(氣)가 출입하는 체표의 부위이다. 혹은 질병의 반응점, 혹은 시술하는 자리를 의미한다. 특수한 목적으로 응용 시 위치가 정확해야 원하는 효과를 기대할 수 있다. 상하로 조금 벗어나는 것은 괜찮으나 좌우로 벗어나면 효과에 영향을 미친다. 세 번째는 경혈의 배합법이다. 경혈 한 자리에 시술해도 무방하나 큰 효과는 기대하기 어렵다. 자유자재로 응용하려면 진단학을 통달해야 가능하다. 네 번째는 기공이다. 즉, 기의 강도(强度)이다. 병증의 상황에 따라 보사(補瀉)를 조절해야 한다. 특히 보(補)할 때 시술자가 기가 없으면 효과가 떨어진다.

상기의 네 가지 중 세 가지만 능통해도 일정의 효과를 낼 수 있다. 혈자리에 침을 놓으나 뜸을 하거나 혹은 지압을 해도 유사한 효과가 있다. 현대적인 의료기기(전기 자극 치료기(EST, TENS))를 이용하여 자극하여도 같은 효능이 있다. 지압 시 보(補)할 때는 비벼주고, 사(瀉)할 때는 그냥 꽉 눌러주면 된다. 전기 자극 치료기로 응용할 때는 보(補)하는 곳에는 양극을 접지시키고, 사(瀉)하는 곳에는 음극을 접지한다. 또

일러두기 ● ● ●

한 혈자리에 자석을 붙여 두어도 효능이 있는데 이때에는 보(補)하는 곳에는 S극을 접착시키고, 사(瀉)하는 곳에는 N극을 접착한다.

기가 강하면 혈자리가 아니라도 병증과 상관있는 장기 부위에 기공하여도 동일한 효과가 있다.

이 책에서는 독자들의 이해를 돕기 위해서 진단원리와 병리적인 설명을 하였고, 경혈의 정확한 위치를 사진으로 실었고, 경혈의 배합 등을 설명해 두었다.

나름대로 쉽게 설명하려고 최선을 다했지만 워낙 졸필이라 독자들의 요구에 충족될지 의문이다. 기타 의문 사항이 있으면 인터넷이나 참고 서적을 응용하기 바란다.

┃ 혈자리 측정 ┃

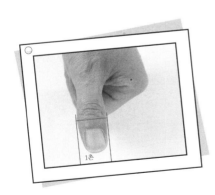

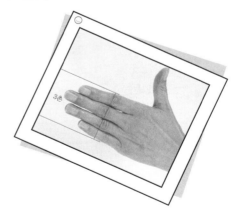

12경의 오수혈표

● 음경오수혈표(陰經五輪穴表)

五輪 陰經	井(木)	滎(火)	輸(土)	經(金)	合(水)
폐경	소상(少商)	어제(魚際)	태연(太淵)	경거(經渠)	척택(尺澤)
심포경	중충(中衝)	노궁(勞宮)	대능(大陵)	간사(間使)	곡택(曲澤)
심경	소충(少衝)	소부(少府)	신문(神門)	령도(靈道)	소해(少海)
비경	은백(隱白)	대도(大都)	태백(太白)	상구(商丘)	음릉천(陰陵泉)
간경	대돈(大敦)	행간(行間)	태충(太衝)	중봉(中封)	곡천(曲泉)
신경	용천(涌泉)	연곡(然谷)	태계(太溪)	복류(復溜)	음곡(陰谷)

● 양경오수혈표(陽經五輪穴表)

五輪 陰經	井(金)	滎(水)	輸(木)	經(火)	合(土)
대장경	상양(商陽)	이간(二間)	삼간(三間)	양계(陽溪)	곡지(曲池)
삼초경	관충(關衝)	액문(液門)	중저(中渚)	지구(支溝)	천정(天井)
소장경	소택(少澤)	전곡(前谷)	후계(後溪)	양곡(陽谷)	소해(小海)
위경	여태(厲兌)	내정(內庭)	함곡(陷谷)	해계(解溪)	족삼리(足三里)
담경	족규음(足竅陰)	협계(俠溪)	족임읍(足臨泣)	양보(陽輔)	양릉천(陽陵泉)
방광경	지음(至陰)	족통곡(足通谷)	속골(束骨)	곤륜(昆崙)	위중(委中)

각 질환별 혈 배합표 ● ● ●

● 음경(陰經) 혈자리 배합표

	보혈(補穴)		사혈(瀉穴)	
폐허증(肺虛證)	태백(太白)	태연(太淵)	소부(少府)	어제(魚際)
폐실증(肺實證)	소부(少府)	어제(魚際)	음곡(陰谷)	척택(尺澤)
비허증(脾虛證)	소부(少府)	대도(大都)	대돈(大敦)	은백(隱白)
비실증(脾實證)	대돈(大敦)	은백(隱白)	경거(經渠)	상구(商丘)
심허증(心虛證)	대돈(大敦)	소충(少衝)	음곡(陰谷)	소해(少海)
심실증(心實證)	음곡(陰谷)	소해(少海)	태백(太白)	신문(神門)
신허증(腎虛證)	경거(經渠)	복류(復溜)	태백(太白)	태계(太谿)
신실증(腎實證)	태백(太白)	태계(太谿)	대돈(大敦)	용천(涌泉)
간허증(肝虛證)	음곡(陰谷)	곡천(曲泉)	경거(經渠)	중봉(中封)
간실증(肝實證)	경거(經渠)	중봉(中封)	소부(少府)	행간(行間)
심포허증(心包虛證)	대돈(大敦)	중충(中衝)	음곡(陰谷)	곡택(曲澤)
심포실증(心包實證)	음곡(陰谷)	곡택(曲澤)	태백(太白)	대능(大陵)

● 양경(陽經) 혈자리 배합표

	보혈(補穴)		사혈(瀉穴)	
대장허증(大腸虛證)	족삼리(足三里)	곡지(曲池)	양계(陽溪)	양곡(陽谷)
대장실증(大腸實證)	양계(陽溪)	양곡(陽谷)	통곡(通谷)	이간(二間)
위허증(胃虛證)	양곡(陽谷)	해계(解谿)	족임읍(足臨泣)	함곡(陷谷)
위실증(胃實證)	족임읍(足臨泣)	함곡(陷谷)	상양(商陽)	여태(厲兌)
소장허증(小腸虛證)	족임읍(足臨泣)	후계(後谿)	통곡(通谷)	전곡(前谷)
소장실증(小腸實證)	통곡(通谷)	전곡(前谷)	족삼리(足三里)	소해(小海)
방광허증(膀胱虛證)	상양(商陽)	지음(至陰)	족삼리(足三里)	위중(委中)
방광실증(膀胱實證)	족삼리(足三里)	위중(委中)	족임읍(足臨泣)	속골(束骨)
담허증(膽虛證)	족통곡(足通谷)	협계(俠谿)	상양(商陽)	족규음(足竅陰)
담실증(膽實證)	상양(商陽)	족규음(足竅陰)	양곡(陽谷)	양보(陽輔)
삼초허증(三焦虛證)	족임읍(足臨泣)	중저(中渚)	족통곡(足通谷)	액문(液門)
삼초실증(三焦實證)	족통곡(足通谷)	액문(液門)	족삼리(足三里)	천정(天井)

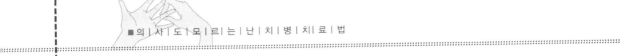
Chapter 01 ● 신경(腎經) 질환

차 례 ● ● ●

Chapter **02 •** 간경(肝經) 치료

Chapter 06 · 폐부 질환

Chapter 07 · 빙의 및 사귀성(邪鬼性) 질환

Chapter **08** • 기타 질환

신경(腎經) 질환

원 인

1. 선천적인 허약
2. 후천적인 허약
   ① 자양부족(滋養不足), 주색 과다, 독극물 섭취
   ② 정서심리(情緒心理) 손상(과도한 공포)
   ③ 외상

증 상

1. 내과: 만성피로, 부종, 호흡곤란, 성기능장애, 위장장애, 비만, 청각장애, 유정, 전립선염
2. 외과: 요통, 류마티스 관절염
3. 부인과: 불감증, 불임증, 냉대하, 자궁근종, 물혹, 질염
4. 정신과: 유사 간질증, 의욕상실, 경련(경기), 정신병, 우울증, 공황장애

(治法)

1. 비만자는 경거, 복류를 보(補)하고 태백, 태계를 사(瀉)한다.

2. 허약자는 경거, 복류를 보하고 대돈, 용천을 사한다.
3. 단전부위에 쑥뜸을 하거나 기공을 해 준다.

🍙 해 설

신장은 선천지본(先天之本)의 장기로 인체와 생명의 근본이라 한다. 고대(古代)에 인식한 신장의 작용을 보면 신주수(腎主水), 신주장정(腎主藏精), 신주뇌(腎主腦)이고, 주관하는 심리는 공포였다. 이것을 현대 의학적으로 풀어본다면, 신주수란 신장이 물을 다스린다는 뜻이다. 신장은 수분과 각종 전해질 물질을 흡수 및 배설 시키는 일을 담당하고 있다.

신주장정이란 신장에서 생식과 성장을 담당한다는 뜻인데, 고대에 인식한 신장의 개념은 부신까지 포함한다. 부신에서는 알도스테론, 코르티손, 아드레날린, 노아드레날린을 분비한다. 이것들은 인체에 없어서 안 되는 호르몬들이다. 고대에 인식한 "정(精)" 이라는 것은 현대적으로 본다면 호르몬, 당(糖), 정액 등을 포함한다고 볼 수 있다. 알도스테론은 K, NaCl의 대사를 조절하고, 콜티손은 포도당, 단백질 대사에 관여하며, 아드레날린과 노아드레날린은 지질대사와 심혈관에 영향을 준다. 이 부신이 항진되거나 저하되면 병변이 발생한다. 항진되면 고혈압이나 심계(心悸) 등의 증상이 나타나고, 저하되면 근육쇠약, 체중감소, 설사, 구토, 빈혈, 색소침착 등의 여러 가지 증상이 나타난다.

고대에서 신주뇌(腎主腦)라고 인식을 하였는데, 이것은 뇌 자체의 성장, 발육, 정신적인 것을 말한다. 성장발육에서는 뇌자체의 해부학적인 발육도 있지만 생리적인 발육도 포함된다. 즉, 호르몬을 포함한 기타 수많은 물질의 대사를 의미한다. 특히 뇌하수체 전, 후엽에서 생성되는 성장호르몬, 황체자극호르몬, 성선자극호르몬, 갑상선자극호르몬, 부신자극호르몬 등은 발육과 생식에 중요한 작용을 한다. 신장이 강해야 이런 호르몬을 정상적으로 생성할 수 있고, 어떤 원인으로 신장의 기능이 저하되면 전신에 영향을 미친다.

신장이 주관하는 심리는 공포이다. 공포는 인체에 지대한 영향을 미친다. 현대 용어로 말한다면 큰 사고 등으로 인해 발생하는 외상 후 스트레스 장애, 공황장애(panic disorder) 등이 바로 공포로 인한 정신, 심리적인 질환이다. 외부의 자극이나 현상은 뇌에서 처리되어 인체에 반응으로 나타난다. 그 반응은 스스로 느껴

지거나 외부로 나타나는 것도 있지만 그렇지 않는 것도 많다. 혈압상승, 가슴 두 근거림, 안면 홍조 등은 느껴지지만 호르몬의 변화, 혈액 상의 변화는 보이지 않는 반응이다. 이런 물질의 변화로 인해서 질병이나 어떤 증상을 유발할 수 있다.

인체의 모든 기능을 뇌에서 조절하기 때문에 뇌에 존재하거나 통과하는 수 만 가지의 각종 물질(호르몬, 혈액 등)에 의해 인체에는 여러 유형의 증상이나 반응이 출현한다. 심한 공포를 경험했을 때 여러 가지 형태로 반응이 발생하고, 또한 한 번 각인된 그 경험을 적절한 치료하지 않으면 사라지지 않는다. 특히 어릴 때 겪은 강한 공포는 뇌성장과 사고에 많은 영향을 미친다. 외상성 스트레스 장애를 옳게 치료하지 않으면 영구적으로 혹은 상대적인 정신장애를 유발할 수 있다. 공포의

● 혈자리 설명

혈자리 이름	위 치	사 진
경거 (經渠)	손바닥쪽, 손목 주름에서 상부로 1촌, 요골동맥 박동부위	
복류 (復溜)	발목안쪽, 태계혈에서 상부로 2촌	
태계 (太溪)	발목안쪽, 복숭아 뼈의 뒷쪽과 아킬레스건 중간의 동맥 박동부위	
태백 (太白)	발 내측면, 엄지발가락, 중족골 하부의 측면, 발바닥과 발 등의 경계 부위	
대돈 (大敦)	엄지발가락 발톱의 내측, 발톱기시부의 0.1촌	
용천 (湧泉)	발바닥 부위, 발바닥을 꾸부렸을시 오목하게 들어간 곳, 발가락 기시부와 뒤꿈치까지 거리에서 앞부위 1/3부위, 2-3번 발가락의 중족골	
곡골 (曲骨)	하복부 정중앙, 치골 바로 윗 부위	
옥문 (玉門)	항문과 성기 사이, 남자는 회음혈(會陰穴)이라고 하고, 여자는 옥문혈이라 한다.	

심리를 주관하는 신장의 기(氣)를 증강시킴으로 공포감에서 벗어나게 할 수 있다.

　필자가 수 십년 간 기공한 사람 중에서 신허증에 해당되는 사람이 가장 많아 첫 장에 실었다. 그 수가 무려 수 만명이었지만 간단한 시술로 탁월한 효과가 있었다. 아래의 사례들을 보면 현대의학으로 설명하기 어려운 병증들이 많다. 그렇다 보니 대부분이 대증(對症)요법만 실시하고 방치한 경우가 허다하고, 대증요법으로 사용한 진통제나 호르몬으로 병이 더 악화된 경우도 많이 보았다.

　아래의 사례들을 참고하여 질병 치료에 도움이 되기를 바란다.

1. 내과 질환

사 례 ❶

비만증과 위암

　경 북 성주에서 40세 쯤 된 부부가 필자를 찾아 왔다.

　부인이 방안으로 들어오는데 보니 몸이 상당히 뚱뚱하고, 체중 때문에 힘든지 들어오면서 숨을 할딱거렸다.

　안색을 살펴보고 맥(脈)을 짚었는데 너무 비만하여 맥이 잘 안 잡혔다. 복진(腹診)을 위해 자리에 누웠는데 배가 불룩한 게 임신 7-8개월 된 여자 같았고, 눌러 보니 아프다고 하였다. 그리고 전신 피부가 까칠까칠하였다.

　'머리가 아프고, 어지럽고, 뒷목이 당기고, 얼굴에 열(熱)이 많이 달아 오르고, 가슴이 잘 두근 거리고, 소변이 자주 마렵고, 손발이 냉(冷)하고, 몸이 잘 붓고 불감증이 있고, 최근부터 살이 찌기 시작하지 않았냐?' 고 물었더니 '증상이 딱 들어 맞다.' 고 하였다.

　'이 병은 인공유산을 많이 하였거나 배꼽수술을 하였거나 피임용 루프를 끼웠거나 아니면 많이 놀래서 오는 경우가 많다' 고 이야기 했더니 '놀래서 온것 같다고 하였다' 그리고 또 '큰 병원에 가서 종합 진찰을 받았는데 위장 안에 물혹이 큰 것이 붙어 있어 수술해서 떼어내야 하는데, 너무 뚱뚱해서 수술을 할 수 없으니 일단은 약을 먹어보고 효과가 전혀 없으면 수술하자고 하여 약을 타다가 먹었다'고 하였다.

그 약이 무슨 약인지는 모르겠는데 먹자마자 10여 분 만에 배가 아프기 시작하고 열(熱)이 확 달아오르면서 정신을 깜빡 잃었다고 했다. 그래도 물혹을 떼내려고 또 먹었는데 역시 같은 증상이 나타나고 점점 더 심해지는 것 같아 혹 떼려다가 사람 죽을 것 같아 안 먹었다고 했다.

다시 환자를 눕히고 상복부를 만져보니 좌측 상복부 중완혈(中脘穴)에서 옆으로 1.5촌 부위에 오리알 크기의 딱딱한 것이 잡혔다.

"내가 본 결과로는 위장에는 병변이 없고, 다만 자공줄(내분비 계통)이 막혀서 생긴 것 같은데, 자공줄을 터 놓으면 전신의 증상이 없어질 것이고, 위장의 혹도 아마 없어 질 것 같습니다."

자공(子供)이란 현대어로 말하자면 호르몬 계통을 말하는 것이다. 뇌하수체, 갑상선, 흉선, 부신, 난소를 말하는 것이고, 고대(古代)로 본다면 임맥(任脈)이라 할 수 있다.

신정격(腎正格)으로 기공을 시술하고, 옥문혈(玉門穴)을 보기공(補氣功) 하였다. 이 환자는 몸이 뚱뚱하여 5차까지 보사(補瀉)를 실시하였다(신체가 약한 환자는 일반적으로 3회 실시한다). 발공(拔功)후 전신 기공을 해 주었더니 얼굴을 붉히며 오르가즘 증상이 일어난다고 하였다.

이 환자의 병인(病因)은 시아버지인데, 시아버지는 술만 마셨다하면 안하무인에다 인사불성이라 했다. 며느리의 머리카락을 쥐고 흔들고, 때리고 아주 심한 욕설도 해 대는데 술만 깨면 멀쩡하다고 했다. 처음에는 시아버지가 술깼을 때 남편과 같이 다짐을 받기 위해서 이야기하면 시아버지는 고개를 숙이고 어찌할 바를 모르고 죽을 죄를 지었을 때처럼 며느리 앞에서 사죄하고 다시는 술을 안신다고 약조하였다고 했다. 그러나 며칠 후면 또 어디 가서 술을 마시고는 행패를 부린다는 것이었다. 처음에는 남편도 아내편을 들어 시아버지의 버릇을 고쳐 보려고 노력을 많이 했는데 몇 년 동안 노력해도 아무런 변화가 없으니 이젠 남편마저 역정 낸다고 하였다.

이혼하자니 아이는 둘이나 되는데다, 이혼이 그리 쉬운 일인가. 진퇴양난의 입장에서 고심(苦心)을 하고 있으니 어찌 삶에 기쁨이 있을까? 그리하여 병이 생긴 것이다.

노(怒)는 희(喜)로 풀어주고 애수(哀愁)는 낙(樂)으로 풀어주면 되는 것이다. 이 환자는 첫 시술 후 삼일 만에 다시 왔는데 얼굴에 생기가 돌고 미소를 띠우며 방에 들어왔다. '어떠냐?'고 물었더니 엄지 손가락으로 들어보이며 최고라는 표시를 하였다.

몸을 보니 전일보다 확 줄었는 것이 눈에 들어날 정도였다. 아직 증상이 약간 있어 그저께와 같은 시술하여 돌려 보냈는데 다음날 오전 10시 경에 전화가 걸려와 받아보니

"아이구! 선생님 큰일 났어요. 소변이 마려워 화장실에 갔는데, 소변이 잘 안 나와 힘을 주었더니 무슨 덩어리가 쑥 빠져나온 것 같은 느낌이 있었습니다. 그래서 변기를 보니 하얀 덩어리가 나왔어요. 그때 정신이 가물가물하고 잠시 쓰러졌었는데 지금도 머리가 어지러워요. 선생님 이러다가 죽는 것 아닙니까?" 하고 다급한 목소리 말했다.

필자도 내심 놀랬지만 나마저 놀랜 기색을 하면 환자는 더 놀랠 것 같아

"죽기는 왜 죽어 몸 안에 있는 독(毒)들이 다 빠져 나오는 것이구만." 라고 대답은 했지만 필자도 속으로는 도대체 무엇이 소변으로 빠져 나왔을까 궁금했고 한편으로는 걱정이 되었다.

그리고 이해가 되지 않아 다시 물었다.

"분명히 앞으로 나왔다는 말이지?"

"그럼 구멍이 몇 개나 됩니까? 대변도 안 누었는데 앞으로 나왔지." 하였다.

필자는 다시 걱정하지 말라는 것을 강조하기 위해서

"다 나았어, 독이 이젠 다 빠진거야. 이젠 몸을 보(補)할 겸 마른 명태를 두들긴 다음 뼈와 껍질은 버리고 살만 넣고 찹쌀 수제비와 미역을 넣고 푹 끓여 먹고 따뜻하게 해서 한숨 푹 자. 그럼 괜찮을 거야." 라고 일러주고 전화를 끊었다.

그리고 곰곰이 생각해 보았지만 도저히 이해되지 않았다. 위장에 혹이 떨어졌다면 대변으로 나와야 정상인데 소변으로 나왔으니.

그날 오후 2시 쯤인가 그 환자에게서 다시 전화가 왔다.

"그래 어떤고?" 궁금해서 급하게 물었더니

"선생님 시키는 대로 해 먹고, 한잠 자고 나니 개운합니다. 내일 찾아 갈게요" 하고는 전화를 끊었다. 익일 다시 찾아와서 '어떠냐?'고 물었더니

"어제는 죽는 줄 알았어요. 살아 생전에 그런 일을 처음 당해서 겁이 나서 기절했나 봐요."

환자를 자리에 눕히고 상복부와 하복부를 검사해 보았더니 상복부의 혹이 사라지고 없고, 하복부도 통증이 전혀 없고 산 같던 살도 많이 줄어 있었다. 환자가 말하기를 체중이 10kg이나 줄었고 부부생활을 몇 번이나 하여도 자꾸 욕심이 생긴다고 하였다.

"선생님 오늘 온 김에 한번만 더 치료 해주십시오." 라고 하여

"신랑을 죽일라 하나!"

"죽으면 한번 더 시집 가죠."

"예끼! 이놈! 영감 앞에서 못하는 말이 없구나." 하며 이마에 꿀밤을 한대 주었더니 좋다고 웃었다.

신허(腎虛) 환자에게는 많이 웃겨주는 것도 치료의 한 방법이다.

과희상심(過喜傷心: 많이 웃으면 심장이 약해 짐)이라. 오행(五行)으로 말한다면 수극화(水剋火)이다. 심장의 열을 약하게 만들면 자연히 신장의 물이 살아 나는 것이다. 반대가 되면 심장의 열이 신장의 물을 고갈시켜 신허를 유발하는 것이다. 그리고 신허 환자가 비만이 생기는 이유는 신장이 허약하므로 토극수(土克水)가 되어 비장이 당연히 왕성해지는 법이다. 즉 비왕극수(脾旺克水)가 되는 것이다. 공포를 없애는 방법 중에는 웃기는 것이 최고가 아닌가 생각된다. 의사가 엄숙하면 점잖다고 인사는 들을지 몰라도 공포심을 가진 환자에게는 도리어 역효과가 날 수 있다.

40여 년 동안 환자를 시술해 보니 신허(腎虛)로 인한 환자가 최고로 많았다. 고대(古代)의 많은 의성(醫聖)들이 신장을 중요 시 한 이유를 알 만했다. 심장을 군주지관(君主之官), 비장은 창름지관(倉廩之官), 간을 장군지관(將軍之官), 폐장을 상전지관(相傳之官), 신장을 작강지관(作强之官)이라 하지 않았는가?

지구는 오대양 육대주가 있고, 인체는 오장육부가 있고, 체온은 36.5도이고, 일 년은 365일이고, 경혈도 365개이고, 일년은 12개월이고, 장기도 육장육부인 것이다. 고대 해부학적으로는 오장오부이나 명문(命門), 삼초(三焦)를 합하여 육

장육부이니라. 이것은 다 우주와 인체가 통한다는 것을 의미하고, 그래서 인체가 바로 소우주라고 하는 것이다.

이 환자는 치료 후 1개월이 지났을 즈음에 다시 찾아왔다.

몸이 날씬해졌고 얼굴에 화색(和色)이 돌며 윤기가 있고 병색이 전혀 없으며 성숙한 여인미가 살아났다.

"그동안 안녕하셨어요?" 하고 웃으며 방안에 들어 왔다.

"오늘은 어쩐 일로 왔는고?"

며칠 전에 위장 안에 혹이 걱정이 되어 과거에 진단했던 병원을 찾아 위내시경 검사를 했더니 혹이 사라지고 없다고 하였다. 그 의사는 진료후 '축하합니다. 혹이 싹 치료되고 없습니다. 우리 병원 약 좋죠?' 하고는 자기 혼자서 '참 용하다 용해!' 하여서 환자는 화가 치밀어서

"뭐가 어째요! 약이 좋아요? 좋기는 쥐뿔이 좋아요. 내가 그 약 먹고 죽을 뻔 했구만!" 하고 큰 소리를 쳤더니 의사도 큰소리로

"이 여자가 다 죽어가는 사람 살려주었더니 무슨 헛소리를 하는 거요!" 라고 하여 환자는 더욱 화가 나서

"당신이 용하다는 그 약 다 가져다 줄 테니 약값, 진료비 다 내놓으세요. 내가 그 약 하루 먹고 얼마나 고생했는지나 알아요? 당신! 나와 같이 우리 집에 같이 갑시다. 내가 택시비 줄 테니 당신은 약 값 다 물어내고."

"그럼 어떻게 다 나았습니까?"

"내가 하도 아프고 효과가 없어서 K시에 있는 기공쟁이 선생님 찾아가서 기공 치료 받고 나았어요. 이 돌팔이 선생아! 배울려면 똑바로 배워라. 돈을 엄청 받아 쳐 먹으면서." 했더니

의사는 얼굴이 시뻘겋게 변하더니 다시 기공이 뭔지, 어떻게 하는지 상세히 물었다고 했다.

그 동안 치료 받은 것을 다 이야기 해주었더니 도저히 이해가 안가는 표정으로 고개를 갸웃 갸웃 하더란다.

이 환자는 지금도 경북 성주에서 수박, 참외, 토마토 등을 특수재배 하는데 일 년에 한번 씩은 재배한 과일을 한 보따리 들고 찾아와 기쁘게 해주곤 한다.

고혈압, 저혈압, 당뇨병 등을 현대의학적인 병명에만 의존하지 말고, 오장육부

의 기혈(氣血)의 허실(虛實)을 찾아 치료 한다면 반드시 효험이 있을 것으로 생각한다.

필자는 일생을 기공으로 만병을 다스려 왔는데 현대의학으로도 이해 할 수 없는 효험이 있었다. 오행유주법(五行流注法), 자오유주법(子午流注法)의 뜻을 깊이 헤아려 보기 바란다.

자(子)는 음(陰)이고 오(午)는 양(陽)이다. 자(子)에서 시작하여 자, 축, 인, 묘, 진, 사, 오, 미, 신, 유, 술, 해의 순서로 돌아가는 것을 말하는데, 인체도 주역과 같이 기혈(氣血)이 순리적으로 돌고 돌아야 한다. 안 도는 것을 원리학적으로 돌아가게 만드는 의술이 바로 동양의학이라 생각한다.

이 환자의 병인(病因)은 시아버지이고, 나중에는 남편마저 애정이 식었는데, 의사마저 자비심이 없으면 어찌 치료가 될 수 있을고? 병의 원인을 알고 환자의 마음속에 얽히고 설킨 엉어리를 풀어주어야 치료가 되는 것이다. 수심(愁心)이 가득하여 폐기(肺氣)가 막혀 신장(腎臟)을 도울 수 없고, 공포심만 많아지니 신장의 기가 부족해지고, 화생토(火生土)하여 비장(脾臟)이 성(盛)해지니 살이 찌고 자작지얼(自作之孼: 자기 스스로 만듦)이 아니겠는가?

고로 수우애(愁憂哀)는 폐경(肺經)의 적(敵)이라. 폐기(肺氣)를 살아나게 하고, 공포심을 제거하여 낙(樂)을 찾아줌으로 신수(腎水)가 살아나니 울화(鬱火)는 자소멸(自消滅)이라.

큰 병을 다스리려면 통영술(通靈術)을 가져야 한다. 묘술책(妙術策)은 천개유(千個有)로데, 술자(術者)의 정신이 문제로다.

모든 잡념(雜念)을 버리고 무아지경에 도달하면 자연히 묘술이 표출하는 것이다.

의자(醫者)뿐만 아니라 환자도 마찬가지이다. 몇 십억을 가진 자가 '원래 의사는 좋은 일을 하는 사람이니' 하고는 사례비를 적게 내는 사람은 대체로 병이 잘 낫지 않고 많이 재발한다 .

망의취이자(忘義取利者: 의로움을 저버리고 이익에만 급급한 자)는 불치(不治)의 근원이다. 상호간에 구화제난(救禍濟難)의 의지를 두고 이력조인(以力助人)하면 좋을 것! 염불은 고사하고 젯밥에 눈이 어두우니 어찌 효험을 바라겠는가? 재화만병 유유심(災禍萬病 唯有心)이고, 수심불여무심(守心不如無心: 쓸데 없는 것에 집착하는 것은 안 쓰는 것 보다 못하다)이라.

의학 입문(入門)전에 수심(修心)하라. 수신제가불 불과상인(修身齊家不 不過商人: 자기 자신과 가정도 옳게 다스리지 못하면서 의학을 한다는 것은 잡상인에 지나지 않는다)이고, 재화지근원(災禍之根源)이니 명심할지어다. 참다운 진리를 알고 선행을 하면 천불생무연지인(天不生無緣之人)이니 의식주는 다 하늘이 해결 해줄 것이니라. 악심자조복 악적사(惡心自調伏 惡積死: 악을 스스로 쉽게 하라. 그렇지 않고 악이 쌓이면 죽는다)하리라. 아직도 악업으로 연명하는 의자들은 한번쯤 되새겨 보고, 수행을 실행해 보기 바란다. 일정의 수준에 도달하면 무엇을 해야 할지 보이기 시작할 것이고, 무아지경에서는 사차원세계를 볼 수 있다.

사 례 ❷

신허성 두통과 노인요제

지금으로부터 몇 년 전 일이다.

83세 된 노인이 아내, 아들, 며느리를 대동(帶同)하고 필자를 찾아 왔다.

노인은 방안에 들어오자마자 자리에 눕더니 머리를 양손으로 싸안고 방을 굴러다니면서

"아이고 나 죽네! 아이고 나죽어! 뇌졸중이 나 죽이네." 하였다.

필자도 중(重)한 환자인가 해서 경(輕)한 일반 환자를 뒤로 미루고

"어디에서 왔습니까?" 라고 물었더니

"아이고! 아이고!" 만 외쳐댔다.

환자가 신음만 하고 있어 대화가 안 되자 며느리가 대신 대답하였다. 대전에서 왔고, 나이는 83세라고 하였다. 안색을 살펴보고 맥을 짚어보고 나서 손발을 움직여보라니까 잘 움직이고 말하는 것도 정상이어서

"내가 보기에는 뇌졸중이 아닌 것 같은데 어디서 누가 뇌졸중이라 합디까?" 물으니

"6년 전에 중풍을 앓은 적이 있었는데, 그때부터 자주 머리가 아프다고 합니다. 수많은 병원에 모시고 갔습니다. 모든 의사들이 뇌졸중 후유증이라 하고, 약을 주었는데 6년 동안 먹었는데도 효험이 없습니다." 라고 며느리가 또 대답하였다. 필자는 환자를 다시 살펴본 후

"영감님, 묻는 말에 대답을 똑바로 하십시오. 머리가 아프고 어지럽고, 뒷목이 당기고, 얼굴에 열(熱)이 많이 달아 오르고, 가슴이 잘 두근 거리고, 소변이 자주 마렵고 수족(手足)이 찹니까?"

영감은 대답은 않고 "아이구! 머리야, 뇌졸중이 날 죽이네." 만 외쳐댔다. 이 상태로는 올바르게 진찰이 안 될 것 같아 영감이 정신 좀 차리게

"야이, 영감아! 정신차려! 묻는 말에 대답은 안하고 무슨 뇌졸중이야! 뇌졸중으로 6년 동안이나 치료하고도 몰라! 안 나았으니까 나를 찾아왔지, 뇌졸중 아니야! 그렇게 잘 알면 혼자 고치지 먼 곳까지 뭐 하러 왔어!" 라고 고함을 질렀더니

"내가 알긴 뭘 알아, 가는 병원마다 의사들이 모두 뇌졸중 후유증이라니까 그런 줄 알지."

"그분들이 잘 알면 왜 못 고치겠습니까? 모르니까 못 고치는 것이지, 병도 못 고치는 그 사람들 말 들을 것 같으면 그곳에 가지 여기 뭐 하러 왔어요?" 라고 다시 고함을 치니

며느리가 필자의 허리띠를 잡고 말렸다. 환자가 정신이 좀 돌아 온 것 같아 신허(腎虛) 증상을 다시 물어보니 증상이 딱 맞았다. 배를 만져보니 하복부가 서늘하고 누르니 아파서 입을 벌렸다.

"영감님은 신장(腎臟)의 양기(陽氣)가 허약하여 오는 병이오. 중풍끼는 전혀 없어요. 이 병이 오기 전에 아마 크게 놀랜 적이 있을 것 같고, 양기부족이 심해 남자구실을 옳게 못했을 것 같은데?" 라고 물어보니 할머니가 옆에서

"아이고 맞는 것 같습니다." 하고 맞장구를 쳤다. 영감은 또

"아이구! 중풍이 사람잡네." 하면서 머리를 감아 싸고는 죽을 표정을 지어 댔다.

"이 영감이 병원을 여러 군데 다니더니 완전히 노이로제가 걸렸구만! 뇌졸중은 어디 가서 들어가지고, 내말은 듣지 않고, 한번만 더 뇌졸중 이야기 하면 쫓아 낼 거요. 뇌졸중 좋아하는 의사한테 가서 치료하시오." 라고 고함을 질렀더니 입을 다물었다.

이 환자는 30여 년 전에 다 큰 아들을 차량사고로 잃었고, 영감도 교통사로로 크게 다쳐 놀랜 적이 있다고 했다. 그 후로(당시 50세 이전) 머리가 자주 아프고 어지럽고 전신이 아프다고 하였고, 부부생활을 전혀 안했다고 했다. 그때부터 여러 병원을 전전긍긍하며 돌아다니다 10여 년 전에 갑자기 쓰러져 병원에 입원하

였는데, 뇌졸중으로 치료를 받았고, 다 나았다고 퇴원하라 하여 퇴원하였지만, 여전히 어지럽고, 머리, 허리가 아파서 다시 전국의 여러 병원을 다녔다고 했다. 다시 6년 전에 쓰러져 병원에 가니 뇌졸중이라 하여 입원치료를 받았으나 여전히 두통, 어지러움, 요통이 있어 다시 여러 병원을 다녔으나 모두 뇌졸중 후유증이라 하지만 실제적인 치료에는 아무런 효험이 없었다고 하였다.

필자는 족소음신경(足少陰腎經)과 임맥(任脈)과 독맥(督脈)이 공동(共同)으로 기폐(氣閉)하여 온 것으로 생각하고 경거, 복류를 보(補)하고 대돈, 용천을 사(瀉)하였더니 머리 아픈 것이 구름 걷히듯이 사라지고 눈이 맑아 온다고 하여 머리를 좌우로 흔들어 보라고 했더니 통증도 어지러움도 없다고 하였다.

이 환자는 몸이 많이 말라서 대돈, 용천을 사(瀉)하였다. 이런 환자들은 성격이 많이 급(急)하고 화를 잘 낸다. 화를 많이 내면 낼수록 병세는 점점 더 악화되는 것이다.

장기간에 걸쳐 질병을 앓았던 환자들은 전국에 용하다는 병원은 안 가본 데가 없을 정도이다.

대학병원, 병원, 한방병원, 한의원, 심지어 점쟁이까지 찾아가 굿까지 한 사람들도 있다.

이런 사람들은 대학병원을 신봉하는 경향이 있고, 일반적인 의사의 말을 잘 믿지 않는다. 대학병원에서 치료도 못 했으면서 그래도 믿는 것을 보면 웃기는 모순이다.

그들이 다 낫게 했으면 다른 병원에 찾아 갈 필요가 있겠는가? 못 고쳐서 다른 병원에 갔으면 대학병원에서 진단과 치료를 잘못했다는 증거가 아닌가? 단지 거대한 구조를 가졌다는 것에 믿음을 가지는 것 뿐이다.

이런 환자들에게는 더 대담하게 해 주어야 효험을 낼 수 있다. 그리고 대학병원이나 다른 병원에서 진단한 것을 참고로 할 필요는 있으나 믿을 필요는 없다. 그들이 낫게 했다면 안 찾아 왔을 것이므로 잘못된 것을 증명하는 것이다.

이 환자도 처음에는 뇌졸중이니 대학병원이니 들먹이다 필자가 큰소리치니 입을 다물었고, 설명을 해 주고 나서 기공을 시술하였더니 즉석에서 효험이 있자 3일 뒤에 다시 찾아 왔다.

'어떠냐?'고 물었더니 '어지간히 나았다.'고 하였다.

"그래 뇌졸중은 어찌 되었소?"

"낸들 뭘 알겠소, 가는 곳 마다 의사들이 뇌졸중이라하니 뇌졸중인 줄 알았지, 이젠 뇌졸중이라는 말은 입에도 안 담기로 했소" 라고 했다.

기공 3번을 시술 받았는데 100% 완치되었고 지금까지 생존 해 계신다.

노인의 아들과 며느리가 대전에서 ㅇㅇ모텔을 운영하는데 지금도 몸이 좀 안 좋으면 꼭 필자를 찾아 온다.

사 례 ❸

머리 부종과 발열

1975년에 27세 된 여인이 어린아이를 업고 필자를 찾아 왔다. 어린아이를 방 바닥에 내려 놓고는 머리를 움켜 잡으며 쓰러지듯 엎드리며

"아이고 머리야!" 하였다. 필자가 머리를 보니 백회혈(百會穴: 머리의 최상부) 근처가 불룩하게 부어 있고 손을 대어보니 열기(熱氣)가 있어 화끈화끈 거렸다. 안색을 살펴보니 눈의 백청이 검은색을 띄우고 호흡을 가파하여 필자가 신허(腎虛) 증상의 유무(有無)를 물었더니 있다고 대답했다.

"아이 아빠는 있습니까?" 라고 물으니.

"예, 있지요." 라고 대답하여. 필자가 한참을 있다가 다시 한번 더

"정말 아이 아빠 있습니까?" 라고 물으니

"그럼, 아빠없이 아이 낳았겠습니까?" 하고 쏘아붙이 듯이 말했다.

필자는 혼자 중얼 거리듯 '아빠가 있단 말이지?' 했더니

"그런데 그것은 왜 자꾸 묻습니까? 같이 안 자는 것을 말합니까?" 하고 다시 물었다.

"예, 그렇습니다." 라고 대답하니 환자도

"예, 그렇습니다." 라고 대답을 했다.

"그럼, 그것이 있는 것입니까?" 라고 말하고는, '어찌 된 것이냐?' 고 물었더니

남편이 정신병이 있어 병원에 입원 중이라고 하였다. 필자는 나이 들어 독신 생활을 오래하면 이 병이 올 수 있다고 설명했더니. 환자가 대뜸 하는 말이

"그럼 대한민국의 처녀는 모두 이 병에 걸려 죽었겠네요? 그리고 시집 안 가거나 이혼한 내 친구중에 이 병에 걸린 애는 한명도 없습니다." 하면서 톡 쏘아 붙였다.

이 환자는 필자의 설명에 대해 부정적인 마음을 가지고 있어 더 이상 설명하지 않고 시술 해 주었다.

신정격(腎正格)으로 시술하고 하복부를 만져보니 신적(腎積: ^{배꼽 옆부위의 딱딱함 것})이 풀렸다. 기공을 마치고는 옥문두(玉門頭)를 손바닥으로 비볐더니 환자는 눈이 휘둥레지며 '왜 그러냐!!' 고 항의를 하였다.

"가만히 있어요. 위로 올라간 열기(熱氣)를 빼내야 하오." 라고 대답 했더니 몸을 돌리고는

'고의(故意) 만지는 것 아니냐?' 고 물으며 화를 내어

"예끼! 여보시오. 할 일이 없어 이러고 있는 줄 아시오. 배꼽 안 떼어 먹으니 걱정 마시오." 하고는 계속 비볐더니 백수(白水)를 배출하고 나니, '불편했던 모든 증상들이 없어졌다' 하고는, 머릴 만지더니 '아직 부어 있다' 고 하였다.

"다쳤을 때 부었던 것이 금방 빠지던가요. 아래로 물을 빼냈기 때문에 몇 시간 이내에 다 빠집니다" 하고는

"당신 남편이 완치되어 정상적인 성생활하기 전까지는 자위행위를 하여 몸에 불필요한 물을 배출 시키도록 하시오. 그래야 병이 없습니다" 했더니

"내 친구중에 아직 시집 안 간 친구들이 많은데 다 이 병이 있겠네요!" 하면서 비꼬는 말을 하여

필자가 화가 나서

"당신 학교 어디까지 나왔어?" 라고 물었더니

"중학교요."

"눈깔이 까질똥 말똥 배워 가지고는 뭘 안다고 입을 그리도 놀리는고! 시키면 시키는 대로 하면 좋을 것을." 했더니

지갑에서 돈을 꺼집어 내더니 방바닥에 휙 집어던지고는 돌아갔다.

이 여인은 시누이가 정신병에 걸려 시집도 못 갔는데 이 방법으로 치료하여 완치되었고, 시집도 갔고 아이도 낳고 잘 살고 있어 필자를 찾아온 것이다.

시누이를 치료할 때에도 말이 많더니 완치되고 나니 말이 없었다. 그런데 필자

의 치료법을 알면서도 이렇게 무례하고 불손하였다.

이 환자에게 신정격(腎正格)을 사용하였으니 정기(精氣)가 살아나 열(熱)이 위로 올라갈 수 있다. 그 정도가 심하면 중풍이 될 수도 있고 미칠 수도 있는 것이다.

이 환자의 집안이 무슨 사기(邪氣)가 들었는지 남편도 미치고 여동생도 미쳤다. 여동생은 필자가 치료를 하였으나 남편은 6개월 후 사망 하였다. 이럴 때 잘못되면 식구 전체가 연쇄적으로 정신병을 일으킬 수 있다. 필자는 이런 경우를 몇 번 본적 있다.

충북 영동군 추풍면 지봉리에서 박**씨 집에서는 4명이 연이어 정신병을 일으키는 것을 보았고, 김천시 남산동에서는 아들이 정신병으로 죽었고, 뒤이어 딸이 정신병 일으키는 것을 보았다. 이때 시술자는 한사람 한사람씩 치료하면 안 되고, 집안의 묘지에 이상이 있다거나 하여 안정을 시킨 다음 전체를 치료 하여야 한다.

이 방법은 〈鍼灸大成〉이나 허임선생의 〈鍼灸要訣〉에 기록이 되어 있다. 그러나 일반 의사가 따라서 한다고 되는 것은 아니다. 수도(修道)하여 고도(高度)의 경지에 이른 자만이 할 수 있는 치료법이다.

그 후 6개월 쯤 지났을 때 이 환자가 다시 필자를 찾아왔다.

환자를 쫘-악 째려보며

"또 뭐 하러 왔어?" 하고 물었더니.

시아버지와 콩타작하다가 갑자기 머리가 어지러워 돌아가는 탈곡기에 넘어졌고 손을 짚어서 팔을 다쳤다고 했다. 현재의 증상이 과거의 증상과 같았는데 다른 병원을 여러 곳을 다녔으나 치료가 되지 않아 다시 필자를 찾아 왔다고 하였다.

"그때 내가 가르쳐 준 대로 하였는가?"

"내 친구 중에 시집 안 간 애도 있고 이혼한 애도 있는데, 이런 병에 걸린 사람은 아무도 없습니다. 그 짓을 안 해서 생긴다면 뭔가 이상하지 않습니까?" 하면서 필자의 치료법을 여전히 부정하는 것이었다.

"당신이 그리 잘 알면 당신이 고치지? 뭐 하러 또 찾아와? 욕 얻어먹어 가면서, 그리고 다른 의사 말이 맞으면 그 병원 찾아가서 치료하고." 했더니

"병원 몇 군데를 갔는데 낫지가 않아서." 하고는 말 끝을 흐리면서 울먹였다.

"야이 사람아! 당신도 머리가 있으면 생각을 좀 해 봐! 누구 말이 맞는지. 그리

고 당신, 안 봐도 다 알아, 다니면서 추잡한 영감이라고 욕 많이 했지, 그리고 하라는 대로 하지 않았을 것이고, 그러다 재발하여 여러 군데 병원을 다 다녔을 것이고, 그런데 낫지 않았지? 그래서 하는 수 없이 또 나를 찾아 왔지? 그럼 그 의사의 치료법이 틀린 것이 아닌가?" 했더니 아무런 말을 못하였다.

"………"

"다니면서 온갖 욕을 다 했을 것이고, 그런 수모를 또 당해야 하는데 찾아 오는 이유가 이상하구만!" 했더니

"제가 언제 욕 했습니까?"

"여보시오! 욕을 해야 욕인가? 내가 당신보다 나이가 얼마나 더 많은데 당신은 어른한테 물건 줄 때 획 집어 던져? 남은 병 치료 해 주려고 별짓을 다해주었는데 당신은 뭐야? 개 밥주는 것도 아니고 몇 푼 안 되는 돈을 획 집어던지는 것이, 그리고 내가 모를 것 같아, 다니면서 온갖 욕은 다 했을 텐데." 했더니

"제가 그랬습니까? 잘 모르겠습니다. 그리고 다니면서 욕 안 했습니다."

"이 양반이 나를 인간 만들려고 드는구나! 당신은 먼저 인간이 되어야겠어. 내가 바른말을 해주지 당신이 잘 나면 얼마나 잘 났어? 쥐뿔도 잘 나지도 못 했으면서 자존심만 살아 가지고, 그 손톱때보다 못한 자존심 때문에 스스로 병을 만들고 망하게 된다는 것이라는 것을 알아야 해! 많은 사람들이 착각 속에서 사는데, 착각에서 빨리 깨어나 자신을 바로 아는 것이 무병장수 할 거야." 했더니

아무 말없이 고개를 숙이고 있었다. 봄에 왔을 때에는 누워 있던 아이는 어른들이 무슨 이야기하는지가 궁금한지 옹알거리며 방안을 기어 다니고 있고,

환자가 뭔가 뉘우치는 것이 있는 것 같고 중생이 불쌍해서 시술해 주려는데

"봄에 치료한 것과 같습니까?"

"그렇지!" 했더니

"기공만 해 주십시오"

"기공만 하면 낫지가 않아!"

"기공은 안 낫게 하고 일부러 그러는 것이 아닙니까?" 라고 하여

"뭐? 이 여편네가 사람을 어떻게 보고! 이젠 변태로 보는구만! 당장 돌아가! 당신은 더 고생을 해야 할 것 같아. 더 큰 병원, 더 먼 곳에 있는 병원 다 다녀보고 돈 좀 더 쓰고 다시 와!" 하고는 기공책을 덮고 방을 나가려고 하니

필자의 다리를 잡고 "잘못했습니다. 살려주십시오" 하였다.

"불쌍해서 살려주려고 했더니 이 사람이 사람을 아주 우습게 보는구만. 산골짜기에서 이 짓하고 있으니 시장바닥의 잡놈으로 보이는 모양이지? 당신의 쥐꼬리만한 자존심이 당신의 팔자를 더럽게 만들고, 병은 점점 깊어가 시누이처럼 미쳐서 길거리를 한 동안 돌아 다녀야 정신을 차리겠구만, 당장 돌아가! 길거리 술집의 삼류 기생보다 못 생긴 사람이 사람을 뭘로 보고!!"하고 큰 소리를 쳤더니. 방다닥에 엎드려서 대성통곡을 하고 집에 갈 생각을 안 하였다.

한동안 옥신각신하자 다른 환자들이 웅성웅성하고는 내방에 들어와서 이 환자에게 필자한테 빌라고 했다. 엄마가 엎드려서 울고 있자 아이도 놀랐는지 같이 울었다.

중생이 불쌍하여 다시 시술 해 주었다. 시술을 마치고 나서 '남편은 어떻게 되었냐?'고 물었더니 며칠 전에 사망했다고 하였다. 정신병원에 입원 했었는데 얼마나 두들겨 맞았는지 온몸에 멍이고, 사람이 벌벌 떨기만 하고 말도 없이 누워만 있다가 죽었다고 했다.

그 후 몇 년이 흘러 이 환자가 40세 되는 해에 친구와 같이 필자를 찾아 왔다. 들어오자 마자

"선생님 저를 알겠습니까?" 라고 물어 잠시 눈을 감고 있다가

"이름은 한** 주소는 경북 선산군 ** 면 **리, 친정은 **이고, 처음 나를 찾아올 때는 나이가 얼마였고......" 하고 신상정보를 하나도 안 틀리고 까발리니 입을 쩍 벌리고는

"야, 아직도 저를 기억하는군요!"

"당신같은 사람은 구제를 해주어도 도리어 오해해서 욕을 해대니 귀가 날마다 가려운데 100년이 지난다고 잊어 버리겠는가?"

"그 이후로는 악담은 한 적이 없습니다"

"악담만 욕인가? 돈을 땅바닥에 집어던지고 인사도 안하고 갔던 것도 욕이지."

"아이참! 그때는 제가 어려서 철이 없어 아무것도 모르고 그랬고, 지금 생각을 해보면, 살아갈수록 선생님의 말씀이 옳다는 것을 깨달았습니다. 그해 가을, 기공 받고 돌아가서 한 달이 안 되어 다시 재발을 하였는데, 그때도 믿지는 않았지만 밑져야 본전이라 생각하고 선생님이 시키는 대로 하였더니 병이 없어졌습니

다. 그 후로는 선생님의 말씀이 헛소리가 아닌 것을 알았습니다. 그때는 많이 뉘우쳤고, 한번 찾아뵙는다는 것이 먹고 사느라 이렇게 늦었습니다. 그리고 선생님 나 욕하지 마세요."

"욕은 무슨 욕을 해!"

"저 애인이 하나 생겼어요"

남편은 죽고 없고 시부모님은 연로(年老)하여 경제력이 없는데 자식이 커가니 키우기 위해 모 회사의 구내식당에 취직을 했고, 그 곳에서 남자를 만나 이중살림을 한다고 하였다.

"인간사(人間事)가 다 팔자소관인데 누가 누구를 탓하겠는가? 지금은 세상이 워낙 험악하니 조심하기 바라네. 상호간에 의존할 수 있고 도움이 된다면 좋은 것이지만 그 사람의 부인에게는 해(害)가 될 수 있고, 심하면 그 사람의 가정을 파괴할 수 있으니 항상 염두해 두기 바라네. 때에 따라서는 나의 기쁨이 타인에게는 슬픔이 될 수 있다는 것을."

사람들은 '비도덕적이지 않냐?' 고 반문 할지 모르지만, 필자는 도덕이라는 것은 사고의 차이라고 생각한다. 현재도 어느 나라에서는 일부다처가 존재하는 나라가 있고, 과거의 우리나라에서도 첩제도가 공식화 된 적이 있다.

신(神)의 세계에 들어가면 다 무의미한 것이다. 죽음 앞에 부귀천(富貴賤)들이 무슨 의미가 있겠는가? 죽은 임금보다 살아있는 거지가 더 낫다고 하지 않는가? 우주와 인간의 역사 전체에 개인을 비교한다면 한 점의 먼지에 지나지 않는다. 그것을 가지고 뭐 그리 잘났다고 호들갑을 떠는지…

현재는 이런 환자가 줄어든 이유는 세상이 많이 개방되어 청상과부 형태의 삶을 살아가는 여인들이 줄었기 때문이라 생각한다. 천지조화(天地調和)는 음양지조화(陰陽之調和)에서 생성하는 것이다. 고로 음양의 불화(不和)는 만물지폐(萬物之廢)이니라. 과거에는 수절과부를 남자들은 자랑스럽게 이야기 했지만 그것을 겪는 자는 사회의 피해자이고, 그 고통을 이루 말로 형언 할 수 없었을 것이다. 또한 사회의 문제가 되었을 것이다. 여우를 피하려다 호랑이를 만난 격이니라.

남녀 모두 독신생활자는 깨끗할 것 같으나 실제는 병이 더 많고 수명이 짧은 경우가 더 많다. 무릇 이 세상에는 물과 불이 있는데, 불이 세면 물이 있어야 열기(熱氣)를 식힐 수가 있고, 물은 열(熱)로 인해 증발하여 구름이 되어 다시 비로 내려 식혀주고, 이 변화가 연속적이어야 평화를 이룰 수 있는 것이다. 이렇게 물이 도는 것과 같이 인체의 물도 돌아야 한다. 돌지 않으면 병이 되는 것이다.

고대나 지금이나 문학, 예술의 주제는 사랑이 아닌가? 사랑은 인간에게 있어 원초적인 본능인 것이다. 그 사랑에는 심리적인 것과 육체적인 것이 포함된다. 필자의 생각에는 인간이 성인되었을 때는 생리적인 사랑이 더 중요하지 않을까 생각한다. 필자가 치료한 많은 신허증 환자중에는 생리적인 문제로 인한 환자가 많았다. 생리적인 것은 자연의 순리라고 생각한다. 그러나 그 원초적인 본능에 너무 얽매이고 집착하면 삶이 고달파진다. 한 발짝 물러나서 그것을 다시 보기 바란다. 다 무의미한 것을 깨달을 것이다. 집착은 질투를 낳고, 강한 질투는 정신병으로 가는 길이며 폭력과 살인을 유발할 수 있다.

사 례 ❹

신허증으로 수척한 스님

1 99*년 8월 대구 팔공산 서*사에서 있었던 이야기다.
어느 날 아침, 공양시간(식사시간)이 되어 신도들과 식사중인데 맞은편에 앉은 스님 한분이 밥그릇을 이리저리 살펴보며 이것은 몸에 해롭니, 저것은 몸에 좋니 하며 떠들고 있는 것이 눈에 들어왔다. 정작 자신의 몸은 아주 야위었고 밥그릇의 식사량은 나이에 비해 아주 적었다. 먹는 것을 유심히 살펴보니 영 시원찮아 보였다. 젊은 사람은 활동량이나 신진대사가 노인에 비해 많기 때문에 당연히 식사량도 많아야 정상인데 그렇지 않은 것을 보면 틀림없이 병이 있는 것이다. 식사하면서 그 스님의 상(象)을 유심히 살펴보니 놀란 적이 있고 공포심이 있는 것을 알 수 있었다. 식사가 끝날 무렵 필자는 스님에게 가까이 가서 옆에 앉으며 등을 툭툭치니

"왜 그러십니까?" 하고 물끄러미 필자를 바라보았다.

"젊은 스님이 공양하는 것을 보니 큰일 났구만!" 하면서 맥을 집어보고 다시 안색을 자세히 살펴보았다.

"식욕이 부진하고 머리가 아프고, 어지럽고 뒷목이 당기고, 얼굴에 열(熱)이

많이 달아 오르고, 가슴이 잘 두근거리고, 소변이 자주 마렵고, 수족(手足)이 냉(冷)하고 허리가 좀 아플 것 같은데?"라고 물으니 눈이 휘둥그레 지면서

"예, 맞습니다. 어찌 그리도 잘 아십니까?" 라고 말을 하여

"스님은 크게 놀랜 적이 있을 듯한데, 산속에서 곰이라도 만났는가?" 라고 물으니 자신의 다리를 확 걷어 부치더니

"해인사 방장님의 차를 몰다가 사고나서 다리도 부러지고 기절했었습니다. 깨어나 보니 병원이고 삼일이 지났더군요. 몇 달간 깁스를 했다가 3일 전에 깁스를 풀었는데 온몸이 다 아픈 것 같고 식욕도 없고 해서 병원을 갔는데 아무런 이상이 없다고 합니다. 그리고 어떨 때에는 아무 생각없이 멍할 때도 있습니다."

"내가 스님을 손 한번 봐 주어야 겠구만! 서*사 스님 말 못하는 것도 내가 치료했다고 안 하던가?" 라고 물으니

"그것 참 이상하네" 하였다.

"무엇이 그리도 이상한고?" 하고 물으니

"대구시내의 대학병원과 한방병원에서 많은 진찰을 받았는데 아무 이상도 없다하고, 부산의 큰 병원을 가 보아도 아무 이상이 없다하여 서울에 큰 병원에 가려고 해인사에서 나와 동대구역에서 표를 끊었다가 문득 서*사가 절을 짓는다고 하여 표를 환불하고 절 구경하러 왔는데 선생님을 만나게 되는군요. 참 이상하네."

"다 부처님의 은덕(恩德)이 아니겠는가? 불교에 전념을 다하고 있으면 그렇게 되는 법일세."

식사를 마치고 사찰내를 운동삼아 이리저리 돌아다니다 9시 쯤 되어 방으로 스님을 데리고 들어가 시술하였다.

이 스님은 신허(腎虛)이나 식욕부진이 너무 심하여 몸이 쇠약해져 있으니 먼저 식욕부터 촉진시켜 몸을 추스르기 위해 위정격(胃正格)을 사용하였다. 양곡(陽谷), 해계혈(解谿穴)을 보(補)하고 족임읍(足臨泣), 함곡혈(陷谷穴)을 사(瀉)하는 기공을 하였다. 그날 오후 오찬(午餐)에는 식욕이 갑자기 왕성하여 무지하게 가져다 먹는 것을 보았다.

"이 사람아! 갑자기 너무 많이 먹으면 되나? 오랫동안 소식하던 사람은 위장이 위축되어 있어 탈날 수 있네. 소화도 다 못시키고" 했더니 킥킥 웃으며

"참, 신통합니다. 기공 받고 나서 30분이 지나자 배가 고파서 견딜 수가 없어 공양실(절의 주방)에 들어가 공양주(주방장) 모르게 이것저것 막 꺼내 먹었는데 그래도 배가 고픕니다"

"그리 많이 먹어도 소화는 되는가?" 라고 물으니 자신의 배를 툭툭 치면서

"자꾸 먹고 싶어집니다."

"그래도 너무 많이 먹으면 안 된다네."

"왜요?"

"맹꽁이 된다네"

"맹꽁이가 무었입니까?"

"맹꽁이는 개구리와 비슷한 동물인데 배 부르기가 풍선과 같고, 발은 생기다 말았는지 작아서 평지에서는 잘 걷지도 못 한다네. 우는 소리는 아이우는 소리와 비슷하여 응--애 응--애 하고 운다네" 하고는 맹꽁이의 흉내를 내기 위해 배를 내밀고 '응애, 응애' 하면서 걸어 갔더니 스님도 따라 했다. 공양실에서 둘이 맹꽁이 흉내내면서 기어다니니 신도와 스님들 모두가 배꼽을 잡고 웃었다. 그때 멀찍이 앉아 있던 노스님이 우리를 가리키며

"젊은이들이란......" 필자는 노스님 옆으로 다가가

"목탁만 잘 친다고 극락세계인가요? 웃고 즐거우면 극락세계가 아닌가요?" 하였더니

신도들과 스님들이 일제히 박수 치면서 "맞습니다" 라고 답을 했다.

"극락천당 유하처?(極樂天堂 有何處: ^{극락 천당이 어디에 있소?}) 불여생전 일배주(不如生前 一盃酒: ^{살아 생전에 한잔의 술보다 못한 것을}) 즐겁게 사는 것이 건강의 비결이요, 극락세계요. 행복의 문입니다" 라고 필자가 말을 마치니 이번에도 사람들이 맞다고 박수쳤다. 무슨 일을 하던 즐겁게 하면 신명이 나니 일이 잘 되며 능률도 오르고, 불만을 품고 짜증스럽게 일을 하면 근육이 긴장하여 몸의 평형이 깨지니 통증이 있는 것이다.

이 스님은 저녁 공양에도 유심히 보니 여전히 열심히 잘 먹어댔다.

다음날에는 신장을 보(補)하였더니 하복부의 서늘함과 압통점(壓痛症)이 없어졌다. 처음 이 스님을 보았을 때에는 기진맥진 하더니 지금은 생기가 살아나 희희낙락거리고 매 식사 후에는 맹꽁이 흉내내며 신도들을 잘 웃겼다.

힘도 없고 우울하던 사람이 기공 한번 받고 나서 밥도 잘 먹고 생기발랄한 것을 본 사람들은 모두 사람이 이상하게 변했다고 했다.

그 일로 인하여 해*사의 방장스님 기사내외와 그의 어머니 및 스님들과 동*사에서도 스님들이 기공치료 받으러 왔고 효험이 있으니 다시 필자를 동*사로 초청하여 좋은 대우를 해 주었고 그 일대를 관광시켜 주었다. 그때부터 서*사와 인연을 맺어 그 근처를 지나는 일이 있으면 들리곤 한다.

이 스님은 교통사고로 3일 간이나 혼수상태에 있었으면 얼마나 놀랬겠는가? 많이 놀랬는 데다 장기간 치료하다 보니 몸이 허약해져 있으므로 위기(胃氣)를 먼저 높여 주었다. 병을 치료하는 데는 후천지본(後天之本)인 비위(脾胃)의 기능이 아주 중요하다. 어떤 병이던 잘 먹지 못하면 병마와 싸울 수 있는 기력이 없기 때문에 다른 병을 초래할 수 있다. 이 우주 공간에는 많은 병마(病魔)들이 도사리고 있다. 어느 누구든 일단 후천지본이 부족하면 병마가 들어올 수 있다. 특히 환자들에게는 후천지본이 더욱 중요하다. 현재 앓고 있는 질병이 있는데 다른 병마가 다시 들어온다면 치료가 점점 힘들어지기 때문이다. 중풍환자나 심근경색도 그 병으로 죽지 않고 폐렴으로 죽는 경우가 많다. 쇼크로 의식이 불명할 때는 폐렴을 예방하는 것이 아주 중요하다. 그것은 의식이 없어 식사를 못하니 공간에 존재하는 병마(세균 등)들이 인체로 들어와 다른 병을 일으키기 때문이다.

그리고 몸이 허약한 상태에서는 약이던 기공이던 조심해서 사용 해야 한다. 약도 과(過)하면 취하고 기공도 과(過)하면 취하게 된다.

사 례 ❺

⊙ 유정(遺精)

2 0여년 전에 대구에 일이 있어 갔다가 약전골목에서 평소에 잘 아는 박 박사(朴博士)를 만났다.

"어! 김부장은 어찌 여기에 왔소?" 하고 물었다.

필자는 그 당시 전국 동의 동창회 학술부장(全國 東醫 同窓會 學術部長)을 하고 있었다.

서로 인사하고 자리에 앉아 차를 마시는데 박 박사가 갑자기

"김 선생 이런 병을 고칠 수 있는지 모르겠소?"

"어떤 병이오?" 라고 물었더니

"20살 쯤 된 젊은인데 자고 나면 팬티에 정액을 싸고 낮에도 간혹 배설할 때도 있다는데."

마침 차를 마시던 곳이 한방 관련책을 파는 서점이어서 한방 진단학 책을 끄집 어내 유정(遺精)을 찾아 펼쳐 보여주고는

"박사가 이것도 모르오?"하니

"내가 문학박사지 의학박사요?" 하고 대답했다.

웃으며 차를 다 마셔갈 때 그 집이 자기 옆집이라고 한번 가보자고 하여 따라 나섰다. 차를 타고 가는 도중에 사실은 환자가 자기 아들이라고 하였다.

집에 들러 아들을 보니 몸이 말라 마치 마른 장작 같았다. 몸의 상태와 안색을 보고 '너, 머리가 아프고 어지럽고 뒷목이 당기고 얼굴에 열(熱)이 많이 달아 오르고 가슴이 잘 두근 거리고 소변이 자주 마려운 증상들이 있지?' 하고 물어 보았 더니 그렇다고 하였다.

이 환자는 어릴 때 소아마비를 앓아 하반신이 불구였고, 최근에는 유정을 오랫 동안 했단다. 환자를 자리에 눕히고 복부 중앙의 양옆을 만져보니 서늘하고 눌러 보니 통증이 심한지 얼굴에 주름이 잡히도록 인상을 썼다. 신허증(腎虛證)이어서 신정격(腎正格)으로 기공했다. 그러나 이 환자는 너무 말라 있어서 앞장의 신허증 과 같이 기공하면 안 된다. 경거, 복류를 보(補)하고 대돈, 용천을 사(瀉)하였다. 태백, 태계를 사(瀉)하면 비장(脾臟)을 사(瀉)하게 되므로 더욱 마를 수 있기 때문 이다.

필자는 주로 수법보사(手法補瀉)를 사용하는데 병의 경중(輕重)과 환자의 건강 상태에 따라 보사법(補瀉法)의 정도를 조절한다. 몸이 약한 자에게 강하게 보사법 을 사용하면 도리어 기공의 강도에 취하여 어지럽거나 역효과가 날 수가 있다. 이 환자는 너무 허약하여 약한 강도로 보사법을 시술하였다. 시술 후 복부를 만 져보니 통증이 없다고 하였고, 시술을 마친 뒤 몸을 움직여 보라니까 몸이 가뿐 하다고 하였다. 그런데 이 병으로는 이렇게까지 몸이 마를 리가 없는데 이상하게 생각되어서

"너 밥맛이 없냐? 아니면 밥을 일부러 적게 먹느냐?"고 물어 보았더니

자신이 유정이 생기는 것은 밥을 많이 먹어 호르몬 생성이 왕성하여 발생하는 것 같아 육식과 식사량을 많이 줄였다는 것이었다.

"예끼! 안 먹으니까 정액 배출 양(量)이 줄었는가?"

"아닙니다."

"굶는다고 주는 것이 아니네, 굶으면 굶을수록 더 많이 나올 것이야, 신장의 기(氣)가 사정(射精)하는 그 기관을 조절하는데 그 기(氣)가 약하면 약할수록 더욱 많이 배출될 것일세. 그리고 시간이 지나면 배출되는 것은 정액이 아니고 아마 진액(津液)일 것이야."

"그럼 더 잘 먹어야 하겠군요?" 하며 그의 부친이 물었다.

"그렇지요." 라고 대답을 하였더니 그날 저녁은 가족 회식을 하기로 하였다.

우리 인체를 크게 나누면 음(陰)과 양(陽)의 물질로 구성되어 있다. 음(陰)은 물을 말하고 양(陽)은 열(熱)을 말한다. 음이 부족하면 양이 상대적으로 많아진다. 즉 신체에 열이 많아지는 것이다. 그래서 얼굴에 열이 나고, 양기(陽氣)가 상대적으로 많아지니 성기가 자꾸 발기되는 것이다. 이것은 비정상적인 발기인데, 오해하여 성관계를 자주 가지거나 자위행위를 하면 위험해진다. 즉 가짜 양기(陽氣)라 볼 수 있다. 이럴 때는 음(陰)을 생성시켜 주면 자연적으로 낫게 된다. 음의 대표적인 장기(臟器)가 바로 신장인 것이다. 신장을 보(補)주면 낫게 되는 것이다.

이 환자의 유정도 마찬가지이다. 가짜 양기로 발기되고 사정하는 것을 정력이 넘쳐서 유정하는 줄 알고 식사를 줄였다니 참으로 무민한 백성이로다.

이 환자는 20년이 지난 지금도 대구에서 잘 살고 있다.

사 례 ❻

폐결핵 및 호흡 촉박증

1979년 11월 어느 날 새벽녘인데 전화가 걸려왔다.

"그곳이 기공 받는데 맞습니까?"

"예, 맞습니다."

"지금 환자는 모 병원에 입원 중입니다. 이 병원에서 안 된다고 하여 다른 병원으로 옮기려고 하는데 김 선생님의 소문 듣고 전화를 드렸습니다. 이 병원에 오셔서 치료 해 주시면 안 될까요?"

"병원에서 외부인이 진료하는 것은 불가능합니다. 그 병원에서 알면 아마 무척 싫어 할 것입니다" 라고 했더니

"아닙니다. 괜찮습니다. 이 병원에서 안 된다고 퇴원하라고 하는데 무슨 일이 있겠습니까? 그리고 뭐라 하면 선생님을 외삼촌이라고 하지요. 지금 상태가 급박하니 제발 와 주십시오. 택시를 바로 보내도록 하겠습니다. 준비하고 기다리십시오" 하고는 필자가 대답도 하기 전에 전화를 바로 끊는 것이었다. 잠시 후 정말 택시가 도착해서 하는 수 없이 타고 병원으로 갔다. 병실에 도착하여 필자는 환자를 진찰하고 보호자는 병원 측의 사람이 오는가 망을 보았다.

환자는 18세이고 고등학교 학생이었다. 얼굴색을 보니 형광등 아래여서 확실하지는 않지만 검은색을 띠고 있었고, 옷 벗기고 전신을 살펴보니 좌측 반신(머리에서 발끝까지)에 부종이 있었고, 호흡이 가파서 '색색' 거리고 있었다.

이전에 다른 병원에서 입원치료를 받았으나 안 된다고 하여 이곳으로 왔다고 했다. 이곳에서도 며칠 간 치료하더니 안 된다고 더 큰 병원으로 가보라고 했단다. 처음 입원했던 병원에서는 좌측 폐(肺)가 다 헐었다고 하였고, 항생제 치료를 실시하였으나 아무런 효험이 없자 포기하고 다른 병원으로 가라고 해서 이 병원으로 왔다고 했다. 이 병원 역시 좌측폐가 헐었다고 하고는 일주일 간 항생제 치료하였는데 병은 점점 악화되었다고 했다. 상황이 이렇게 되자 의사는 자기 병원은 내과가 아니고 외과여서 치료를 못하겠다고 빨리 다른 병원으로 가라고 재촉한다고 하였다.

학생의 어머니는 일찍 남편을 잃고 혼자되어 자식에게 의지하고 살아가는데, 자식이 이 모양이 되었는데 고친다는 병원이 없다니 사람의 혼이 다 빠져 있었다. 필자의 진찰 결과로는 이 환자는 폐의 이상(異常)이 아니고 신허(腎虛)인 것이었다. 배꼽 주위가 아주 딱딱하고 눌러보니 통증이 아주 심하다고 했다. 이 사람은 크게 놀라서 한쪽 신장의 기(氣)가 막혀 있는 것으로 판단하고 보호자들에게 설명을 해주고 학생에게 '크게 놀랜 적이 없냐?'고 물었더니 '있다.'고 하였다. 내용인즉, 봄에 중간고사 시험 볼 때 깡패 같은 친구와 같은 자리에 앉았다고 했다. 그때 그 친구가 시험답지를 안 보여주면 혼내준다면서 자꾸 옆구리를 찔러

답지를 약간 옆으로 놓고 잘 보이게 들어주었는데, 그때 뒤에서 선생님이 살금살금 다가와서 학생의 뒤통수를 때리고 목을 확 누르며 '요놈들! 잡았다' 하여 그때 많이 놀랐다고 하였다. 그때부터 성적이 자꾸 떨어지고 공부를 하여도 집중이 되지 않고, 몸이 피곤하고 선생님만 보면 가슴이 두근거리곤 하였다고 했다. 그 후 증상이 점점 심해져 이 지경까지 이르렀다고 하였다.

필자는 병원에서 폐결핵으로 진단했다면 분명히 많은 항 결핵약과 항생제를 사용하였을 것으로 생각했다. 그 양약(洋藥)들은 신장의 기능을 약화시키는 부작용들도 있다. 학생에게 '병원에서 약물 치료 후 증상이 더 심해지지 않았냐?'고 물었더니 '주사를 맞고 나면 열(熱)이 확 달아오르는 것을 느꼈고, 속이 매스꺼워 견딜 수가 없었다.'고 하였다. 참을 수 없이 고통스러워 그 약을 안 맞는다고 하면 병원에서는 그 주사약을 안 맞으면 죽는다고 하였다고 했다.

"이 병원에서 입원해 있는데 제가 환자에게 기공하는 것은 불가능합니다. 오늘 퇴원시킨다니 집에서 푹 쉬었다가 내일 집으로 찾아 오십시오."

"예 좋습니다. 그럼 내일 뵙겠습니다"하고 환자가 인사하였다.

환자의 어머니가 필자를 데리고 병원 근처의 친척집으로 가서 '아침 식사를 하자.'고 해서 갔더니 그 집의 여인도 필자에게 중풍 치료를 받은 사람이었다. 환자의 어머니는 친척 여인에게 욕을 하였다. 처음부터 알려주었다면 고생도 덜 했을 것이고, 돈도 덜 까먹을 것인데 지금에서야 알려 주어서 죽을 고생하였고 돈은 돈대로 많이 썼다고 했다. 필자가 웃으며

"사람의 인연이란 다 때가 있는 법이오. 심하지도 않았을 때 낫게 해주면 내 명예에 손(損)이 가니 더 심해져서 다른 사람들이 못 고쳤을 때 낫게 해야 가치가 있는 것 아니겠소? 그래서 하늘이 더 심해질 때까지 기다리게 한 것 같소."

다음 날 아침 일찍 환자가 택시 타고 필자의 집으로 찾아 왔다. 큰길에서 필자의 집까지 걸어서 들어오는데 호흡이 가쁜지 헐떡이며 겨우 들어왔다. 방안에 눕히고 오른쪽에 신정격(腎正格)을 사용하고 증상을 물으니 머리 아픈 것이 없어졌다고 하고, 하복부를 지압을 해보니 압통감(壓痛點)이 많이 없어졌다고 하였다. 시술을 마치고 다시 물어보니 숨 쉬는 것까지 많이 좋아졌다고 하여 발기공(拔氣功) 후 일단 방안을 걸어보라고 하였다. 한참 걷고나서는 처음보다는 상당히 부드러워 졌다고 했다.

3일 후 다시 필자를 찾아오는데 어머니의 부축 없이 혼자서 잘 걸어 들어 왔다. 방안에 들이고 자세히 살펴보니 좌측 반신(半身)에 심했던 부종이 대부분 빠졌고, 손목아래와 발목아래 부위만 조금 남아 있었다. 꼭 만화에 나오는 것처럼 다리는 가늘고 구두는 큰 것 같았다. 필자는 만화 생각이 나서 웃었다. 2차 시술 후에는 혼자서 걸어서 돌아갔고, 3차 시술을 위해서 다시 찾아 왔을 때는 부종이 하나도 없었다.

"이젠 다 나았으니 치료 받으러 올 필요가 없습니다." 했더니 어머니가

"아닙니다. 다시는 재발하지 않도록 몇 번 더 치료 받아야 하지 않겠습니까? 모레 다시 오도록 하겠습니다."

"그날은 제가 서울을 갑니다. 아침 일찍 택시를 저에게 보내십시오. 학생의 집으로 가서 치료하고 저는 다시 서울로 가도록 하겠습니다. 그리고 제가 26일 쯤 서울서 돌아오는데 그때까지 덜 나으면 27일 쯤 찾아 오도록 하세요."

다음날 환자의 집에 가서 4차 시술을 하고 필자는 서울로 올라갔다. 이 날은 서울 롯데호텔에서 신태호, 이우관씨 등이 주관하여 국제침구사학술대회를 개최한 날이다. 지금 현재 이 글을 쓰고 있는 이 순간이 바로 25년 째 되는 날이다. 일정을 마치고 집으로 돌아 왔고, 다음날 학생이 다시 필자의 집을 찾아 왔다. 5차 시술을 마지막으로 완치 하였다.

몇 달 후 학생의 어머니를 만났는데 건강히 학교에 잘 다니고 있다고 하였다. 최근 들리는 바에 의하면 이 환자는 대학을 졸업하였고, 서울에서 취직하여 잘 지낸다고 하였다.

이런 병은 양의학적으로 X-ray에 의존해서 진단하면 폐결핵으로 진단한다. 그러나 필자는 눈에 보이는 것만 중요 시 하여 판단을 하는 것이 아니고 전체를 보고 그 원인을 분석하여 근원을 중요시 한다.

처음 필자가 병원을 방문하여 진찰 할 때 병원 측에서 누군가 엿들었는지, 퇴원하라고 해놓고는 원장이 찾아와서는 심장에 이상이 있는 것 같고, 고칠 수 있을 것 같다면서 며칠만 더 입원해 보라고 하였다고 했다. 환자의 보호자는 며칠 전에는 치료불가라고 퇴원하라고 아우성을 치더니 갑자기 무슨 병인지 알아냈다 하니 더 믿을 수 없어 퇴원했다고 하였다. 만약 이 환자가 필자에게 치료를 받지 않았으면 어떻게 되었을까? 아마 나중에는 항생제 중독으로 더 심해졌을 것이다.

구미시 사곡동의 36세 여인도 상기와 유사한 증상으로 대구의 모 대학병원에서 진찰을 받았다고 하였다. 그 병원에서는 폐결핵 3기이고 위험한 상태라면서 입원하라고 했다고 했다. 그러나 필자에게 1회 치료 받아 완치되었고 지금도 세탁소를 운영하고 있다. 이 여인은 인공유산을 13회나 시켜 신장(腎臟)의 기(氣)가 완전히 소실되어서 생긴 것이다.

폐와 신장을 오행으로 본다면 모자관계(母子關係)이고, 상기의 증상은 자병범모(子病犯母: 자식의 병이 어머니에게 전이되는 것)에 해당되는 것이다. 신장의 생리적인 기능 중에 납기작용(納氣作用: 호흡의 기를 아래로 내리는 것)이 있다. 청기(淸氣)를 받아 들이고, 호흡의 강약을 조절하는 것이다. 신장이 허약하여 어머니 장기(臟器)인 폐(肺)에 영향을 끼치고, 폐의 주요 기능인 호흡에 영향을 미쳐 이런 증상이 발생한다.

이와 유사한 병증이 또 하나 있어 소개한다.

이 환자는 모 대학 교수 어머니인데, 증상은 호흡촉박이다. 평상시 정상인의 호흡수는 1분에 16-20회 정도이고, 호흡수는 심박동수와 비례한다. 심박동수는 정상인데 호흡수만 빠르면 폐에 문제 있는 경우가 많다. 이 환자의 병증이 여기에 해당된다. 이 환자는 호흡이 가파서 죽을 지경이었다. 호흡수를 측정해보니 1분당 거의 40회 가까웠다. 운동을 하지 않은 상태에서 이 정도면 거의 죽기 직전인 것이다. 평상시에 40회 정도인데 활동을 한다고 생각해보라. 그럼 호흡이 더 빨라져야 하는데 폐기능이 따라갈 수 있겠는가? 호흡이 빠르면 폐에서 산소 교환할 시간이 부족하여 호흡하나마나이다.

이 환자는 대구의 D병원에서 1달 동안 입원치료를 받았다고 했다. 병원에서는 위험하다고 입원시키고 각종 검사를 다하였고 치료를 하였으나 아무런 효과가 없었다고 했다. 한 달 지나자 아무런 효과도 없고 자꾸 우려 먹으려니까 미안했는지 괜찮다고 퇴원하라고 강요하였다고 했다. 입원하기 전과 똑같은데 괜찮다고 하니 환자는 화가 나서 미칠 지경이었다고 했다. 처음 입원할 때는 곧 죽을 것처럼 공갈하여 입원시키고는 돈은 엄청나게 우려먹은 후에는 괜찮다고 나가라고 하니 화가 안 나겠는가? 호흡을 너무 빨리하니 입안이 건조하여 미치겠다고 하자 의사 왈 '껌 씹으면 도움 된다.'고 하였단다. 필자를 처음 만났을 때 핸드백을 보여주는데 껌을 10통이나 가지고 있었다. 필자는 병원을 참으로 사기꾼 중의 상사기꾼이라고 생각했다. 행패 중에서 이런 행패가 어디 있는가? 단물 다 빼먹고 나서 가차없이 내팽개치는 그 행패가 상식적으로 말이 통하는가? 들어갈 때나 나올 때나 증상은 똑같은데 지갑만 엄청나게 얇아지진 것이다. 거대한 조직을 가졌다는 이유만으로 이런 행패가 용납되어야 하는 이 사회의 모순과 그 모순 속에서 피를 빨아먹는 기생충과 같은 기득권 세력을 타파해야 할 것이다.

이 환자를 일주일간 신허증으로 기공치료하자 구강에 침이 돌아 껌을 안 씹어도 된다고 하였다.

껌을 씹지 않아도 된다는 것은 큰 의미가 있는 것이다. 진액이 생성되고 호흡촉박 증상이 완화된 것을 말하는 것이다. 그러나 호흡촉박증이 확연하게 완화되지 않아 재조사를 해 보니 환자가 항우울제 약을 복용하고 있었다. 치료를 위해서 그 약을 끊어야 하는데 환자의 자식인 교수가 두려워했다. 우울증 약을 복용중지 했을 때 나타날 수 있는 일련의 부작용을 걱정한 것이었다.

그 우울증 약의 부작용 중에 바로 호흡중추 항진이 있다.

상기의 병을 폐결핵으로 진단해 항생제만 먹고 주사하니 나을 리가 만무하지 않는가? 지금 현재도 큰 병원에서는 이 증상을 폐결핵으로 알고 항상제만 잔뜩 투여하고 있는 병원이 많을 것으로 생각한다. 양의(洋醫) 의사들이 이 책을 본다면 한번쯤 고려해보기 바란다. 그러나 모든 증상이 다 이런 것은 아니니 주의해야 한다. 진짜 결핵은 양의적인 항생제 치료를 해야 하지 않을까 생각한다.

노인성 호흡촉박증 중에는 신허(腎虛)로 인한 것이 많다. 신허로 인해 납기작용이 안 되는 것이다. 이 증상에 호흡억제제를 사용한다면 더 위험해 질 수 있다.

사 례 ⑦

갑상선염과 불임증

대구에서 30세 여인이 울먹이면서 찾아 왔다. 겉모습으로 얼핏 보기에는 병자의 형색이 아닌 것 같아

"우얀 일인고?" 물은 즉

"선생님 제발 좀 살려주십시오. 저는 결혼한 지 7년이 넘었는데 아직 자식이

없어 시댁에서 쫓겨나게 생겼습니다. 선생님이 불임증을 잘 치료하신다 하여 이렇게 찾아 왔습니다."

그리고 다시

"여자가 남의 가문에 시집을 가면 대(代)를 잇게 해야 하는데 그것을 못하면 칠거지악의 하나에 해당되니 저는 보따리를 싸야 하는 상태입니다. 게다가 시댁은 손(孫)이 귀한 집이어서 더욱 그렇습니다. 그리고 남들은 모두 아들, 딸 낳아 잘 키우는데 왜 저만 이렇게 못 낳는지요? 병원에 찾아가서 어떤 검사를 해도 자궁 쪽에는 특별한 이상이 없습니다. 인간대접도 못 받고 이렇게 살 바에는 차라리 죽는 것이 낫지 않겠습니까?"

이 여인이 말하는 것을 보니 비장한 각오로 필자를 찾아온 것 같았다.

"최근에는 시어머님의 등쌀에도 못 살겠습니다. 결혼 초기에는 안 그러셨는데 지금은 온갖 일에 트집을 잡아 저를 못 살게 굽니다. 청소 상태나 반찬 등을 보시고는 계집년이 이런 것도 옳게 못한다는 둥, 자식을 못 낳으면 다른 일이라도 잘 하라는 둥, 이젠 나이도 있어 1-2년 이내 자식을 낳지 못하면 저는 죽어야 겠습니다." 하면서 눈물을 주르르 흘리는 것이 아닌가.

오 통제라. 손(孫)이 없는 것이 어찌 며느리 한 사람 책임이라 할 수가 있겠는가. 삼신 할머니의 점지(點指)가 있어야지. 망진(望診)을 해보니 얼굴이 약간 검은색에 포함되고 맥을 짚어보니 양쪽 척맥(尺脈)이 아주 미세하였다.

"머리가 아프고 어지럽고 뒷목이 당기고 얼굴에 열(熱)이 많이 달아 오르고 가슴이 잘 두근거리고 소변이 자주 마렵고 수족(手足)이 냉(冷)하고 허리가 아프고 무엇을 잘 깜빡 깜빡 잘 잊어버리고 불감증이 있지요?"라고 물어보니 "맞습니다" 하면서 고개를 끄덕였다.

전에는 그리 심하지 않았는데 최근에는 시어머니의 성화 때문에 더욱 심해져 항상 불안하다고 했다. 그리고 자신의 손가락으로 갑상선을 가리키며 좀 보라고 하였다.

"갑상선염이 심해 대구의 모 대학병원에서 약을 타다 먹고 있는데 몇 년째 약을 먹고 있지만 낫지 않아요."하였다. 목을 자세히 보니 갑상선 부위가 툭 튀어나와 있었다. 부부동침 시 느낌은 어떠냐고 물었더니 얼굴을 붉히며 말하기를

"친구들은 모두 행복하다고 하는데 저는 지옥과 같습니다. 시부모님의 성화로

아기를 가질려고 동침을 하지만 전혀 쾌감은 없고 칼로 찌르는 듯한 통증만 있습니다"하였다.

필자가 판정하기로는 경공(驚恐: 놀램)으로 인하여 족소음신경(足少陰腎經)과 임맥(任脈), 독맥(督脈)이 기폐(氣閉)하여 각종 호르몬의 생성에 문제가 있는 것으로 결론을 내리고 신정격(腎正格)을 사용하였다. 임맥과 독맥은 생식기를 관리하는 경락이다.

이 환자도 신체가 마른편이어서 경거, 복류를 보(補)하고 대돈, 용천을 사(瀉)하였다. 같은 신허(腎虛)이지만 치료법은 다르다. 비만한 자는 태백, 태계를 사(瀉)하여 식욕을 줄여주고, 마른 자는 대돈, 용천을 사(瀉)하여 식욕을 증강시켜 주어야 한다. 비만한 자는 비장(脾臟)이 성(盛)하여 토극수(土克水)가 되는 것임으로 비장을 사(瀉)하는 것이고, 마른 자는 신경질적임으로 목(木)의 간(肝)이 성(盛)한 것이므로 간경(肝經)의 목혈(木穴: 大敦)을 사(瀉)하고, 자경(自經: 腎臟經)의 목(木: 湧泉)을 사(瀉)하는 것이다. 그리고 임맥을 통(通)하게 하기 위해서는 옥문혈(玉門穴)에 기공하면 특효이고, 목의 뒷 부위와 요추의 신유혈(腎俞穴)을 중심으로 상, 하와 사료혈(四髎穴:上, 次, 中, 下)을 기공하면 효과를 더욱 높일 수 있다.

갑상선염이나 관절염 등을 치료하기 위해서 장기간 항생제나 소염제를 복용한 환자들을 보니까 이 약들이 성선(性腺)에 영향을 미치는지 성욕이 감소되는 경향이 있는 것 같았다. 너무 화학적인 양약(洋藥)에서 의존하지 말고 대자연(大自然)의 순리에 입각한 치료법을 생각해볼 필요가 있을 것이다.

질병은 자연의 이치와 순리에 어긋나서 생긴 것이므로, 그것을 맞춰주면 병은 스스로 낫지 않겠는가? 인간의 심중(心中)에는 칠정(七情: 喜, 怒, 憂, 思, 悲, 恐, 驚)이 있는데 이것 중 하나가 과(過)하면 몸의 균형이 깨진다. 과희상심(過喜傷心)이요, 과노상간(過怒傷肝)이요, 과우상폐(過憂傷肺)하고, 과사상비(過思傷脾), 과비애상폐(過悲哀傷肺))가 되고, 과경공(過恐驚) 인즉 필상신(必傷腎)이라. 병인(病因) 중에 오노(五勞)가 있는데 오노(五勞)란 구와기상(久臥氣傷), 구시혈상(久視血傷), 구좌육상(久坐肉傷), 구입골상(久立骨傷), 구행근상(久行傷筋)으로 무엇을 하든 과(過)하면 병이 된다. 또한 과음(過飮), 과식(過食), 과색(過色), 과기(過嗜) 등도 병의 근원이니 유의할지어다.

이 부인은 그날 1차 시술 후 완치되었다. 그리고 몇 달 후 친구를 데리고 필자를 찾아와서 '선생님 제 배 좀 보세요.' 하고 배를 내미는데 제법 불러 임신임을 알 수 있었다. 얼굴도 처음 올 때는 검었던 것이 지금은 화색(和色)이 나고 시어머니가 그렇게 잘해준다고 하니 어찌 기쁘지 아니 하겠는가? 그리고 갑상선을 보았더니 부은 것이 없어졌고 약도 복용하지 않고, 척맥(尺脈)도 활발히 뛰고 있었다. '다른데 불편 곳이 없냐?'고 물었더니 '없다.'고 하였다.

그리고 여자는 아기를 가져야 호강한다는 말을 하기에 '무엇이 호강인고?' 물었더니 그렇게 구박하든 시어머니가 지금은 행여 유산(流産)이라도 될까 염려하여 방안에서 꼼짝도 못하게 하고 직접 식사준비며, 청소며 빨래를 하신다고 했다. 필자는 운동을 전혀 하지 않으면 태아의 건강에도 좋지 않고 출산 시 고생하니 운동을 하라고 일러 주었다. 그리고 친구도 불임증으로 치료 받고 돌아갔고, 몇 개월 후 아들을 낳았다고 연락을 받았다.

천불생 무연지인(天不生 無緣之人: 하늘은 인연없는 사람을 태어나게 하지 않고) 지불장 무명지초(地不長 無名之草: 땅은 이름없는 풀을 키우지 않는다)로다. 땅에다 씨앗을 심었는데 싹을 발아(發芽)하지 못하면 반드시 원인이 있을지어다.

한의학에서는 신주정(腎主精)이라는 말이 있다. 여기서 정(精)은 여러 가지로 해석하는데 필자의 생각으로는 호르몬도 포함된다고 생각한다. 신장이 허약하면 호르몬 생성에 문제가 생기는 것이다. 갑상선도 호르몬을 생성하는 기관이다. 갑상선 호르몬을 자동차에 비유한다면 점화 플러그에 해당된다. 즉 대사를 촉진하는 역할을 한다. 대사를 촉진시킨다는 것은 열을 의미한다. 신장의 기가 허약하니 불이 많아지니 열이 많아지는 것이다.

불임증으로 필자를 찾아온 환자도 아마 몇 천명은 될 것이다. 해부학적으로, 생리학적으로 아무 이상이 없었는데 아기를 못 가진 사람들이 대부분이 임신하였다. 지금도 임신이 되지 않는 사람들이 여러 가지 방법을 강구하고 있는 것 같은데, 상기의 방법으로 시술해보기 바란다. 속 궁합이 다른 것이 아니고 바로 이것을 의미한다. 자궁의 PH의 상태에 따라 달라 질수 있다. 신장은 물을 다스리는 기관으로서 PH에 많은 영향을 미칠 수 있다.

간단한 방법이 있는데 구태여 어렵고 돈 많이 드는 방법을 권할 필요가 있겠는가? 안 그래도 인구가 줄어들어 걱정이 태산이라는데.

사 례 ⑧

심근경색과 복상사(腹上死)

어느해 늦가을에 60대의 한 남자가 찾아왔다. 생긴 것도 멀쩡하고 체격도 좋았다. 그런데 걸어 들어오는 것을 자세히 보니 도둑 고양이가 생선을 훔치는 것처럼 살금살금 걸었다.

"어디가 불편한데 걷는 것이 꼭 첩집에 갔다오다 본처에게 들킨 것 같소?"

하고 농담을 했더니.

"정말 첩이라도 있고 이런 병에 걸렸으면 좋겠습니다. 첩은 고사하고 본마누라도 제대로 간수 못하여 도망가게 생겼습니다."

"허허~, 참 무슨 죽을병이라도 걸렸소? 아니면 누가 마누라 근처라도 가면 복상사라도 한답디까?"

"아이고, 맞습니다. 제가 마누라와 레슬링하다 복상사할 뻔 했습니다. 그 뒤로 근처도 안 갔습니다. 병원에서도 조심하라 하고."

"내가 보니 마른 장작에 기름 뿌리고 불 질러서 생긴 병 같습니다."

"......." 환자는 이해 못하는지 아무 말이 없었다.

이 환자는 이 병이 발생하기 전까지는 건강하여 병원 문 앞에도 가 본적이 없다고 했다.

어느 날 부인과 자다가 갑자기 가슴에 통증과 호흡곤란, 운동장애를 느껴 병원에 갔는데 심근경색이었다고 했다. 병원에서는 혈관에 동맥경화가 있어 심장에 혈액 공급이 원활하지 않아 이 병이 생긴 것이므로 격렬한 운동을 하지 말고 음식을 채식으로 섭취하란다고 했다.

환자도 심장병에 대해 들은 바가 있는데다 병원에서 심근경색의 심각성을 아주 심각하게 일러주어서 겁을 잔뜩 먹고 있었다. 지금은 피를 맑게 하는 약과 혈관을 확장시키는 약, 콜레스테롤을 낮춰 주는 약을 먹고 있었다. 게다가 너무 소심해서인지 정신적으로 많이 위축되어 있었다. 그도 그럴만한 것이 심근경색은 한국뿐만 아니라 세계적으로도 사망률이 아주 높은 질병이니 겁먹을 수밖에 없을 것이다.

"그렇게 골방 골방 사는 것 보다 하루를 살아도 화끈하게 사는 것이 안 좋겠소?"

"하루는 아니더라도 한 이년만 옛날처럼 팔팔하게 살았으면 좋겠습니다."

"이년씩이나? 그러면 욕심이 과한데?"

"요사이 60세가 나이입니까? 다른 사람 같으면 60세에 양로원가면 물심부름합니다. 나는 환자랍시고 열외입니다만. 선생님, 옛날처럼 팔팔하지는 못해도 양로원에서 애늙은이 취급이나 안 받게 해 주십시오. 놀러갈 때 끼워주지도 않고 얼마나 구박하는지. 사람들이 나와 같이 놀다가 송장치울지 모른다고 피하는 것 같습니다."

심근경색에서 '경(硬)' 자는 '굳는다'는 뜻이다. 즉 심장이 굳어가는 병이 심근경색이다.

질병에서 '경(硬)'가 들어가는 것은 동맥경화, 간경화, 폐경화, 신장경화 등 여러 가지가 있다. 장기는 세포조직으로서 아주 부드럽다. 그러나 세포에 물이 없으면 마른 고기가 되는 것이다. 즉, 육포나 마른 명태와 같은 원리이다.

'굳는다'는 것은 '마른다'는 뜻이다. 나무나 땅이나 시멘트나 모두 다 물이 없으면 굳는다. 즉, 모 장기(臟器)에 어떤 원인으로 인해 수분이 부족하여 마르면 경화가 되는 것이다. 특히 심장은 불(火)의 장기이다. 그리고 물을 주관하는 장기는 신장에 해당된다.

수극화(水剋火)라. 신장과 심장은 상호 상극관계에 해당되는 장기이다. 신장의 물이 충분하여 심장의 화(火)를 눌러줘야 하는데 신장이 허약하여 불을 없애지 못하면 심장의 불이 왕성하여 심장을 굳게 만드는 것이다.

동맥경화의 원인은 고기나 동물성 지방과 상관있다. 기름기가 많은 음식을 많이 섭취하면 콜레스테롤이 많아져 동맥경화를 유발할 수 있다. 고기나 동물성 지방은 채소에 비해 상대적으로 열을 내는 음식이다. 즉, 양(陽)의 음식이다.

몇 천년 전에도 당뇨병이나 심장병들이 있었는데 이런 질병들을 '부자병'이라 하였다.

즉 잘 먹어서 오는 병인 것이다. 과거 30년 전만 해도 이런 질병들이 많지 않았는데 지금은 상대적으로 아주 많아졌다. 그리고 30년 전과 현대 삶을 비교해 보면 많은 차이가 있다. 황금만능주의에 빠져 있다 보니 모두 다 돈 벌려고 혈안이 되어 있고, 생활의 패턴이 아주 빨라졌다. 고도의 스트레스를 받고, 모두 '빨리병'에 걸려있다. 이 두가지 다 화(火)를 만드는 원인이다. 식생활과 생활방식으로 인해 이 병이 많아진 것이 아닌가 생각한다.

이 환자는 신허증이 있는데다가 성질까지 급하다고 했다. 그래서 신장의 기를 증강시키는 기공을 한 후 다음에 다시 오라고 하였다.

며칠 후 오는데 여전히 소심하게 걸어 들어와서

"치료 전보다 편하지 않습니까?"

"편한 것 같은데 겁이 나서."

"인명은 재천(在天)이라고 하지 않소? 겁은 뭐 그리 겁내시오? 남들은 죽으면 천국간다고 좋아하는데."

"그거야 그 사람들에게나 천국이지. 나는 지옥에서 더 살다 갈랍니다."

"그럼 운동을 좀 하시오. 운동을 해야 심장도 혈관도 튼튼해집니다."

"괜찮겠습니까?"

"오늘부터 심근경색이라는 단어부터 잊어버리시오. 그렇게 벌벌 떨어서야 뭐 하겠소? 반 송장으로 살 바에야 가는 것이 안 낫겠소? 처자식 고생시키지 말고..."하고 호통을 쳤더니 좀 무안한 표정을 지었다. 그리고 골목에 나가서 다녀보라고 쫓아냈다.

창문으로 밖을 보니 오르막길을 오르락 내리락 하였다. 처음에는 조심하는 것 같더니 이리저리 다녀도 아무런 이상이 없자 발걸음이 점점 빨라졌다. 한참 후에 들어오더니

"정말 괜찮은 것 같습니다."

"나도 밥값은 해야 안 되겠소?"

"사람들이 심장병에는 한의학적인 방법인 한약, 기공, 침 같은 것으로 안 된다고 하여 안 올려고 했는데 혹시나 하고 왔는데 정말 잘 온 것 같습니다."

그 후 이 환자는 몇 차례 시술을 더 받으면서 운동과 식이요법을 병행한 결과 체중도 많이 빠졌고, 약 복용을 중지하여도 증상이 없었다고 하였다. 몇 년만 더 살게 해 달고 했는데 약 80세까지 살다가 죽었다.

필자도 단순히 기공만 하여 심근경색이나 동맥경화된 것을 순간적으로 완치된다고는 생각하지 않는다. 모든 질병은 복합적이면서도 단순하다. 병리적인 과정은 아주 복잡하지만 근본적인 시초는 환자의 심리와 생활습관, 그리고 장기의 불

균형에서 기인된다고 생각한다. 그 불균형을 맞춰주고 생활습관을 바꾸면 호전될 것이다.

현재 한의원에서는 심근경색을 심허(心虛)로 보는 모양인데 근본적인 원인은 아니라고 생각한다. 이때 심장을 보(補)하는 방법으로 시술하면 불씨가 있는데다 가 기름을 붓는 꼴이므로 더 심해질 수 있다. 그리고 많은 환자들은 심근경색은 양의학외에 다른 방법으로는 못 고친다고 생각하는데 이것은 양방의사들이 장기 간에 걸쳐 국민들을 세뇌시킨 결과이고, 또한 한의사들의 오류 및 포기로 인한 것이 아닐까 생각한다.

사 례 ❾

비뇨기 결석

얼굴이 하얗고 야윈 50대의 여인이 찾아왔다. 들어오는 것을 보니 병색이었 다.

"나이는 젊은 것은 같은데 몸은 80대 할망구 같구만?"

"예, 맞습니다."

"아직 갈 때는 안 된 것 같은데 벌써부터 골방골방해서야."

"그러게 말입니다. 병원하면 이골이 납니다."

"이골나는 사람이 있어야 나 같은 사람도 먹고 사는데, 그러나 한 사람한테 너 무 우려먹으면 안 되는데." 하면서 환자의 얼굴 표정을 슬쩍보니.

"죽을 때까지 경비 다 낼테니 제발 한 번이라도 인간답게 살게 해주십시오."

하면서 신세 한탄을 하였다.

"옥황상제도 참으로 무심한 지고, 어떤 병인지 보기나 봅시다."

하면서 맥을 짚고 복진을 해 보니 신허증상이었다. 그래도 신뢰감과 신비감을 주기 위하여 눈을 지긋이 감고 뭔가 하는 척 했다. 잠시 뒤에 눈을 뜨고는

"예끼! 병도 병 같지 않은 것을 가지고 할 일 없이 전국을 빌빌 돌고 그래!"

했더니 호기심 찬 얼굴로 필자를 쳐다보면서

"그렇다니 다행입니다. 무슨 병입니까?"

"무슨 병은 서방님 잘 안 모시니 신장의 기가 떨어져서 그렇지!"

"신장은 맞는 것 같은데 다른 것은 아니고 결석이 자주 생깁니다."

"그놈이 그놈이지."

이 환자는 인공유산을 일곱 번이나 했다고 하였다. 그러니 신장의 기가 허약한 것은 당연한 것이다. 허리 아파 병원에 가서 CT를 찍었는데 허리는 이상없고 신장에 결석이 있다고 하였고, 그것으로 인해 요통이 있을 수 있으니 초음파로 파석(破石)하라 해서 치료를 받은 모양이었다. 그러나 결석을 없앤 후에도 요통은 여전하다고 하였다. 1년 뒤 다시 결석이 생겨 또 파석하였다고 했다. 허리 아파 병원에 갈 때마다 결석만 탓하고 파석하였으나 요통은 여전하여 집안 일도 옳게 못하고 날마다 누워서 골방골방한 모양이었다.

이 환자는 몸이 허약하여 경거, 복류혈을 보(補)하고, 대돈, 용천혈을 사(瀉)하는 기공을 하였더니 요통이 딱 그친다고 했다. 그 후 몇 차례 시술로 신허증이 완치되었다. 또한 일년 뒤에 다시 왔는데 결석이 안 생긴다고 하였다.

비뇨기 결석은 신장결석과 방광결석이 있다. 두 장기는 비뇨기에 해당되기 때문에 근본적인 원인은 같은 것으로 본다. 결석(結石)이라는 말은 돌이 만들어 졌다는 말이다. 어떤 것을 먹어도 그것은 위장을 거쳐 소장을 지나 대장으로 빠져 나간다. 돌 먹는다고 결석이 되는 것은 아니다. 대사물에 의해 결석이 만들어 지는 것이다. 이 병은 장기(臟器)의 이상으로 대사물이 돌로 만들어 지는 것을 의미한다. 지금은 의학이 발달하여 결석을 우습게 여기는데 필자는 그렇게 생각하지 않는다. 대사물이 결석 형성에 용이하게 된다는 것은 신체적으로 봐서 상당한 비정상일 것으로 생각한다. 신장은 물과 각종 전해질을 여과하는 기관이다. 불필요한 것은 내보내고 필요한 것은 흡수한다. 이 대사물들은 액체로 존재하고 신체의 전(全) 조직을 순환한다. 액체가 돌로 만들어 질 정도이면 어떤 곳인들 영향을 미치지 않겠는가?

결석은 설탕물이나 소금물을 졸이면 설탕이나 소금이 되는 원리와 같은 것이다.

즉, 인체에 열이 많으면 결석이 형성된다고 볼 수 있다. 결석을 분석해 보면 칼슘과 소금이 주성분이다. 칼슘은 뼈를 구성하는 요소이다. 한의학에서 신주골(腎主骨)이라 하지 않는가? 그리고 신장이 주관하는 맛은 또한 짠맛이 아닌가? 칼슘 대사에는 소장, 뼈, 신장과 밀접한 관계가 있다. 뼈는 신장이 주관하고, 현대의 소장은 과거의 비장에 해당되고 토(土)이다. 오행으로 풀어보면 토극수(土剋水)가 된다. 토(土)의 기가 강해서 수(水)의 장기인 신장을 극(剋)하니 신장이 허약해진다. 신장이 허약하면 심장의 열이 많아지게 되는 것이다. 신장이 허약하여 칼슘 대사에 장애가 있고 열이 많으니 결석이 형성되는 것이다.

과거에는 이런 환자가 꽤 있었는데 지금은 거의 없다. 아니 신허증 환자는 많은데 결석환자를 안 본지 꽤 되었다. 사람들 생각에 결석있으면 양방병원가서 초음파로 빼내는 것을 정석으로 굳힌 모양이다. 참으로 애석한 일이다. 돌 생겼다고 돌만 빼낼 생각만 하니 어찌 애석하지 않으리. 신발 밑에 가시가 있어 신을 때마다 찔려서 아프면 상처부위에만 소독약을 발라줄 것인가? 가시만 빼면 다음부터는 안 생길 것 아닌가?

비뇨기 결석 치료 시 두 가지 방법이 있다.

신장에 결석이 있으면 신허증으로 시술하고, 방광에 결석이 있으면 상양, 지음혈을 보(補)해주고, 족삼리, 위중혈을 사(瀉)해 주고 또한 통곡혈을 보(補)준다.

사 례 ⑩

당뇨병

나이가 50세 쯤 되는 뚱뚱한 여인이 찾아왔다.

뚱뚱해서 인지 제대로 걷지도 못하고 남편의 부축을 받으며 방안으로 들어오는데 호흡이 무척 가쁜지 헉헉대며 들어왔다.

"선생님 살려주십시오. 용하다는 소문듣고 왔는데 나는 살아야 합니다."

"인명(人命)은 재천(在天)이거늘. 어찌 그리 삶에 욕심이 많은고?"

"내 나이도 젊을 뿐만 아니라 내가 죽으면 신랑이나 어린 자식들이 불쌍해서 어쩝니까?"

"다 죽어가는 판에 신랑 생각, 자식 생각하는 것을 보니 아직 여유가 있으니 아직 덜 급한 것 같구만!" 하고는 진맥을 해보니 부종(浮腫)이 심하여 맥이 잡히지가 않고, 얼굴색은 검은색을 띠는데 열기(熱氣)가 있고, 복진(腹疹)을 해보니 역시 부종이 있었다.

다른 부위는 열기(熱氣)를 느끼는데 하복부는 냉기(冷氣)가 있고, 황유혈(肓俞穴), 기혈(氣穴), 횡골혈(橫骨穴)을 눌러보니 통증이 심하다고 했다. 또한 전중혈(膻中穴: 양쪽 유두 사이)도 눌러보니 통증이 심한지 입을 딱 벌렸다. 이 증상만 보아도 신허(腎虛)증상임을 알 수가 있지만 다른 증상 즉 '머리가 아프고, 어지럽고, 뒷목이 당기고, 얼굴에 열(熱)이 많이 달아 오르고, 가슴이 잘 두근거리고, 소변이 자주 마렵고, 수족(手足)이 냉(冷)하고, 몸이 잘 붓고 불감증이 있냐?' 고 물어보니 '딱 맞다.' 고 했다.

"그런데 큰 병원에 갔더니 당뇨병이 있다고 하고 합병증이 왔다고 합니다. 그리고 평생동안 약을 먹어야 한다고 합니다."

"내가 보기에는 신랑을 잘못 섬겨서 병이 온 것 같구만." 했더니

"아이고 무슨 말을 합니까? 조선 천지에서 나만큼 서방 잘 섬기는 사람 있으면 나오라 하이소. 제 몸이 이렇게 아파도 밥하고 빨래하고 아들 치닥거리 다 합니다." 라고 하여 필자는 웃으며

"밤에 잘못 섬겼다 이 말입니다." 했더니

"동침을 안 한지는 10년이 넘었습니다. 그리고 최근에 병원에 갔더니 의학박사 선생님이 동침하면 죽는다고 절대 하지 말라고 했습니다. 그 곳만 이야기 하는 것이 아니고 몇 군데 병원을 같는데 모두 하지 말라고 합디다."

"양방병원에서는 췌장에서 분비되는 인슐린이 부족해서 당뇨병이라고 하고, 몸의 상태가 아주 심하니 주의하라고 일러 준 것 같은데 내 생각은 안 그렇소. 왜 췌장에서 인슐린 분비를 적게 하여 당뇨가 되겠소? 그것은 동양의학적으로 설명을 한다면 음양의 균형이 깨져서 오는 것이라고 보오. 양방에서는 인슐린이 부족하니 췌장을 자극하여 인슐린 분비를 많게 하거나 인슐린을 주사약으로 넣어 주는데 그것은 좋은 방법이 아닌 것 같소. 몸은 스스로의 치유능력을 가지고 있는데 바깥에서 약을 계속해서 넣어주면 기관이 게을러져 생산을 안 하니까 병이 더욱 심하게 될 것이오. 나는 기공으로 음양의 균형을 맞추어 스스로 호르몬을 생산하도록 하는 것이오."

"선생님이 기공을 하든, 약을 써든, 굿을 하든 맡기겠으니 치료만 해주십시오." 라고 하였다.

남편은 구미의 모 자동차 학원에서 조교를 하고 있는데 부인이 당뇨병을 앓고

있어 생활이 곤란하고, 의사들도 성관계를 하면 죽는다 하여 가까이 안 한 지가 오래되어 기(氣)가 점점 약해져 일하는 것만으로도 너무 피곤하다고 했다. 부인의 병과 같이 신정격(腎正格)으로 두 사람을 치료하였다. 부인은 옥문혈(玉門穴)을 보기공(補氣功)으로 하고, 남편은 곡골혈(曲骨穴)과 회음혈(會陰穴)을 기공하고, 고환을 마사지 해 주었다. 부인은 시술 후 몸이 많이 가벼워졌다하고, 남편은 기운이 도는 느낌이 온다고 하였다. 남편보고 성감대 부위를 만져보라고 했더니 몸이 달아 오른다고 하였다.

"이젠 되었으니 돌아가서 남편을 잘 섬겨봐." 했더니 의학박사가 하면 죽는다고 했던 것이 생각이 나는지

"정말 해도 괜찮습니까? 하다가 죽으면 선생님이 책임집니까?"하고 물었다.

"인간구실도 못하고 구질구질하게 살 바에는 죽는 것이 안 낫겠는가? 구차하게 오래 살 생각하지 말고 단 하루를 살아도 화끈하게 사는 것이 안 좋겠는가?"라고 했더니

"우리야 괜찮지만 아이들은 어떻합니까?"

"나를 믿지 못하면 뭐 하러 여기까지 찾아 왔어!" 라고 큰소리 쳤더니.

"죄송합니다." 하고는 돌아갔다. 삼일 뒤에 다시 필자를 찾아 왔다.

증상을 물으니 부종이 싹 빠졌고, 몸 아픈 것도 많이 좋아졌다고 하였다.

'부부동침은 어떠했냐?' 고 물었더니 자신은 괜찮은데 영감이 시원찮아서 겨우 성공 했다고 말하고는 비시시 웃었다. 그리고는

"선생님 말이 맞았습니다. 부부동침을 하고 나니 그 다음날 몸이 영 가벼워진 것 같습니다. 부종도 많이 빠지고 손발도 따뜻하고."

필자가 봐도 목소리가 맑으면서 명랑하고 힘이 있는데다 눈에는 총기가 있어 보이고 얼굴색이 화려해졌다.

"하면 죽는다고 걱정을 하더니 어찌 안 죽고 더 총명해져 있는고?" 물어보니

"의학박사인지 나발인지 그 사람들 말 들었다가는 나죽고 집구석 다 말아 먹을 뻔 했습니다."

그리고 당뇨약을 반(半)으로 줄였는데 아무 이상이 없었고 혈당을 재어보니 확 줄었다고 했다. 완전히 끊으려니 겁이 나서 반만 먹고 있다고 했다. 다시 이 부부를 전(前)과 같은 방법으로 총 5번 시술 하였는데 당뇨약을 완전히 끊고 혈당을

쟀는데 100이하로 떨어졌고, 부종도 완전히 빠지고 아주 건강하였다.

당뇨병을 동양의학에서는 소갈병이라 하는데 상소(上消), 중소(中消), 하소(下消)로 구분한다. 중소는 위장계열로 증상이 많이 나타나고, 하소는 비뇨기계통으로 증상이 많이 나타나는데, 중소는 간정격(肝正格)으로 시술하고, 하소는 신정격(腎正格)으로 시술한다.

이 환자는 일주일 뒤에 다시 필자를 찾아 왔다.

"다 나았는 것 같은데 어쩐 일로 왔는고?"

"거의 다 나았습니다. 선생님이 보고 싶어 왔죠."

"산골짜기에 사는 촌로(村老)가 뭐 볼 것이 있다고."

"선생님이 어때서요?"

"다 죽어가는 사람 낫게 해 주었더니 촌 영감 바람 내겠네." 했더니 부부가 재미있다고 웃었다.

병으로 환자가 실의(失意)에 젖어 있을 때에는 약이나 기공은 다 무용지물이고, 환자의 마음에 희망을 넣어주고 기쁨을 찾아 주어야 한다. 환자가 병의 굴레에서 벗어나지 못하면 치료하는데 더욱 힘들어지고, 심지어 악화되는 경우가 허다하다. 환자의 마음을 치료하는 것에 치중하여 마음이 움직이면 약이나 기공시술 했을 시 효험이 있는 것이다.

이 환자는 당뇨약을 다 끊고 식이요법도 하지 않는데 혈당은 정상수치라고 했다. 그 후 한 달에 몇 번씩 필자를 찾아와서 기공을 받기도 하고 이야기도 나누곤 하였다. 그 뒤에는 한동안 찾아오지 않았다. 그런데 구미의 길거리에서 어떤 아주머니가 필자를 소개해서 찾아왔다는 환자가 늘어 누군지 궁금해서 알아보니 이 환자였다. 건강이 회복되어 아파트 앞에서 과일, 채소상을 하는데 누가 아프다는 소리만 들으면 적극적으로 필자를 광고하는 모양이었다. 남편도 이젠 나이가 많아 자동차 학원에서 조교를 할 수 없어 지금은 김천시의 작은 마을로 이사하여 농사를 짓고 있다고 했다. 어느 해 노부부가 도토리로 묵을 만들어 와서 인사하는데 보니 이 부부였다. 세월이 유수와 같다더니 벌써 이 부부를 할머니 할아버지로 만들어 놓았다. 도토리 묵이 경제적인 가치야 얼마되겠는가마는 약 20년이 흐른 지금까지 필자를 잊지 않고 찾아주니 어찌 기쁘지 않겠는가.

2. 정형외과 질환

사 례 ❶

정력부족과 요통

경북 성주에 사는 50여 세 된 남자가 허리가 아파 필자를 찾아 왔다. 얼굴의 혈색과 맥진(脈診)을 보니 신허(腎虛)였다. 얼굴은 부흑색을 띠고, 눈의 흰자위도 검은색이 비치고, 척맥(尺脈)이 미세하였다. 환자를 반듯이 눕히고 복진(腹診)을 해보니 하복부가 딱딱하면서 냉(冷)하고, 신궐혈(배꼽) 옆을 눌러보니 아파서 입을 딱 벌렸다. 필자가

"양기가 허(虛)하구만, 마누라 안 섬겨 벌 받았구만!" 하고 웃었더니

"양기(陽氣) 그것 뭐하게요! 다 치우고 허리만 낫게 해 주십시오." 라고 하였다.

"양기(陽氣)가 필요없다니 부인이 없는가?" 라고 물어니

"왜 없어요?"

"있는데 왜 양기가 필요없다고 하는고? 남들은 양기 넣어 달라고 환장을 하는데."

"선생님같이 점잖은 분이 왜 자꾸 그런 소리만 하십니까?" 하면서 힐책하듯 쳐다 보았다.

치료할 때 환자가 이해하지 못하면 의심하는 경우가 많다. 의심이 있으면 병 치료에 장애가 되고, 이해 시켜주면 효과를 높일 수 있다. 이 환자에게 허리가 아픈 이유와 양기(陽氣) 간의 관계를 설명을 해주었는데도 양기는 필요없고 허리만 낫게 해달라고 하였다.

'왜 그러냐?' 고 물었더니

"양기가 강해지면 자꾸 마누라 옆에 가게 될 것이고, 그럼 진액(津液)이 고갈되어 일찍 죽지 않습니까?" 하였다.

"예끼! 여보시오. 너무 많이 해도 죽는 것이고 너무 안 해도 죽는 것이오. 적당히 하는 것은 도리어 만수무강 하는 것이오."

이 환자는 시골에서 농사를 짓고 사는데 가을걷이를 끝내고 나면 사랑방에 모

여서 새끼나 꼬며 친구들이랑 어울려 겨울을 보냈는데, 결혼 후 사랑방을 찾는 횟수가 줄자 친구들이 말하기를 마누라와 너무 붙어 있으면 양기가 다 빠져나가 오래 못사니 한 달에 한번만 가까이 가라고 하였단다. 그리고 친구들이 말하기를

"너 마누라랑 일 마치고 나면 그 다음날 피곤하지? 그거 다 양기가 빠져 나갔다는 증거야."

환자는 이 말을 듣고 나니 일리가 있다고 판단되어 그때부터는 잠자리를 피하고 자기 집사람에게도 이야기하여 상호 간에 접촉을 멀리 했다고 하였다. 그로부터 몇 년 후 지금은 집사람과 잠자리를 몇 개월에 한 번씩 한다고 하였다. 그리고 지금은 친구들과 만나 여자나 성(性)에 관한 이야기를 하면 추잡하게 느껴질 정도라고 한다.

"이런 혹세무민이 어디에 있을꼬."

잘못된 지식으로 자신과 부인을 세뇌하여 도리어 병이 되어 성기능이 마비가 되어 버린 듯 하였다. 양기(陽氣)라 함은 성기능도 포함되지만, 사람이 생명을 유지하고 정상적인 노동을 할 수 있는 힘을 말하는 것이다. 양기가 없음은 성기능이 없음은 물론이고, 피곤하여 정상적인 노동마저 못하게 되는 것이다. 고로 양기가 충만하여야만 노동도 할 수 있고 성생활도 할 수 있는 것이다. 그리고 양기가 충만하면 당연히 성생활에 관심이 있는 것이 자연의 이치인데 그것을 억제하는 것은 도리어 병을 초래할 수 있다.

이 환자는 친구들의 말을 듣고 10여 년을 성생활을 억제하였으니 어찌 병이 되지 않겠는가? 게다가 시집온 지 얼마 되지 않은 신부도 그동안 청상과부는 아니지만, 성(性)을 억제하며 청상과부와 같은 삶을 살았을 것이고, 아마 같은 병이 생겼을 것으로 생각한다.

필자는 환자의 잘못된 지식을 바로 잡아주기 위해 한참을 설명한 후, 신정격(腎正格)으로 치료를 해주고 하복부에 기공을 해 주었더니 통증이 없어졌다. 기공을 마치고 일어나서 허리의 굴신운동(屈伸運動)을 해보라 했더니 전신을 움직여 보고는 거뜬하다고 했다.

신장은 정(精)의 장기이니 정(精)이 많으면 정(情)이 생기느니라. 정(精)이 없어 무정(無精)해지면 냉정(冷情) 해지느니라. 자동차나 사람이나 아낀다고 오래 세워 놓으면 얼마 못가서 폐품이 되는 것이다. 사용하지 않으면 폐품이 된다고 고대에

누가 '용불용설(用不用說)'이라 하지 않았던가. 폐품이 되면 엔진만 폐품이 되는 가? 전체가 못 쓰게 되는 것을. 전신이 건강해야 부부관계도 원만하고 일도 잘하 는 것이다. 다르게 이야기하면 건강하고 성생활도 잘하는 사람이 건강한 것이다. 현재 만수무강하는 사람들을 보라. 어디 수행하는 사람이 있는가? 대부분이 결혼 하여 자식도 많이 낳고 일도 많이 한 사람들이 아닌가? 물 좋고 공기 좋은 곳에서 수행만 하면 오래 살 것 같지만 실제로 100살을 넘긴 사람들은 그리 많지가 않 다. 지금 대한민국이 이혼율이 세계 최고니 문란함도 세계 최고니 하는데 이것은 모두 남편의 양기가 부족해서 생기는 것들이라 아니 할 수 없을 것이다. 출세한 사람들을 보라. 어느 하나 정력이 약한 사람이 있는가? 지칠 줄 모르는 체력이 있 어야만 남들보다 더 많이 일할 수 있으니 어찌 출세하지 않으리. 그래서 영웅본 색(英雄本色)이란 말도 있지 않은가? 인간은 누구나 삼대욕심(三大慾心)이 있다. 즉 식욕, 성욕, 권욕(權慾)이니라. 그것들이 없으면 무기력한 것이고 과(過)하면 병이 되나니. 그 중에서 성욕(性慾)이 없으면 사람은 용기를 잃게 되어 나중에는 재물욕, 권세욕도 없어지느니라. 고자가 출세한 자는 없다. 체력과 정신력은 상 호 의존하는데 과도한 피로 앞에서는 정신력이 생길 리가 없다. 이런 자는 만사 필패(萬事必敗) 할 것이요 패가망신하리라.

성(性)을 잃은 자는 이성(理性)을 잃어 실성(失性)하고 만다.

정력은 남성 호르몬과 상관있다. 남성 호르몬은 성선의 발달, 근육증가, 뼈의 생성과 흡수, 조혈작용 등의 작용이 있다. 즉 남자답게 만들어 주고 힘을 쓰도록 만들어 주는 것이다. 그래서 운동선수들이 주사까지 맞지 않는가? 마누라까지 만 족 시키지 못할 정도라면 어디에서 무엇을 하겠는가? 고대에는 신장이 바로 호르 몬 계통에 중요한 역할을 한다고 인식하였다.

질병을 치료함에 있어 환자가 병의 원리와 원인을 이해하지 못하면 치료의 효 과가 별로 좋지 않고, 그 자리에서 효험이 있을지라도 대부분이 짧은 시간 이내 재발을 하는 경향이 많았다.

필자가 그나마 밥을 먹고 사는 것도 환자의 마음속에 있는 궁금증이나 불만을 많이 들어주고, 풀어 주어 명성을 얻었기 때문이다. 많은 환자들이 말하기를 '선 생님은 기공으로 환자를 고치는 것이 아니고 말로 고친다'고 한다. 필자의 말을 듣고 궁금한 것이 다 풀리고, 속에 쌓였던 울분이 다 풀리니 속이 후련하다고 한다. 병의 반은 마음에 있는데 이것을 다 풀어 주는데 어찌 병이 낫지 않겠는가? 옛 말에 약삼심칠(藥三心七)이라는 말이 있다. 이 말은 바로 환자의 심리를 말하는 것이다. 많이 배운 의사랍시고 똥폼만 잡고 있으면 환자에게 도리어 거부감을 주어 병 치료에 장애가 될 수 있을 지어다. 여지병 재어심지(汝之病 在於心持)라.

너의 병은 너의 마음속에 있다는 뜻이다. 많이 배우거나 고집이 강한 사람일수록 자신의 의지가 강하여 남 말을 잘 듣지 않는다. 이런 사람은 자기의 병은 자신이 잘 안다고 말한다.

의사의 이론과 자기의 주관이 상통하면 명의라고 판단하지만, 자기의 논리와 일맥상통하지 않으면 자기가 틀렸는데도 남의 말을 듣지 않고, 옳게 말하는 의사를 도리어 '돌팔이'로 치부하는 경향이 있다. 의자(醫者)는 어떻게 하든 환자의 머릿속에 자신이 세뇌한 것을 다시 세뇌시킬 필요가 있을 것이다.

> 다욕적생우(多慾的生憂): 욕심이 많으면 근심이 생기고,
> 우심적생환(憂甚的生患): 근심이 심하니 병이 나더라.
> 절욕적청심(絶慾的淸心): 욕심을 끊으니 마음이 맑고,
> 청심적무한(淸心的無恨): 마음이 맑으니 한(恨)이 없더라.
> 무량청정심(無量淸淨心): 마음이 한없이 맑고 깨끗하면,
> 필귀신선계(必歸神仙界): 반듯이 신선계로 들어가리라.
> 선속별계무(仙俗別界無): 신선계와 속세가 별도로 있는 것이 아니고
> 개오재심중(皆悟在心中): 깨닫고 보니 다 마음속에 있더라.

인간은 애욕삼매를 벗어나지 못해 통달하지 못하느니라. 시술자도 능통하여 명의달사(名醫達士)가 되려면 심중(心中)의 애욕삼매(愛慾三昧)를 벗어나야 할 것이고, 환자도 애욕삼매를 벗어나야 질병의 마(摩)로부터 벗어 날 수 있을 지어다. 어떤 병에 백시백효(百時百效)는 없는 것이다. 그것은 시술자와 환자의 마음이 다 같지 않기 때문이다. 시술자는 마음을 비우고 무아지경에 도달하여 환자를 가만히 보고 있으면 환자가 과거에 어떤 일을 하여 이 병이 왔는지가 보이고, 현재 어느 장기(臟器)가 허실(虛實)인지 보이는데 이것을 영감(靈感), 혹은 영동법(靈動法)이라고 한다. 득성무인경 전심유도서(得性無人境 傳心有道書: 도통하면 무아지경에 들어갈 수 있고, 도는 마음으로 전한다)인 것이다.

일진불결 만법개공(一塵不潔 萬法皆空: 자신의 마음이 더러운 것이 조금도 없으면 모든 것이 다 열린다.)

활인묘술 천금중(活人妙術 千金重: 사람을 살리는 것은 천금보다 무겁다.)

제세영법 만고전(濟世靈法 萬古傳: 세상을 다스리는 법을 만세에 전하리라.)

산상인(山上人)은 통영술을 가져서 환자의 과거, 현재, 미래와 병마(病魔)의 근원과 원인을 투시(透視)하여 병마를 치료하니 많은 중생들을 구제할 수가 있나니. 고대에 어떤 일을 처리함에 있어 훌륭히 잘하는 것을 신기하다, 영통하다, 영험하다는 말을 사용한다. 이 말에 신(神)이니, 령(靈)이라는 말이 있는데 이것은 인간의 한계를 초월한 것이고, 초능력을 가진 것을 말하는 것을 말한다.

필자는 이 책을 내면서 돈을 벌자고 하는 것도 아니고 이름을 남기자는 것도 아니다. 현재 의자(醫者)의 수(數)는 무수히 많고 병원도 과거에 비하면 몇 십배가 늘었는데도 환자의 수는 늘어만 가는 것이 가슴이 아파 후세 의인(醫人)들의 중생구제에 도움이 될까하여 이 책을 쓰는 것이다.

사람은 누구나 병이 나면 근처의 병, 의원에 간다. 그 곳에서 치료를 못 하면 다시 서울로 부산으로 혹은 외국으로 더 좋은 병원을 찾아 가고, 그래도 못 고치면 무당을 찾거나 필자 같은 사람을 찾아 오는 것이다. 필자가 사는 곳은 경상도의 산골짜기다. 길도 아주 불편할 뿐만 아니라 경비도 많이 드는데도 전국에서 찾아온다. 이 오지까지 찾아오는 것은 시내의 병원들이 치료를 못했기 때문에 찾아오는 것이다. 필자만 찾아온 환자가 수십 여 만 명이나 되는데 필자 같은 사람이 한 두 사람이겠는가? 이 세상에 존재하는 어떤 이론도 완벽한 것은 없다. 물론 의학도 마찬가지이다. 양의학(洋醫學)도 우수한 점도 있지만 한의학 장점과 결합하여 단점을 보완한다면 한층 더 발전하지 않을까 생각한다.

근성정습 사십년(勤誠精習 四十年: 이 업을 한지 40년이 되었고,)

경국제세 기허인(經國濟世 幾許人: 국가의 통치자가 몇 번이나 바뀌었는가?)

세인불지청천의(世人不知靑天意: 세상 사람들은 하늘의 뜻을 모른다.)

후세진성 유념의 (後世眞聖 留念意: 후세들은 성인의 뜻을 생각해보기 바란다.)

의원을 하신 선친께서 항상 말씀하시기를 '풍수쟁이가 흑심을 품으면 손자가 똥을 못 눈다' 라고 하셨다. 즉 풍수하는 사람이 돈에 욕심이 생겨 멀쩡한 묘지를 단점만 골라서 이장(移葬)을 종용(慫慂)하면 손(孫)이 끊긴다는 말이다.

> 지리불명 패가지장본(地理不明 敗家之張本: 풍수를 모르면 패가의 근본)이
> 고, 의약불명 살인지장본(醫藥不明 殺人之張本: 의학과 약을 모르면 살인의
> 원인)이고, 백골죄악(白骨罪惡: 그것은 큰 죄악)이요.

의자(醫者)가 돈에 욕심이 생기면 병이 눈에 보이지가 않는다. 남이야 죽든 말든 약이나 팔아 먹을 심산(心算)만 있으면 천만겁 제죄업(千萬劫 制罪業)이니 절손(絶孫)하리라.

> 공수래 공수거(空手來 空手去: 인생은 빈손으로 왔다가 빈손으로 가는 것)
> 세상사 여부운(世上事 如浮雲: 인생은 뜬구름과 같은 것이다.)
> 성관묘 인거후(成棺墓 人去後: 사람이 관속으로 들어간 후에)
> 산적적 월황신(山寂寂 月慌晨: 산에는 적막이 흐르고 달만이 떠 있다.)

사 례 ❷

신허성 (腎虛性) 요통

필자의 거주지에 필자보다 4살 많은 김모라는 친구가 있는데, 하루는 이분의 아들과 생질이 김씨를 리어카에 실고 필자를 찾아 왔다. 상태를 보니 땀을 줄줄 흘리고 허리를 전혀 못 쓰겠다고 하였다. 맥(脈)을 짚어보고는 아들과 생질을 바깥에 나가서 놀라고 하였다. 그리고는

"어젯밤에 영감, 할멈이 지랄하다가 생긴 병 같은데? 이런 병은 장난이 심하거나 갑자기 놀래서 상정(傷精: 생식기의 손상)하면 발생하고 허리가 담 결린 것과 같이 뜨끔뜨끔하게 아프고 머리도 어지러울 것 같은데?" 했더니

"캬아~ 사람아! 정말 용하네." 하고는 옆방에서 자식이 들을까 봐 문을 슬쩍 열어보고 없는 것을 확인하고는 말을 이었다.

"요사이 마누라한테 한동안 안 가다가 어제는 술김에 마누라 옆에 가서 일을 한참 치르는데 옆방에 주시무던 아버지가 가래 뱉으려고 '캐액~'하면서 갑자기 우리 방문을 열지 않겠나. 문이 하나밖에 없는 방인데, 그때 놀래서 내려왔는데,

그때부터 허리가 딱 걸리면서 못 펴겠고 머리가 빙 돌더구만!" 하였다.

"소변은 어떤가?" 하고 물었더니

"참 그렇지! 소변이 아주 자주 마렵다네. 금방 소변을 보았는데도 또 보고 싶어 환장하겠네."

"소변에 피가 섞여 나오면 죽는데." 필자가 웃으며 말했더니

"이 사람아! 남 이야기하듯 하지 말게 남우세스러워서."

신정격(腎正格)으로 보(補)하고 나서 일어나서 움직여 보라고 했더니, 환자는 일어나서 허리를 돌리고 이리저리 움직였다.

"용하다 용해!" 하였다.

이런 병을 몇 명 본적이 있는데 신정격(腎正格)으로 치료하니 모두 다 나았다. 대구시 서구 비산동의 오스카 극장 뒤에 사는 김모씨도 이런 경우였는데, 당일 밤에 소변으로 출혈이 많았다고 했고, 3일을 못 넘기고 죽었다. 여성이 성교 도중 기절을 하는 것과 같이 모두 신허(腎虛) 인 것이다.

본동(本洞)의 김씨는 치료를 마치고 돌아가려고 방문을 열고 나서자 아들과 생질이 리어카를 밀고 오면서

"아버지 리어카에 타이소."하니

"됐다. 됐어 동네 창피하게, 빨리 끌고 앞에 가거라." 하면서 손짓을 하였다.

필자의 생각으로는 과거에 우리의 문화는 성(性)을 너무 압박하여 무지(無知)로 인해 많이 발생한 것 같다. 필자가 어릴 때만 해도 어른들은 자주 '남녀칠세부동석(男女七歲 不同席)' 이라고 하였다. 그 시절에는 이성교제니 하는 말은 입에 담지도 못했고, 성(性)에 관해서도 이야기하는 자체를 아주 천하게 받아 들였다. 그러다 보니 부부지간에도 여인이 너무 밝히는 것은 아주 부끄러운 일로 인식하였고, 억제를 미덕으로 여겼다. 필자의 생각으로는 이러한 고정관념이 발병의 동기가 아닐까 생각한다. 그리고 필자는 천생배필로 하늘이 맺어준 부부지간의 성생활은 아주 성(聖)스러운 행위라고 생각한다. 부부지간에 정(精)의 교합으로 정(情)이 발생하고 기(氣)라는 것은 돌려야 재생을 하는 것인데, 자주 사용하지 않아 정(精)이 막혀 정(井)이 되니 어찌 썩지 않을 것이고, 썩은 것이 체내에 쌓여있는데 어찌 병이 되지 않겠는가? 용불용설(用不用說)이라고 하지 않는가? 전문 스포츠 선수들에게 일 년만 쉬게 하면 그 선수는 선수로서 생명이 끝날 수도 있다.

성기능도 마찬가지로 사용하지 않으면 기능이 퇴화되어 떨어지는 것이다.

음양의 교합(交合)은 참으로 오묘한 것이다. 필자가 수십 년 간 이 업(業)을 하면서 많은 환자를 보았는데 대부분의 환자들이 음양교합(陰陽交合)의 문제로 인하여 병이 발생한 자를 많이 보았고, 그리고 종교적인 원인으로 결혼하지 않고 혼자 수행하는 자들이 병이 더 많은 것 같았다. 신(神)이 왜 남녀를 만들었을까? 그것은 필히 뜻이 있지 않겠는가? 그런데 그 신(神)의 뜻을 저버리는 자체가 신을 거부하는 것이 아닌가? 그러니 신(神)이 이들에게 병을 내리는 것이 아닐까? 부디 신의 뜻을 저버리지 말고 이상한 괴변(怪變)으로 우민한 백성을 혹세무민 시키지 말기를 바란다.

필자는 성인에게 있어 보약은 두 가지라고 생각한다. 첫 번째 보약은 밥이고, 두 번째 보약은 성생활이라고 생각한다. 양장(陽臟)인 심장의 화(火)와 음장(陰臟)인 신장의 정(精)이 교합을 하여야 음양의 화평(和平)을 이루어 병이 없고, 불화(不和)하면 병이 되느니라.

성(聖)스런 성(性)에 성(誠)하면 부인은 성(娍)할 것이고, 남자도 성(成)할 것이다.

그리고 남의 것을 탐하지 마라. 도둑놈은 제발이 저리다고 하지 않는가? 남의 것과 몰래 관계를 갖다보면 항상 근심과 불안하느니. 불안은 곧 신장의 기(氣)를 손상시키고 부족하게 만드는 원인 되느니라.

사례 ❸

관절의 부종과 통증

5세의 한 여인을 남편과 아들이 양쪽에서 부축하여 겨우 걸어 들어왔다. 앉으라 해도 잘 앉지도 못하고, 또 일어서는 데도 남이 부축해 주지 않으면 잘 서지도 못하였다. 전신을 죽 살펴보니(望診) 온몸이 부어 있고, 얼굴색이 거무스름하고, 온 전신 뼈마디(관절)도 많이 부어 있었다. 맥을 짚어보니 척맥(尺脈)이 미세하여 잘 잡히지 않았다. 반듯이 눕게 하고 복진(腹診)을 했다. 배꼽 양옆과 하복부가 딱딱하고, 눌러 보니 몹시 아프다고 했다.

손바닥으로 하복부를 대어보니 몹시 찼다. 가슴중앙 유두와 유두사이(전중혈)를 눌러보니 손도 못 대게 아프다 하여 "머리가 아프고 어지럽고, 뒷목이 뻣뻣하게 자주 당기며 입이 잘 마르고, 얼굴에 열이 확확 자주 달아오르며 허리가 아파서 굴신을 하면 뜨끔 뜨끔 결려서 못 견디겠고, 소변이 자주 마렵고 무엇이든 깜박 깜빡 잘 잊어 버리며 건망증이 심하고 몸이 잘 부었다 빠졌다 하면서 살이 자꾸 쪄서 몸이 무거워서 더욱 걷지도 못하겠고, 호흡이 가쁘고 또 수족이 냉(冷)하냐?"고 물었더니 '맞다.'고 대답했다.

"에이 사람! 영감을 잘 안 섬겨 벌을 받았구만." 하니까 환자가 말하기를

"영감을 안 섬기다니요. 하늘같은 영감을 잘 안섬기다가 맞아 죽을라고." 라고 했다.

필자는 환자의 배를 손가락으로 꾹 누르며

"영감을 잘 안 섬겨 벌 받았다 해도." 하니까

"영감을 잘 안 섬기다니 영감님 옆에 앉아 있으니 물어 보이소." 했다.

듣고 있던 영감님도 무슨 의미인지 모르겠는지

"영감을 잘 안 섬긴다는 말씀이 무슨 뜻인지? 할망구가 몸은 저렇도 늘 내 의식(衣食) 걱정이 떠난 날이 없었는데 이해가 잘 안 가는데 무슨 말씀이지요?"하기에, 필자가 말하려고 하는데 갑자기 영감이

"옳지!" 하면서 무릎은 탁치면서

"저놈의 할망구의 병은 안 나아도 좋으니 밤마다 베게 가지고 딴방으로 도망치는 것이나 없게 해주시오." 하며 통쾌하게 웃었다. 필자도 웃으면서

"영감을 잘 섬기면 전신의 병 일체가 낫는데 어찌 딱 그 병만 낫게 할 수가 있어야지." 하니까 영감님은 연방 웃으면서 '용하다 용해, 참으로 용하다.' 하면서 웃음빛이 떠나질 않았다.

이 병은 한방에서는 역절풍(歷節風)이요. 양방에서는 류마티스 관절염이라 하는데 이것은 신장(腎臟: 부신, 신장, 자궁, 난소)이 허약해서 오는 병이다. 신(腎)은 오행(五行)에서 물에 포함되고, 신수(腎水)가 허약하면 몸 속의 노폐물을 신장이 빨리빨리 제거를 못 시켜 주기 때문에 몸이 붓는 것이고, 혈액이 탁한 것이다. 또 신장은 음(陰)에 해당되고 음(陰)이 허(虛)하니 화(火)가 상승하여 두통이 일어나고, 몸에 염증이 생기고, 뼈와 관절은 신(腎)에 속하므로 골다공증, 관절염이

일어나는 것이다. 선천지본(先天之本)인 신장은 기(氣)를 생성하는데, 기(氣)가 부족하니 어지러움이 있고, 더 발전하여 양기가 부족하여 수족이 냉(冷)하며, 소변은 무력하며 자주 마렵고 남자는 양위(陽萎: 성기능 장애), 여자는 불감증이나 성기능 장애가 되는 것이다. 만물의 이치는 신이 부족하면 화(火)는 성(盛)하는 법, 화(火)가 쌓이면 염(炎)이 되는 것이다. 음양(陰陽)이 불균형하니 음양불화(陰陽不和)하고, 정(精)이 부족하여 뇌에 진액을 보급하지 못하기 때문에 건망증이 생기고, 기(氣)가 부족하여 의욕이 없고 전신이 무력해지는 것이다. 부신은 호르몬을 생산하는 기관인데 허약해 졌으니 호르몬 부족으로 생장 발육이 잘 되지 않는 것이다.

고(故)로 이 부인은 신(腎)을 활발하게 하기 위하여 경거(經渠), 복류(復溜)를 보(補)하고, 태백(太白), 태계(太溪)를 사(瀉)하였다. 몇 차례 보사(補瀉)를 한 후에 하복부를 눌러보니 통증이 없다고 했다. 기공하고 난 뒤 일어서서 움직여 보라 했더니 머리도 시원하고 수족(手足) 관절도 덜 아프고 움직이기가 훨씬 낫다고 하였다. 하루 쉬었다가 모레 다시 오라고 하였다. 음식은 돼지고기, 닭고기, 술, 푸른 생선류(고등어, 꽁치, 삼치, 방어, 정갱이 등), 밀가루 음식을 금하라고 일러 주었다.

삼일 째 다시 왔는데 '어떠냐?'고 물었더니 환자는 조금 낫다고 하고, 영감이 말하기를

"김선생의 기공은 일기공(一氣功)으로 알고 있고 정통으로 기공하면 그 자리에서 당장 효험이 있다고 들었습니다. 왜 환자를 두고 빨리 낫게 해주지 않고 어찌 오래 끌려고 합니까? 김선생도 병을 앓아 본 적이 있습니까? 환자라는 것은 하루 아니 한 시간이 지겨운 것인데, 돈이 더 필요하면 낫게 한 다음 돈을 더 달라고 하는 것이 좋지, 환자를 두고 질질 오래 끄는 것은 좋은 것이 아니요." 라고 하였다.

"오래 끌어서 돈을 벌려는 것이 아니고 15년 된 병이 어찌 기공 1회로 그리 쉽게 되겠소. 최선을 다 했습니다." 하였더니 영감은 그렇지 않은 것 같다고 하면서 다시 말하기를

"내가 이래도 할멈 병치료를 위해서 15년 간 전국적으로 용하다는 데는 안 가본 곳이 없고, 다른 곳은 김선생과 달리 이 병에 대해서 이렇게 설명을 해주는 곳

이 없었는데 김선생이 한 번에 다 아는 것을 보면 분명히 기공 한번으로 병을 낫게 해 줄 수 있을 것 같은데, 분명히 기공을 한, 두 군데 덜 해서 병을 바로 치료하지 않고 오랫동안 끌려고 하는 것 같소. 내가 이래봬도 장사를 오래하여 눈치 하나는 정말 빠릅니다"고 하였다.

그래서 영감을 필자의 곁으로 오게 한 뒤 책을 펼쳐 보여주고 병에 대해서 다시 설명을 해주었다. 그리고 효과를 더 높이기 위해서 옥문혈(玉門穴)에 자극을 해야 한다고 설명을 했다. 그랬더니 영감은 무릎을 탁치면서

"그러면 그렇지! 내가 오늘까지 눈치 하나로 살아 왔는데, 그런데 왜 그곳에 자극을 안 하는 것이요?" 라고 물었다.

"자리가 자리인 만큼 많이 배운 사람이나 혹은 속이 넓은 사람들은 이해하는데 어떤 사람들은 꺼리고 오해의 소지가 있어 못 한 것이오." 라고 했더니 영감은 신경질을 내면서

"김선생, 내가 그렇게 속 좁은 사람으로 보입니까? 나도 온갖 풍파를 다 겪은 사람이오. 솔직히 말해서 젊은 나이에 할멈이 저래서 밤에 곁에 오지 못하게 하여 바람 피우느라 돈도 많이 썼고, 구미에서 제일 요지인 원평동의 집 한 채를 날려 먹은 사람이오. 외박하면 질투심으로 동침을 해줄 줄 알았는데 그렇지 않고 도리어 그 여자를 데리고 집으로 들어오라고 합디다. 저 사람도 사람인데 가슴에 못 박는 일이 아닙니까? 부부생활이 이 모양이니 얼마나 고통스러웠겠습니까?" 하였다. 그리고 또 "이 병은 도대체 왜 생기는 병이요." 라고 물었다.

"유산을 많이 시켰거나 배꼽수술을 하였거나 루프를 자궁 안에 삽입하였거나 독신 생활을 오래 하였거나 아니면 심하게 놀래서 생긴다"고 하였더니 15년 전에 아주 심하게 놀랜 적이 있다고 하였다.

이야기인 즉, 영감이 출타 중인 어느 날 밤에 아기를 데리고 잠을 자다가 인기척에 놀라 눈을 뜨니 강도가 날이 시퍼런 칼을 목에다 대고 돈을 내놓으라고 했단다. 돈은 한 푼도 없으니 살려달라고 했더니 이년이 죽을라고 환장을 했냐며 목을 슥슥 그었다고 하였다. 그때 환자는 기겁하고 실신을 하였는데, 한참 후 몸이 서늘하고 아기가 우는 소리가 들려 눈을 떠보니 강도는 가고 없고, 방안은 강도가 돈을 찾기 위해서 샅샅이 뒤져 엉망이 되어 있었다고 하였다. 그 후부터 공포감과 불안감이 심하였고, 부부동침을 할 때 전혀 흥분을 할 수가 없었고 감각을 느낄

수도 없고, 단지 통증만 심하여 도저히 부부 관계를 할 수가 없었다고 하였다.

그때부터 신허증이 생겼고 몸이 잘 붓고 뼈마디(관절)가 몹시 아팠다고 했다. 또한 그때부터 병원, 약국, 한의원, 침술원 등을 무려 15년 간이나 돌아다녔고 좋다는 것은 다 먹어보고, 별 이상한 시술을 해 보았는데 효험이 없었다고 했다. 이제는 치료를 포기하고 있는데 아들이 필자의 소문을 듣고 가보자고 해서 찾아 왔다고 했다.

이야기가 끝나자 영감이

"김선생이 어느 부위에 어떤 기공을 하더라도 말을 하지 않을 것이니 치료를 해주시오." 라고 하고, 옆방으로 건너가면서 다시 말하기를

"김선생, 나 그렇게 속 좁은 사람 아니오." 라고 했다. 다시 환자에게

"할멈 어디를 기공하더라도 가만히 있게! 다 치료하기 위한 것이니."

삼일 전에 기공한 신정격혈(腎正格穴)에 옥문혈을 추가해서 기공하고 보사(補瀉) 하였더니 환자는 온몸의 느낌이 이상하고 영감과의 부부생활하는 것들이 갑자기 생각난다고 하였다.

"이제 되었으니 집에 가서 영감을 잘 모시시오." 하고 시술을 마쳤다. 또

"전신의 병이 다 나았습니다." 하였더니 환자는 못 믿는 듯한 표정을 짓길래, 벽에 걸려있는 달마 대사에게 절을 해 보라고 하였다. 평소에는 허리, 다리가 아파서 굴신(屈伸)도 못했는데 연이어 20번을 하여도 안 아프다고 좋아했다. 그때 영감이 들어오더니

"할망구, 절 할 때는 돈을 내고 해야지." 하고 질타를 하였다. 환자는 호주머니에서 돈을 얼마 내야 할지 몰라 주머니에 손만 넣고 만지작 거리자 영감은

"집 한 채를 다 날렸는데 주머니에 몇 푼 들어 있다고 주저하냐?" 고 또 나무라고는

"많이 놓고 절하면 효험이 더 많으니까 다 내 놓으라." 고 구박을 하였다. 주머니에서 돈을 내놓고는 땀이 나도록 절을 하였다.

이틀 후 전화를 해서는 갑자기 '주위에 아무도 없냐?' 고 물었다. '없다.' 고 하였더니. 어젯밤은 영감이랑 동침을 하였는데 너무 좋았고, 자고 나니 몸이 거뜬하고 몸의 부종이 다 빠졌고 아픈데도 없고 집안의 잡일을 하여도 피곤하지도 않아 기분이 좋아서 전화한다고 하였다.

필자는 이러한 환자를 수 천 명 치료해 보았는데 신정격(腎正格)으로 다 잘 나았다.

백병지근원(百病之根源)이 재어오장지허실야(在於五臟之虛實也)라. 고로 집중시(執症時) 환자의 오장오부(五臟五腑) 중 허(虛)와 실(實)을 찾아내어 허즉보(虛則補: 허하면 보하고)하고, 실즉사(實則瀉: 증상이 실하면 사하라)하면 안 낫는 병이 없었다. 족소음신경(足少陰腎經)과 임맥(任脈)이 공동으로 기폐(氣閉)한 까닭이다.

3. 비뇨기과 질환

사례 ❶

◉ 주당으로 인한 인후부 통증

김**, 29세, 구미시 옥계동
늦은 봄날에 젊은 부부가 방안에 들어오더니 하는 말이 '선생님 살려 주십시오' 하는 것이었다. 겉으로 보아 신체도 건강하고 혈색도 좋아 보이는데 갑자기 살려달라고 하여 무슨 연고(緣故) 인고 물어본 즉 환자가 다시 묻기를

"선생님 집이 우리 집에서 어느 방향입니까?" 라고 물었다.

"이 사람아, 내가 자네 집이 어디인지 아는가?"

"예, 저의 집은 구미시의 옥계동입니다."

"자네 집에서 여기를 보면 아마 서북(西北)방향일 걸세, 그런데 뜬금없이 방향은 왜?"

"아! 이젠 살았다" 하고 희색(喜色)을 띠었다.

3년 전에 친구의 아버지가 타계하여 상가집에 다녀온 뒤로 갑자기 목이 부어오르면서 호흡하기가 곤란하여 119에 실려서 대학병원에 가 치료를 받았단다. 일주일 간 입원치료 후 증상이 좋아져 퇴원을 하였으나 지금까지 계속해서 재발하였고, 수십 군데에 병원을 다니고 전국에 안 가본 병원이 없을 정도로 다녔지만

큰 효험이 없었다고 했다. 게다가 최근에는 누가 귀신이 붙었다고 해서 굿을 해 보았으나 특별한 효험도 없었고, 지금까지 이 병을 치료하기 위해서 5000만원 정도 돈을 썼다고 했다. 그래도 효험이 없어 유명한 점쟁이를 찾아가 점을 보니 자네 집에서 서북방향으로 가면 귀인(貴人)을 만나 자네 병을 치료해 줄 것이고 운수도 대통할 것이라고 하여 방향을 물어 본 것이었다.

처음에는 자기 집에서 서북방향에 있는 모 한방병원을 찾아가서 3개월 간 치료를 받았으나 신통치 않아 나침반과 지도를 사서 서북방향에 있는 다른 병원을 찾아 다녔으나 역시 효험이 없었단다. 그 후로는 서북방향을 포기하고 대구의 유명하다는 모병원을 찾아가서 치료를 받았으나 역시 신통치 않았단다. 어느 날 점심시간에 대학병원 주변의 식당에 들어가 식사를 하다가 자기도 모르게 무의식 중에 자리에서 일어나 '여러분!' 하고 고함을 질렀다고 했다.

시선이 집중되자 손님들을 향하여 큰절을 올리고 나서 자신의 사연을 이야기 했단다. 이리저리하여 죽게 되었으니 용하다는 병, 의원을 아시는 분 있으면 젊은 놈 살리는 셈 치고 가르쳐 달라고 애원하니까 50대 중반의 한 남자가 나오더니 자신의 얼굴을 자세히 살펴보고는 어디가 아프냐고 물어서 다시 대략적인 증상을 이야기 해주었더니 본인도 옛날에 같은 병에 걸려 고생을 하였는데 필자를 만나 완치되었다면서 전화번호와 주소를 알려주어서 찾아 왔다고 하였다.

망진(望診), 복부 촉진(觸診)을 해 보니 신허(腎虛) 증상인 듯 하여 머리가 아프고 어지럽고, 뒷목이 당기고, 얼굴에 열(熱)이 많이 달아 오르고, 가슴이 잘 두근거리고, 소변이 자주 마렵고, 조루증이 있거나 부부간의 성교가 힘들지 않냐고 물었더니 딱 맞다고 하였다. 그리고 목을 자세히 살펴보니 붉은 색을 띠고 좀 부어 있고 호흡도 가쁜 편이고 맥을 짚어보니 척맥(尺脈)이 미세하면서도 빠른 편(數脈)이었다.

"목이 고장이 아니고 바로 요놈이 고장이네!" 했더니

"어디가 고장입니까?"

"신장이 허약하여 물을 다스리지 못해 양기(陽氣)만 살아서 열(熱)이 위로 상승하여 목이 아픈 것이네, 그리고 신(腎)이 허약하면 납기(納氣) 작용을 못하여 호흡이 가쁜 것이고, 정(精)이 부족하니 부부생활을 못하는 것이네."

이 환자는 결혼 5년이 지났는데 아기가 없어 병원에서 검사를 하였더니 정자수(精子數)가 부족하여 임신이 불가능하니 인공수정 해야 한다고 했다. '신장의 균형을 맞추어 주는 기공을 받으면 상기(上記)의 증상은 물론 목 아픈 것도 없어지고 아기도 가질 수 있을 것이네' 라고 했더니 환자는 시술도 안 했는데 좋아서 입이 하마처럼 벌어져서 좋아 어쩔 줄 몰랐다.

"아들을 낳으면 황소 한 마리, 딸을 낳으면 암소 한마리 어떤가?" 하고 필자가 농담 삼아 이야기 했더니 환자는

"아이고 병만 나아도 감사한데 자식까지 낳게 해주다면 필히 소 한마리 갖다 드리리다. 지금까지 쓴 돈이 얼마인데, 손(孫)이 없으면 돈을 번들 무슨 의미가 있겠습니까? 내 반드시 가져다 드릴테니 병만 낫게 해주십시오." 라고 하면서 손가락 걸며 약속했다.

일단 환자를 눕히고 신정격(腎正格)으로 보사(補瀉) 한 다음 복부를 눌러보니 통증이 없고 기운이 확 도는 듯한 느낌이 있다하여 자리에서 일어나 움직여 보라니까 전신을 움직여도 아픈 곳도 없고, 침을 삼켜도 목이 전혀 아프지 않다고 하였다. 부인도 냉(冷)이 있어 기공 시술한 뒤 부인에게 남편에게 기공하는 법을 일러주었다. 곡골혈(曲骨穴)을 복부(腹部)쪽에서 항문 쪽으로 45도 각도로 꾹 눌러 3-5초 동안 있다가 떼고 다시 이 방법으로 3회 기공하고, 다시 회음(會陰) 부위를 윗쪽으로 같은 방법으로 기공하고 고환을 양손으로 쥐고 환자 나이만큼 비벼주기를 하루 2회 정도 실시하면 모든 병이 다 낫고 아기도 가질수 있을 것이라고 일러주고 돌아가게 했다.

환자는 몇 년을 고생했는데 그렇게 간단하게 치료하는 것이 미덥지 않은 표정으로 돌아갔다.

3일 후에 다시 찾아 왔길래 '아직 다 안 나았는가?' 라고 물었더니 '다른 증상들은 이미 다 나았는데 우측의 목부위에(유양돌기 근처) 약간 불편함이 있고, 고개를 좌우로 돌리면 어깨 윗 부위(肩井穴)까지 당기는 듯한 느낌이 있다' 고 하였다. 국소부위를 살펴보니 색깔이나 피부상태를 보아도 아무런 이상이 없었다. 필자는 풍지혈(風池穴) 근처여서 담정격(膽正格)으로 기공을 하였더니 통증이 없어졌다고 하였다. 그리고 3일 후에 다시 찾아왔다. '왜 또 왔느냐?' 고 물었더니 다른 곳은 다 괜찮은데 천돌혈(天突穴) 근처를 손가락으로 가르키며 '여기가 아픈데요' 하였다. 그 부위를 자세히 보니 아무런 이상이 없었다. '부부 동침은 어떠한고?' 물었더니 아주 좋다고 하였다.

"허리나 머리나 다른 부위는 이상이 없고?"

"예 좋습니다."

환자를 다시 눕히고 복부를 만져보아도 아프다는 표정은 전혀 없었다.

필자가 가만히 생각을 해보니 이 환자는 3년 간 병으로 고생해서 심리적인 후유증이 있는 것 같아 다시 신정격(腎正格)으로 치료하고 돌아갔는데 다시 3일 후에 나타나서 이번에는 전번처럼 우측 목 부위가 아프다는 것이었다.

'허허 이놈이 귀신이 붙었나' 했더니 놀라면서 '제발 귀신이 붙었나 보아 주십시오' 하였다. 필자는 눈을 감고 5분 간 명상하듯 조용히 있다가 갑자기 "떽" 하고 고함을 질렀더니 환자는 깜짝 놀랐다.

"이놈! 사내놈이 기(氣)가 약(弱)하기는, 병은·다 나았는데 네가 할 일이 없으니까 병만 생각하고 있으니 정신이 허약하여 자꾸 도지지. 이젠 다 나았다고 생각을 하고 내일부터 일이나 열심히 해라." 하고 나무라고 나서 다시 움직여 보라니까 괜찮다고 하였다.

이런 상황을 자주 보았는데 그렇다고 자꾸 기공을 하거나 약을 지어주면 환자는 점점 약해질 수 있고, 의존하기 때문에 좋은 방법은 아니다. 오랜 병으로 정신이 허약해 져 있으니 정신적으로 강인하게 만들어 줄 필요가 있는 것이다.

일구함성 귀사객멸(一口喊聲 鬼邪喀滅)이다. 또는 귀신을 내쫓는다며 경문(經文)을 읽어주는 것도 심리적인 안정을 유도할 수 있다. 필자는 내공법(內功法)을 가졌으니 고함소리에 기를 넣은 것이다. 내공법은 질병을 약이나 침이 없이도 치료할 수 있는데 환자와의 신뢰가 형성되지 않으면 효험이 별로 없어 환자로 하여금 믿게 하기 위해서 기공을 사용하는 것이다. 내공법이란 책만 보고 동작이나 행동을 따라 한다고 되는 것이 아니다. 야밤에 심심유곡(深深幽谷)에서(명산이면 금상첨화이다) 목욕제계(沐浴濟戒)하고 큰 바위밑에서 탐욕, 번뇌를 버리고, 생명까지 버리는 듯한 무아지경에 들어가면 득기(得氣) 할 수 있다. 득기하여 초능력, 신통력을 얻으면 바로 기적을 이룰 수 있다. 수많은 질병을 약이나 침 하나로 다 치료한다는 것은 불가능하다. 득기하여 초능력을 가져야 가능한 것이다. 초능력은 인체에서 발산하는 파장이라 할 수 있는 것이다.

이 환자는 한달 후에 부부 둘이서 다시 찾아 와서 혼내주려고 '무엇 때문에 왔냐?' 고 물었더니 필자의 안부 인사차 놀러 왔다고 하였다. 부인이 필자 앞으로 바싹 앉더니 손을 내밀며 '맥을 한 번 잡아 달라.'고 하였다. '요놈 늙은이와 벗 하려고 하느냐?' 하고 했더니 어린 딸이 아빠에게 귀여움 부리듯 하면서 손을 앞으로 더 쑥 내미니 어쩔 수 없이 맥을 잡았는데 이상하게 좌측의 척맥(尺脈)이 세게 뛰는 것 같아 고개를 갸우뚱 하고

"이상하구나." 했더니

"왜요?"

"태맥(胎脈)이로구나."

"태맥이 무엇입니까?"

"임신 맥(脈)이란 말이다." 했더니 웃으며 신기한 듯

"맞아요! 병원에 갔다 왔는데 임신이래요."

"유산(流産)되면 안 되니 조심하고, 건강한 놈 낳아라."

그 후로 그 환자의 부모와 이웃사람들을 많이 소개하여 시술 받았고, 이듬해 사내아이를 낳았다는 전화가 왔다. 지금은 아마 7-8세 쯤 되었으리라 생각된다.

목이 부은 것은 음화화동(陰火化動: 음이 부족하면 양이 많아져 열이 생기고, 그 열이 많아 화(火)가 되면 잘 움직이게 된다)으로 열(熱)이 상승하여 후두(喉頭) 부위에 몰리는 까닭이다. 후두염, 편도선염, 갑상선염 등은 신허(腎虛)에서 오는 것들이 많다. 의사들은 목이 부었다고 목구멍만 쳐다보는데 그 근본은 아래에 있다. 신장은 물을 주관하는 장기이다. 물이 없으면 당연히 불이 많아지고 불이 많아지니 바로 염증이 되는 것이다. '염(炎)'은 바로 '화(火)'가 두 개 아닌가? 화(火)가 많으면 허약한 부위가 염증이 되는 것이다. 신장이 허약하여 생긴 질병에 항생제만 잔뜩 주면 더 심해질 수 밖에는. 신장에 물만 채워주면 불은 자연적 꺼지는 것이다.

유연복록(有緣福祿: 인연이 있으면 복록이고)이요
무연화재(無緣禍災: 인연이 없으면 재앙이다)라
혼탁부유, 태허중(混濁浮有, 太虛中: 태고의 대기 중에 혼탁함이 떠 있다.)
니라.

발기부전

경북 의성에서 63세의 남자가 필자를 찾아 왔다. 키는 중간 정도인데 몸은 뚱뚱하고 얼굴은 약간 검붉은 색을 띠었다. 맥을 짚어보니 척맥(尺脈)은 미세하고 배꼽 양측을 눌러보니 딱딱한 감이 있었다. 꾹 눌러보니 환자는 통증이 있는지 '아--아--'하고, 사타구니에 손을 넣어 만져보니 땀이 많이 나 있었다. 신허(腎虛) 증상을 물어보니 있다고 하였고, 성생활을 안 한지 오래 되었다고 했다. 그리고 환자가 이 병의 원인을 물었다.

"이 병은 크게 놀랬거나 정관수술을 하였거나 독신생활을 오래한 사람들이 많이 옵니다."라고 대답을 했더니

"옳거니, 이제 그 원인을 알 것 같소. 30년 전에 내가 철도청의 선로반에서 근무를 했는데, 어느 날 선로 보수공사 하다가 기차에 받혔습니다. 그때 옷이 기차에 걸려 40-50m를 끌려갔고, 옷이 찢어져 떨어지면서 기절했습니다. 그때 병원에 입원하여 치료를 받았는데 타박상과 찰과상 외에는 아무런 이상이 없어 며칠 뒤에 퇴원했습니다. 그때부터 이 병이 생긴 것 같습니다. 심할 때는 온 전신을 움직일 수도 없다가도 기분이 좋으면 좀 낫고, 그리고 그때부터 부부관계를 전혀 못했습니다. 김선생 어떻게 하든지 나를 좀 낫게 해주구료. 더 늙기 전에 할멈한테 남자구실이나 제대로 한번 하게."

신정격(腎正格)으로 치료를 한 후 복부를 눌러보니 통증이 없어졌다고 하였다. '어떠냐?'고 물었더니 기분이 상쾌해졌고, 정신이 맑다고 하여 움직여 보라고 하였다.

"김선생! 생명의 은인을 만났는데 돈을 적게 가지고 와서 어떻게 합니까?" 하고 물어

"같이 늙어가는 처지에다 30년이나 고생을 하였는데 돈을 얼마나 썼습니까? 고맙다는 마음만 있으면 되는 것이지요."라고 하고는 돌려보냈다.

삼일 후 조금 덜 나은 것 같다면서 다시 찾아왔다. '좋아질 때 뿌리를 완전히 뽑아야지 그렇지 않으면 재발하지 않겠냐?'며 들어왔다.

"그리고 내가 가르쳐준 기공과 안마는 했습니까?"

"어디 제 손이 약손입니까. 그리고 김선생이 보고 싶기도 해서 왔습니다."

"이 인물이 뭐가 잘나서 보고 싶었겠소." 하고는 같이 대소(大笑) 하였다.

환자가 근심에서 벗어나 웃을 수만 있다면 이것으로 이미 반 완치 된 것이다. 인간이 우울과 분노, 공포를 버릴 수 있다면 무슨 병이 있을까. 백병(百病)이 개오재어심중야(皆悟在於心中也: 모든 병은 다 마음 속에 있다는 뜻)라.

이차(二次) 시술 후 귀가했고, 삼일 후 큰 등산용 배낭에 뭔가 가득 담아 찾아왔다.

"늙은 사람이 몸도 성하지 않은데 무엇을 그리 메고 먼 거리를 오시오?"

"30년 고생한 사람을 기공 한 번으로 다 낫게 해주셨는데 양심이 있지, 돈 몇 푼으로 어찌 은혜를 다 갚겠습니까. 무엇인들 못 드리겠습니까. 돈은 없고, 농사 지은 것들인데 고춧가루와 마늘입니다. 이것으로 은혜에 보답이 되었으면 합니다."라고 하였다.

일단은 방에 들어오게 하여 증상을 물으니

"할망구랑 레슬링을 한판 했는데 이겼습니다. 하하하" 필자도 크게 웃었다.

"병은 다 나았어도 재발 방지를 위해 한번만 더 기공을 해 주십시오."

"할멈을 죽일라 하오?"

"그런 걱정은 하지 마시오. 할멈은 30년을 참아서 쌓인 것을 다 풀어 주어야 죽어도 서방을 욕하지 않고 제사라도 옳게 지내주지 않겠소?"

삼차(三次) 치료 받고 집으로 돌아 갔는데, 그 후 그 마을에서 많은 환자를 소개하여 한때는 의성 사람들이 북적거린 적이 있었다.

환자를 치료해 보면 같은 병일지라도 사람에 따라 효과가 달리 나타날 수 있다. 이것은 시술자의 정신과 환자의 신념이라 생각한다. 특히 중요한 것은 환자의 마음이다. 평온함을 유지함으로 오장육부가 평화로우니 어찌 질병이 올 수가 있겠는가. 무병장수의 비결은 바로 이것이 아니겠는가?

사 례 ❸

전립선염과 발기부전

40세 전후의 한 남자가 승용차를 몰고 집안에 들어왔다. 주차한 후 방안으로 들어오는데 보니 얼굴색이 창백하고 허리를 한손으로 받치고 겨우 들어 왔다. 들어오는 자세로 보아 허리가 많이 아픈 듯 하여

"젊은 사람이 일하기 싫어 꾀병을 부리는구만!"했더니

"아이구, 선생님 꾀병이라니오. 허리가 아파서 죽을 지경입니다."

필자가 환자를 눕혀놓고 진찰을 해보니 신허(腎虛)여서 증상 유무(有無)를 물어보니

"용하다 용해! 양기(陽氣) 부족한 것 같으면 여기 오지도 않았습니다. 아예 싹 죽었습니다. 사내구실도 못하는데다 허리까지 이 지경이니 어디 가서 하소연도 못하겠고......"

"일반 사람들이 양기를 말하면 성기능으로 이해 하지만, 실제로 양기는 사람의 생명을 유지하는 힘을 말하는 것이네. 기(氣)가 허약하면 병이 되는 것이고, 기(氣)가 통하지 않으면 기절(氣絕)이고, 기(氣)가 아예 없으면 죽음을 말하는 것일세." 하고는

옷을 벗고 방바닥에 반듯이 눕게 하였더니 옷을 다 벗었다.

"다 벗을 필요는 없네."

"옷을 다 벗으면 진찰하기가 편할 것 아닙니까. 여물게 봐 주십시오."

"다 벗는다고 잘 봐지는가? 필요한 곳만 보면 되는 것이지."

아랫배를 만져보니 배가 서늘하고 딱딱했으며 배꼽의 양쪽을 눌러보니 아프다고 하였다.

"바로 요놈이 고장이구만!"했더니 깜짝 놀라며

"그것이 무엇입니까?"

"자네 죽기 직전일세!"

"정말 죽습니까?"

"걱정말게 내가 염라대왕과 친구인데 귀찮더라도 염라대왕 찾아가서 부탁 한 번 해봄세."

"제발 낫게 좀 해주십시오."

"이거 기공 한번으로 낫게 하겠지만, 한번에 낫게 하면 3대(代)가 빌어 먹는다는데, 1대도 무서운데 3대가 빌어 먹어서야 되겠는가?"

"그게 무슨 말씀입니까? 삼대(三代)가 빌어 먹다니요?"

"자네는 이 병을 고치려고 좋다는 약은 다 먹었을 것이고, 용하다는 병, 의원은 다 다녔을 것이고, 수 백 만원을 들여서도 치료 못해 이 산골짜기 까지 찾아 왔는데 기공 한 번에 낫게 해주면 너무 서운하지 않겠는가?"

"아이고, 선생님 제가 그렇게 몹쓸 놈으로 보입니까? 저도 사례를 할 줄 아는 놈입니다."

"이 놈 큰소리는 다음에 길거리에서 만나면 술 사 달랄까봐 도망갈 놈이."

경거, 복류, 태백, 태계를 차례로 기공을 하고 보사(補瀉)를 세 번하고 나서 복부를 만져보니 온기(溫氣)를 느낄 수 있고, 눌러도 통증이 없다고 하였다. 다른 증상을 물어보니 전신의 피로가 확 가시고 눈이 밝아오는 듯하고 머리가 개운하다 하여 일어나 움직여 보라고 했다.

"야! 선생님 이게 어떻게 된 것입니까? 정말 감쪽같이 다 나았습니다. 야~정말 신기한데." 하면서 몸을 이리저리 움직였다.

"내가 자네 들어올 때 꾀병이라고 하지 않았는가?" 다시 눕게 하여 곡골혈(曲骨穴)과 회음혈(會陰穴)에 기공을 해주고 집으로 돌아가게 했다.

며칠 후 다시 찾아와서

"또 무엇 하러 왔는가?" 물으니

"전신이 거뜬하고 부부관계도 잘되고 좋은데 왼쪽 허리가 아파서 왔습니다. 여기 오기 몇 달 전에 부부관계가 잘 안되고 몸이 너무 고단하여 양방병원 찾아 갔더니 피로해서 그렇다고 쉬라고 했고, 한방병원을 찾아 갔더니 양기가 허(虛)하니까 녹용이 들어 있는 보약을 먹으라고 하여 수십 만원 주고 지어 먹었는데 별 효험이 없었습니다. 마누라에게 몸도 피곤하고 만사가 귀찮아서 절하나 지어서 중이나 하고 살란다고 했더니, 마누라가 자신과 자식은 어쩌라고 하면서 난리가 났습니다. 제가 건설업을 하여 돈은 좀 모아둔 게 있어 마누라에게 다 주고 절에 들어가려고 했는데 마누라가 남편 없으면 남들이 괄시하고 자식 결혼도 못 시키니까 가더라도 나중에 가라고 우는 바람에 못 갔습니다. 누가 선생님을 소개해서 오기는 왔는데, 선생님 대문을 들어설 때에는 이런 생각이 들었습니다. '그 정도로 유명한 사람이 이런 산골에 살까' 하는 의구심 말입니다. 하지만 지금은 왜 사람들이 선생님을 도사님이라 하는지 알만합니다. 며칠전까지도 아파서 죽을 지경이었는데 지금은 단지 한쪽 허리가 약간 아플 뿐입니다."

필자는 한쪽 신장이 치료가 덜 된 것 같아 우측에만 신정격(腎正格)으로 기공을 하였더니 조금 좋아졌다고 하여 집으로 돌려보냈는데, 삼일 후 다시 나타나서는 여전히 좌측 허리가 아프다는 것이었다. 또 신정격을 사용했는데 다시 삼일 후에 찾아와서 같다고 하였다. 이상하다 생각하고 다시 하복부를 진찰 해 보니 좌측의 중주혈(中注穴), 사만혈(四滿穴), 기혈(氣穴) 부위에 딱딱한 게 만져 졌다.

"혹시 소변시 뿌옇고 혼탁한 것이 나오지 않던가?"

"카아! 맞습니다. 소변볼 때에 그런 것들이 섞여 나올 때가 있습니다." 하면서 맞장구 쳤다.

"오! 그래? 전립선이 부어 있구만, 전립선염인 것 같네." 했더니 환자는 깜짝 놀라며

"전립선염이 무엇입니까?"

"오줌보(방광) 밑에 소변과 정액이 나오는 곳에 전립선이라고 있는데 신기(腎氣)가 허약하여 소변을 기화(氣化) 시키지 못해 염증을 일으킨 것 같구만."

"아이고! 그럼 어떻게 해야 합니까?"

"이 사람아 염라대왕 친구 앞에서 무슨 말인가? 기공 받으면 되지, 걱정은."

"선생님 염증이 기공으로 됩니까?"

"기공으로 안 되면 그럼 무엇으로 되는고?"라고 되물으니

"저야 압니까? "

"그럼 받으면 되지, 무슨 의심이 그리 많은고?"

"의심하는 것이 아니고 염증을 기공으로 치료한다는 소리를 처음 들어서."

"걱정말게! 관절염, 편두선염, 자궁염, 비염, 피부염 등등 다 기공 받고 나았네."

환자를 반듯이 눕히고 우측에다 신정격(腎正格)으로 기공하고 다시 독비혈(犢鼻穴)에 기공 하였다. 독비혈은 족양명위경(足陽明胃經)의 혈자리로 전립선염에 특효혈이다.

독비혈은 송아지의 코와 비슷하다 하여 독비혈이라 하는데 무릎을 90°로 굴곡시 앞쪽에 우묵하게 들어 간 곳이다. 시술을 받고 돌아간 후 약간이라도 증상이 있으면 3일 뒤에 다시 오라고 했는데 3일 째 오지 않아 다 나았거나 다른 곳으로 치료받으로 갔구나 생각했는데 보름 만에 다시 찾아 왔다.

"다 나았는가?" 하고 물었더니

"다 나았으면 뭐 하러 오겠습니까?"

"그런데 왜 지금 와?" 하고 물으니

"선생님은 참으로 용합니다." 하면서 그동안 안 온 이유를 설명했다.

전립선이 무슨 병인지 몰라 겁이 나서 구미에 있는 큰 병원에 검사를 받으러 갔는데 의사가 '어디가 아파서 왔습니까?' 하여

"전립선염 때문에 찾아왔습니다." 했더니 의사가 느닷없이 한다는 말이

"당신이 잘 아는데 무엇 하러 병원에 와?"라고 해서

"알긴 뭘 안단 말이오."

"전립선염이라면서요?"

"나는 전립선염이 무엇인지를 모르는데 허리가 아파서 기공 받으러 갔더니 전립선염이라 합디다. 그래서 확실히 검사하려면 큰 병원이 나을 것 같아 온 것이오. 그런데 무슨 말씀이 그렇소?"라고 했더니

"뭐 기공? 허허 아직도 그런 잡무당같은 기공쟁이가 뭔가 하는 사람들의 말을 믿고 다니는 사람이 있단 말이오? 하지 않겠습니까. 이 말을 들으니 부화가 치밀고 이것들이 의사라고 사람을 업신여기는 것 같아 참을 수가 있어야지요. 벌떡 일어나서 이 양반아! 당신이 의사면 의사지, 의사면 이 세상에 다−가? 니 눈깔에는 보이는 게 없냐? 내가 아무리 노가다를 하고 살지만 나도 당신같은 사람에게 무시 당하고 살 정도는 아니다. 당신이 나한테 보태준 것 있소? 나 같은 환자가 당신 찾아 와서 병 보느라 보태주었으면 보태주었지 응!! 그리고 뭐 기공쟁이가 뭘 알아? 내가 허리가 아파 당신들이 자랑스럽게 생각하는 의사들 찾아 온 병원 다 다녀도 못 나수고 돈만 받아 쳐 먹었는데, 기공 세 번 받고 허리는 다 나았다. 그리고 전립선염이지 아닌지는 당신이 검사해보면 알 것 아니야? 이 양반아! 내가 당신보고 공짜로 검사해 달랬어? 나도 진찰권 끊고 낼 돈 다 내고 왔어! 하고 소리를 버럭 지르고 진료실을 때려 부술 작정으로 덤비니까. 그때서야 의사는 사

태를 파악하고 잠시 진정시키고 사과하고 검사를 하였습니다." 라고 하였다.

의사와 한바탕 싸운 후 혈액검사, 소변검사, 초음파 검사를 하였다고 했다. 3일 후에 결과를 보러 병원에 가니까 전립선염이라고 판정을 하였다고 했다. 다시 의사를 찾아

"기공쟁이는 손으로 맥 한 번 잡아보고 복부 한 번 만져보고 아는데 당신들은 괴롭히는 방법을 다 동원하고, 그것도 3일이나 걸려서 알아내면서 큰소리는 무슨 큰소리요."

했더니 다른 환자들이 들을 까봐 '쉬쉬' 하더란다. 무마라도 시키려고 '염증이 심해 많이 부어 있으니 주사를 두 대 맞으면 다 나으니까 맞도록 하세요.' 하여 검사비, 진료비, 주사비 포함하여 47만원 내고 주사를 맞았다고 한다.

필자가 묻기를

"그래, 47만원짜리 주사 맞고 다 나았는가?"

"낫기는 개코가 나아요." 하였다.

"그러면 여기에다 47만원 내놓게 그러면 나는 완치시켜 주겠네." 했더니

"왜요?"

"어떤 놈은 병도 못 나수면서 50만원이나 받아 먹고, 나는 진단도 먼저 해주고 병도 낫게 해주는데 더 많이 받아도 시원찮을 판인데 같이 받는데도 뭐가 불만인가?"

"아이고, 선생님 누가 이런 곳에 오면서 돈을 많이 가지고 옵니까?"

"이런 곳? 허허 이 사람이 사람 차별하네. 고생하고 욕 얻어먹고 싸움하고도 돈 많이 내고, 천당에 와서는 공짜로 치료까지 하려고 하네."

"아이고, 치료만 되면 제가 가만히 있겠습니까. 약조(約條)드리리다."

하여 필자가 다시 전과 같은 방법으로 시술을 하고 나서

"다시는 안 와도 되겠습니까?"

"야 이놈아! 병에게 물어봐라." 했더니 허허 웃으며 돌아갔다.

삼일 후에 다시 와서 '어떠한고?' 물으니

"거의 다 나았는데 허리만 약간 결리기만 합니다."

"허허, 이놈 한 방에 다 낫지 않고 뭐 하노?"

"선생님이 한 방에 낫도록 해 주셔야지 정말 왜 이러십니까?"

"이 사람아 한 방에 다 나으면 3대가 망한다고 안 하던가? 그리고 자네는 전생에 나에게 빚진 것이 많아 다 갚을 때까지는 와야 하네. 나는 한 방에 다 낫게 하고 싶지만은 하늘이 알고 못 낫도록 하는 걸세."

"전생의 빚이 얼마 입니까? 제가 한 번에 다 해결할랍니다."

"내가 이 세상에 올 때 바빠서 문서를 놓아두고 왔네. 그래서 얼마인지를 모르니 단지 하늘이 시키는 대로 할 수밖에 없지 않는가?"

다시 기공을 하고 나서 환자의 관상을 가만히 보니 운(運)이 줄어 들고 있고 인덕이 없었다.

"자네 무엇 한다고 했나?"

"예, 배운 것이 없어 노가다(막노동)해서 돈을 좀 벌어 지금은 친구와 같이 동업으로 건설회사를 하나 설립했습니다. 친구는 사장을 하고 저는 부사장을 하고 있습니다."

"그래? 자네 빨리 자네 몫을 빼내어 정리 하게."

"왜요? 지금 회사가 잘 되어 가고 있는데."

"아닐세, 올해 안으로 자네 앞으로 시련이 올 지 모르겠네, 빨리 정리하는 것이 좋을 걸세. 나중에 후회하지 말고 내 말대로 하게나."

"제가 10년 간 고생 고생으로 노가다하여 이제 겨우 자리 잡아 먹고 살만하고, 사장님이 많이 도와주어서 부사장 자리라도 차지하고 있는데, 의리상 그럴 수 없습니다."

"자네는 인덕(人德)이 그리 많지 않아! 의리를 지킨다고 망할 때까지 자리에 앉아 있어도 나중에 망해서 헤어질 때는 원수가 될 것일세. 결과는 똑같아, 그런데 그동안 고생한 보람도 없이 쪽박 차서야 되겠는가?"

"걱정 마십시오. 우리 회사는 자본금이 튼튼하여 황소가 밟아도 안 무너집니다."

"이 사람아! 때가 되어 무너질 때는 모기가 앉아도 무너지네, 그런데 이놈이 좋은 말 해주면 고맙다고 생각하고 생각 해볼 일이지 뭘 안다고 자꾸 말 대구 하는고?"

"아 예, 알겠습니다. 집에 가서 잘 생각해 보겠습니다" 하고 돌아갔다. 그리고 보름 후 다시 찾아왔다.

"왜 또 왔는고? 아직도 아픈가?"

"아닙니다. 다 나았습니다."

"그런데, 왜?"

"놀러 삼아 왔습니다. 어제는 선생님 말처럼 회사일을 다 정리했고, 이제는 6개월 이내 법적으로 어디를 가든 내 명의로 회사를 차릴 수 없습니다. 배운 것도 없고 할 일이 없으니 이젠 무슨 일을 할까요?"

"자네 말처럼 배운 것 없이 많이 벌었으면 이젠 좀 쉬어야지 돈 많이 벌어서 뭐 하게 좀 쉬게."

"무슨 말씀을 그리 하십니까. 한참 일 할 나이이고 자식과 마누라가 있는데 열심히 해야 안 되겠습니까?"

"옛말에 돈 벌기보다 번 돈 쓰기를 잘하라고 했네. 그리고 개구리가 더 멀리 뛰기 위해서 움츠린다고 했네, 기다려보게."하자

"알겠습니다." 하고 돌아갔다.

그 후 일년이 조금 못 되어 이 사람이 헐레벌떡 뛰어 들어왔다.

"선생님 아침에 뉴스 보셨습니까?"

"나는 TV 안 보네, 그런데 무슨 일인가? 전쟁이라도 났는가?"

"그런 것이 아니고 제가 전번에 부사장으로 있던 건설회사가 부도가 났다고 뉴스에 났습니다."

"그 봐라. 인생에 있어 흥망성쇠는 다 하늘의 뜻이니 과욕하지마라."

이 환자는 지금까지 건강하고 다시 건설회사를 차려 돈도 잘 벌고 있다.

일 년에 한 번은 꼭 인사차 필자를 방문하여 세상사(世上事) 들려주고, 인생사에 대해서 자문을 구한다.

사 례 ❹

고관(高官)의 전립선염

필자의 이름이 나기는 났는지 언젠가부터 고관대작(高官大爵)들이나 연예인, 유명스포츠 선수들이 찾아온다. 연예인이나 유명 스포츠 선수는 공중파 방송에 자주 나오다 보니 한 눈에 알아 볼 수 있는데, 지역 국회의원이나 한물

간 정치가는 거의 알아볼 수 없다. 고관대작이 질병치료로 찾아 오는 것은 괜찮으나 이상하게 꼬여 뭔가에 휘말릴까 약간 꺼림칙 하기도 하다.

그리고 이런 사람들은 자신의 신체상황이 비밀에 해당되기 때문에 치료를 잘 해줘 봐야 광고효과는 별로 없다. 대통령에 나갈 사람이나 높은 자리의 선거에 나갈 사람이 어디가 아파서 입원했다거나 이상한 곳에서 진료를 받았다거나 하는 것은 정치적으로 별로 도움이 안 되기 때문이다. 그래서인지 TV에서는 떼거리로 다니는데 이런 곳을 찾아 다닐 때는 운전기사만 대동하고 비밀리에 방문하는 경우가 많고, 타인이 없는 장소에서 특별 서비스 받기 원하여 오히려 방해가 되는 경우도 있다. 식당 등 서비스업에서는 이런 사람이 찾아왔다는 것을 역이용하여 광고로 사용하지만 필자에게는 별로이고 도리어 귀찮다.

사진 찍기를 원하지도 않고, 있다 한들 영리목적으로 사용한다는 것은 낯 간지러운 일이 아닌가? 타인에게 이야기 해 봐야 믿을지 의문이고, 개인의 정보를 함부로 발설한다는 것도 좀 그렇다. 또 한국 사람들은 끓는 냄비같은 성격이어서 앞뒤를 생각하지 않고 까발려서 필자에게나 그분들에게 누(累)가 될까하여 조심스럽다. 그리고 식당같은 곳이야 개인의 약점이 될 만한 장소가 아니고 단지 음식을 먹는 곳이 아닌가? 그러나 병이 있다는 것은 특수한 사람에게는 큰 약점이 될 수도 있어 함부로 발설해서도 안 되는 것이다.

이 사람도 한때는 한국에서 2인자 자리에 있던 사람인데 전립선염으로 필자를 찾아왔다.

필자가 산골에 살다보니 한국의 유명 정치인 중에서는 대통령 얼굴이나 알까 거의 누가 누구인지 모르고, 게다가 한물간 정치가는 세월따라 잊혀져 더욱 기억할 수가 없다. 이 사람도 필자의 집에 들어와서 있었지만 환자들 중에 한눈에 알아보는 사람이 없었다. 필자도 낯이 익다는 정도였는데 비서가 누구라고 소개해서 겨우 알아보았다. 치료 중에 정치에 대해서 여러 가지 이야기를 했지만 오해의 소지가 있음으로 여기서는 다루지 않겠다. 이분의 증상은 빈뇨, 야간 빈뇨 증가, 잔뇨감, 소변후 불편감, 요통 등이 있었다. 나이가 연로(年老)하면 신장의 양기(陽氣)가 허약하여 물을 기화(氣化) 시키지 못해 발생 하기도 한다. 전립선염은 신정격(腎正格)으로 기공하여 선천적인 기운을 북돋아주고, 독비혈(督鼻穴)은 전립선염의 특효혈이다. 1회 시술로 증상이 많이 호전되었다. 처음 방문 시에는 똥

품을 많이 잡고 들어 왔는데, 나도 나이가 있고 사람들이 많이 있으니 어깨에 힘을 많이 뺀 것 같았다.

필자의 집이 좁아서 환자가 동시에 밀려오면 북적북적하다. 필자도 가능한 빨리빨리 시술하려고 하나 늙어서 힘도 부치는데다 시술실 방이 좁아 최대한 시술을 하여도 동시에 5명 정도 밖에 할 수 없다. 모두들 바쁜 시대에 살다보니 새치기 하면 난리가 난다. 순서 때문에 자주 시비가 발생하자 어떤 환자가 번호판을 만들어 가지고 왔다. 대기실에 걸어 두었는데 환자들은 집에 도착하면 서로 앞번호를 차지 하려고 다툰다. 어떤 사람은 새벽 6시에 와서 번호판을 가지고 식당에 간다. 잠자는 시간에 들어 닥치니 참으로 난감하다. 환자의 고충은 알지만 기본적인 예의는 좀 있었으면 좋겠다. 심지어 어떤 사람은 사람 없을 때 온답시고 밤 10시에 와서 사정하는 사람도 있다. 필자의 나이가 80인데 어찌 24시간을 일하겠는가?

그룹 회장이라고, 고관대작이라고, 혹은 유명인이라고 슬쩍 새치기 하거나 개인적인 시술을 희망하는 경우가 있다. 이런 경우에는 참으로 난감하다. 타인에게는 자신이 유명인인지 모르겠지만 필자에게는 단지 한 환자에 지나지 않는다. 그리고 내일 모레면 저승 갈 촌로에게 기업총수면 뭐하고, 유명인이라고 무슨 의미가 있겠는가?

모두 다 너무 급하게 살아서 병이 생겼거늘, 그것을 깨닫지 못하고 병 치료하러 와서도 뭐 그리 서두르는지, 남의 새치기를 용서할 수 있거나 양보할 수 있으면 자신의 병은 다 나았을 것이다. 또한 특수한 신분이라고 특수한 대접을 바라는 자체가 일종의 허영이다. 특수한 계층의 사람들이 자주 자살하는 이유가 여기에 있다. 지금까지 특수한 대접을 받고 살아왔는데 어느 날 추락해버리면 그 굴욕을 견디지 못하기 때문에 자살하는 것이다. 한 걸음 먼저 가는 것이 인생 전체로 보았을 때 큰 의미는 없을 것이다. 우리가 산업발전 단계에 있을 때는 무조건 빨리빨리만 외치고 살았는데 지금은 그 후유증이 나타나지 않는가? 천천히 여러 각도로 생각해 보고 가는 것이 멀리 갈 것으로 생각한다. 사람의 삶이 누구나 다 같은 것 아닌가? 쥐꼬리만한 감투가 뭐 그리 중대하다고 쉬쉬하는지, 그 감투의 허영으로 인한 스트레스로 질병을 만드는 것 같다.

어떨 때는 기자들도 치료받으러 오는데 필자의 방에 걸린 저명인사의 사인을 보고 꼬치꼬치 캐 묻는다. 직업의식으로 그렇겠지만 지극히 개인적인 것까지 다 까발려서야 되겠는가? 어느 해에는 지방의 모 TV 방송국에서 필자를 찾아 와서 취재 하려고 동의를 구했으나 후폭풍(?)이 있을 것 같아 거절한 적이 있다. 이 세상에는 정신병자가 많다. 정신분열증이 있어서 정신병자가 아니고 과도한 질투도 정신병에 해당된다. 남 잘되는 것을 못 보는 사회, 오죽했으면 이웃사촌이 땅 사면 배 아프다고까지 했겠는가? 남이 땅을 샀을 때 진심으로 축하해 줄 수 있는 마음을 가진다면 만수무강하리라.

질투는 인간의 기본적인 심리이다. 이 질투심을 적당히 이용하면 자기발전에 도움이 되겠지만 지나치면 병이고, 타인에게는 치명적인 위해를 가할 수도 있다는 것을 명심하기 바란다.

질투를 간단하게 생각하는데 그렇게 간단한 것이 아니다. 자신을 악의 구렁텅이로 몰아 넣을 수도 있고 각종 질병을 유발할 수 있다. 신경성 위염이나 변비 혹은 설사 같은 병증을 유발할 수도 있고, 암과도 무관하지 않다.

이 책을 출판하면도 한편으로는 찜찜한 감이 있다. 보라는 달은 안보고 손가락만 볼 사람도 있을 것 같다. 인간 안 된 소수보다 이 책이 필요한 다수의 사람이 있을 것 같아 감수하고 쓰는 것이다.

4. 정신심리 질환

사 례 ❶

경찰 아들의 간질증

1979년 추석쯤에 한 여인이 7세 되는 아이를 데리고 왔다.
그때는 환자들의 이름, 주소, 전화번호, 시술내용 등을 간단히 기록하였고, 아이는 보호자의 이름을 기록해 두었다.

이 환자도 방에 들어온 후 신상을 기록하려고 보호자를 물었는데 대답을 못 하였다. 필자는 고아원의 아이인가하여 더 묻지를 않았는데 여인은 눈물을 흘리며 '보호자를 묻거든 없다고 하라' 고 하던데요 하였다. 필자가 집히는 것이 있어

"채모모씨인가요?" 했더니 여인은 눈물을 흘리며 고개를 끄떡였다.

내용인즉, 전두환 대통령 시절에 삼청교육대가 한창 열기를 올리던 때이다. 경찰청에서는 전국적으로 불순한 사람들을 잡아들이라는 대통령의 명령이 하달되어 시끄러운 적이 있었다. 그때에 경찰 한 명당 몇 명씩 잡아 오라는 할당이 있었던 모양이었다. 필자가 살고 있는 관할 지서의 순경도 할당을 채우기 위해 필자를 '불법의료행위' 라는 죄목으로 구속 시킨 적이 있었다.

그때 필자가 구속되자 지방의 유지들이 힘을 합쳐 경찰을 지탄하고 탄원서를 넣어 4박5일만에 풀려났다. 필자가 풀려나자 경찰은 필자에게 전화를 걸어 잘못 알고 그랬으니 용서를 구했으나 내심 속으로는 기분이 좋지 않았다. 그때 경찰이 물어보기를 옆집 아이가 지랄병으로 고생을 하고 있는데 전국 어디를 가도 치료를 못하고 날이 갈수록 증상이 심해진다는데 필자보고 '치료할 수 있냐?'고 물었다. 필자는 '고칠 수는 있으나 기공해 보지도 않고 잡아가는데 어찌 기공을 하겠습니까? 저는 안 할 랍니다.' 라고 대답을 하였다.

부인은 '아이 아비에게 원수가 졌을 것으로 생각합니다만은 자식의 앞날을 생각하여 이렇게 염치 불구하고 찾아 왔습니다. 선생님 제발 살려주십시오. 얘는 몇 년째 간질을 앓고 있어 전국을 다 다녔는데도 아무런 효험이 없고 점점 심해지고 있습니다. 선생님 제발 살려 주십시오.' 애원하는 모습이 너무 애절하여 필자도 가슴이 아팠다.

"걱정 마십시오. 애 아비랑은 싸울 일이 있으면 싸우고 또 원수가 졌다 해도 이 아이와는 원수진 것이 아니오. 원수는 절대 대물림을 해서는 안 되는 것이오. 우리 대(代)의 원수는 우리 대(代)에서 끝을 내야지."

아이의 안색을 살펴보고 눈빛도 살피고 목소리도 들어보고 복진(腹疹)도 하고 나서 부인에게 발작 시 행동을 물었다. 부인이 말하기를

"가만히 있다가 뒤로 넘어지는데 손을 꽉 쥐고 바르르 떨면서 숨을 그치고 눈은 감고 있습니다. 정신을 차리라고 잡아 흔들고 뺨을 때리고, 물을 얼굴에 뿜으면 한참 뒤에 깨어나는데, 하루에 6-7회를 반복합니다." 라고 하였다. 필자가 다 듣고 나서

"이것은 간질이라기보다는 제가 보기에는 놀래서 온 것 같습니다. 집 근처에 사나운 개를 키우는 집이 있습니까? 아니면 술 먹고 소리를 고래고래 지르며 심한 술주정을 하는 사람이 있다거나..." 라고 물으니 한참을 생각한 후에

"아이 아빠 때문인지 모르겠습니다." 하였다.

"채순경이 술 먹고 행패를 부린다는 말입니까?" 라고 되물으니

"아닙니다. 애 아빠가 과거에는 안 그랬는데 근래에 와서 사람이 좀 변한 것 같습니다. 우리 집에는 수석(水石)을 많이 모아두었습니다. 책장에, 책상 위에, 텔레비전 위에, 마당 등에 수석이 없는 곳이 없습니다. 그런데 제가 청소를 하기 위해 수석을 만져 약간이라도 위치가 바뀌어져 있으면 난리가 납니다. 조금만 비뚤어져 있어도 돌을 집어던지고 고함을 지르곤하여 식구들은 모두 벌벌 떨고 있습니다."

"아하, 문제가 바로 여기에 있구만! 아이가 아침, 저녁으로 아빠가 있을 때 경련을 일으키고 낮에는 괜찮죠?"

"예, 낮에는 거의 괜찮습니다."

"그럼 이 아이만 치료하면 효능이 없습니다. 그 양반 점잖게 생겼는데 왜 그럴꼬?"

"예. 남들은 모두 애 아빠가 다 좋다고 하는데 집에만 들어오면 사람이 변하니 불안해서 못 살겠습니다." 하였다.

"일단 치료는 하겠습니다만 애비가 변하지 않으면 애는 계속해서 재발합니다." 라고 말을 하고 나서, 신정격(腎正格)으로 치료를 하였더니 복부의 덩이가 소멸되었다. 현재로서는 낫기는 다 나았는데 애비의 극살귀(克殺鬼)가 문제였다.

"지금은 괜찮은데 모레까지 보고 덜 낫거든 다시 오십시오." 하고 돌려 보냈다. 환자가 돌아간 뒤 얼마 안 있어 전화가 와서 받아보니

"채순경입니다. 우리 밥쟁이(부인) 치료 받으러 왔습니까?"

"아니오. 안 왔습니다."

"아이 데리고 거기에 갔는데."

"내가 당신 밥쟁이를 아오."

"여기 와 있는데 치료 받고 왔다고 하는군요. 그런데 병의 원인이 무엇입니까?" 라고 물어

다시 원인을 설명하려고 입을 여니 자기가 필자의 집에 갈 테니 기다리라고 하였다.

오토바이를 타고 금세 필자의 집으로 와서 방에 들게 하여 병의 원인을 상세히 설명을 해주었다. 그랬더니 채순경은 혹시 "밥쟁이가 뭐라고 안 하던가요?" 라고 물었다.

"아무 말도 안 들었소." 라고 대답을 했더니 재차, 삼차 물었다.

시치미를 딱 잡아떼니 자신이 이야기를 하기 시작했다.

"내가 왜 그런지 나도 모르겠습니다. 바깥에 나오면 괜찮은데 집에만 들어가면 짜증이 나서 못 견디겠어요. 괜히 화가 나서 뭔가 부수고 싶고." 한참 말을 하더니 다시

"우리 밥쟁이가 뭐라 안 하던가요?" 라고 물었다.

필자는 다시 시치미를 딱 잡아 뗐다. 필자는 이 사람에게 반성할 수 있는 기회를 주기 위한 것이고, 부부싸움을 방지하기 위해서 시치미를 뗀 것이었다.

"애매한 아이가 기공 받을 것이 아니라 채순경이 기공을 받아야겠소만. 시집, 장가가서 손(孫)을 이어 국가의 기둥을 만들어도 시원찮을 판에 멀쩡한 아이를 폐인으로 만들어서야 되겠소? 아이의 상태가 저런 데 무슨 희망이 있겠소. 내가 보기에는 아이의 병은 채순경하기에 달려 있는 것 같소" 라고 했더니

"앞으로 조심하겠습니다." 하였다.

삼일 후 부인이 아이를 데리고 필자를 또 찾아왔다. 아이에게 '어떠냐?' 고 물었더니 가끔씩 어지럽기는 한데 쓰러지지는 않았다고 하였다. '소변은 어떠냐?' 고 물었더니 전에는 오줌이 붉게 나왔는데 지금은 맑은 색이라고 하였다. 지금은 다 나았으니 앞으로 애비만 조심을 한다면 재발하지 않을 것이라고 부인에게 이야기 했더니 한번만 더 기공을 해 달라고 하였다.

필자가 아이에게 기공 받을 때

"안 무섭냐?" 고 물었더니.

"조금 무섭습니다." 라고 똑똑하게 말 했다.

"그런데 기공을 받고 싶으냐?"

"예"

"왜?"

"나중에 장가가야 합니다."

"예끼! 이놈 장가가 좋은 것은 알아가지고."

두 번째 치료 후 돌아가고 세 번째 또 찾아와서 '다 나았는데 무엇하러 왔느냐?'고 물었더니

'다 나았는지 확인하러 왔다.'고 하였다. 아이 때문에 몇 년 동안 고생을 하여 효험이 있을 때 뿌리를 뽑아야 한다나. 아이가 '아버지가 웃겨요' 하여 '무엇이 웃기더냐?' 물었더니

"어제는 아버지가 술을 마시고 와서는 나를 업고 시장을 다니며 춤을 추었어요. 그리고 먹고 싶은 것을 다 사 주셨어요" 하였다.

삼개월 후 아이와 부모가 찾아와서는 필자를 바로 앉게 하고 아이에게 절을 하게 하고, 다시 부부가 또 필자에게 절을 하면서

"선생님, 저를 용서해 주십시오. 앞으로 어디를 가서 경찰을 하더라도 '의(醫)'자만 들어가더라도 피해서 가겠습니다. 저는 병을 고치는 사람은 허가난 병원이나 약사들인 줄 알았는데, 제 아이의 병을 고친 사람은 선생님 뿐입니다." 하고 절을 하고는 엎드려서 일어나지를 않았다.

"일어나시오. 왜 그러시오?" 하고 보았더니 어깨를 덜썩이며 울고 있었다.

"괜찮소, 당신도 공직에 있다 보니 공무집행하기 위해서 한 일인데 그런 일도 있을 수 안 있겠소! 앞으로는 제벌유택(提罰有擇)하면 됩니다."

"쥐꼬리만한 월급으로 아이를 치료하려고 큰 병원을 찾아다니다 보니 생활의 곤란을 아직도 못 면하여 변변한 선물도 준비를 못했습니다. 그러나 그 은혜는 평생 안 잊겠습니다." 그리고는 통닭 두 마리와 담배 두 보루를 내 놓았다.

그 이듬해 찾아와서 경찰은 자주 이곳저곳으로 전근을 가니 필자를 그냥 두고 가면 지역상황을 잘 모르는 경찰이 전근 오면 불미스런 일이 발생할 수 있으니 자기가 조처를 취해놓을 테니 걱정 말라고 하였다. 그 후 K시 경찰 서장의 감사장을 받으러 오라해서 갔더니 '봉사활동상'을 포상 하였다. 인간사(人間事)가 인지상정(人之常情)이 아니겠는가.

세월이 유수와 같다더니 이 아이가 다 자라 성인이 되었다. 2003년 5월에 결혼한다고 초청하여 결혼식에 갔더니 훌륭한 역꾼이 되어 있었다. 이것이 의자(醫者)의 희망이요. 보람이 아니겠는가?

사람들에게 신허(腎虛)나 공포가 심리에 미치는 이야기 하면 우습게 여기는데 그러다 큰 코 다친다. 특히 현대 의사들은 유념하기 바란다. 필자는 이런 환자를 십여 만 명 치료하였다. 몇 천 년의 역사에서 증명된 것을 미신으로 치부한다는 사고가 문제 있는 것이다. 더 웃기는 것은 몇 천년 동안 본적도, 들은 적도 없는 양귀신 이야기는 잘 믿으면서 자주 경험한 우리의 것은 믿지 않는 것은 사대주의적 발상이 아니고 무엇인가? 최근 이부영 신경정신과 전문의가 쓴 〈이부영 박사의 정신건강 이야기〉라는 책을 읽어 보았다. 공포나 성(性)이 정신심리에 미치는 영향을 설명한 내용이 많이 있었다. 그 내용들이 필자의 견해와 유사한 것을 발견했다. 그 분은 양의학을 하신 분인데 필자의 견해와 유사하다는 것은 동, 서의학적으로도 공통분모가 있다는 것을 의미하는 것이다. 치료 상에 있어서는 다른 점도 있지만 유사한 것도 있다. 필자는 기공을 사용하고, 이분은 심리치료와 양약으로 치료한다. 심리치료는 필자와 유사한 점이 있다. 간단하게 말하면 환자의 심리를 편안하게 해 주는 것이다. 나는 이분에게 필자의 방법으로도 시술해보라고 권하고 싶다.

현재 아이가 경기(驚氣)하면 대부분이 양의 병원의 응급실로 간다. 병원에서는 수면제, 신경안정제 등을 투여한다. 이 방법은 일시적인 치료법에 지나지 않는다고 생각한다. 그 약으로는 심리내부에 존재하는 엉어리를 풀어줄 수 없다. 자주 경기하면 좋지 않다. 경기는 강한 수축을 의미하고 전신의 근육이 수축한다. 강한 수축이 일으나면 혈관을 압박하여 순환장애를 일으키고, 대뇌에도 순환장애가 있으므로 머리가 나빠질 수 있다. 이것이 ADHD의 원인이라고 생각한다.

사례 ❷

간질 치료

K시에 사는 약 60세 쯤 된 남자가 찾아와서 방문을 들어오자마자 묻지도 않았는데

"나는 지랄병(간질병)이 있습니다. 가만히 있다가도 자주 어지럽고 쓰러져서 정신을 깜빡 잃어 실신하였다가 깨어나면 나에게 무슨 일이 있었는지, 무슨 행동

을 했는지를 모릅니다. 남들이 '지랄병'이라고 하여 정신과 병원에 찾아가 진찰을 받아 약을 먹고 있는데 약을 먹을 때는 괜찮은데 약기운이 떨어지면 또 재발하고, 근본적인 치료가 되지 않아 선생님의 명성을 듣고 찾아 왔습니다. 잘 봐 주십시오." 하였다. 필자가 환자의 말을 듣고

"양기가 부족하지 않던가요? 머리가 아프고, 어지럽고, 뒷목이 당기고, 얼굴에 열(熱)이 많이 달아 오르고 가슴이 잘 두근 거리고, 소변이 자주 마렵고 수족(手足)이 차고, 기억력이 없고?"

"예, 그렇습니다. 부부생활은 아예 안 된지 오래되었고, 소변이 얼마나 자주 나오는지 일을 못할 지경이고, 손발은 여름인데도 너무 싸늘하여 '냉장고'라 부릅니다. 그리고 피로가 너무 심해서 농사일도 못 하겠고 늘 의욕이 없습니다."

"혹시 과거에 이 병이 오기 전에 심하게 놀랜 적이 없습니까?"

"예. 있습니다. 10여 년 전에 심하게 놀래서 기절을 한 적이 있는데 그때부터 이런 증상이 나타난 것 같군요. 그리고 양약(洋藥)을 계속 먹고 치료를 받았는데 나이가 들어 갈수록 증상이 더욱 심해 지는 것 같습니다."

그렇다면 과공상신(過恐傷腎: <small>심하게 놀래서 신장을 상하게 함</small>)이라. 이 환자는 살이 많이 쪄 비만하였다. 아마 양약을 많이 복용하여 부작용으로 오지 않았나 생각한다. 필자는 이런 환자들을 많이 보았는데 약을 장기간 복용한 사람들은 대부분이 비만해져 있었다. 환자를 바로 눕히고 하복부를 눌러보니 딱딱한 감이 있고, 손가락으로 눌러보니 통증과 적취(積聚: <small>덩어리</small>)가 있었다. 필자는 웃으며

"부인을 밤마다 잘 안 섬겨 벌을 받았구만!" 했더니

"병 낫게 해 줄 생각은 안하고 별 싱거운 소리는 다 하십니까! 이전에 마누라 섬기려다 복상사(腹上死)로 몇 번 죽을 뻔 했습니다. 그 뒤로는 절대 가까이 안 갑니다." 라고 대답했다.

일단 신정격(腎正格)으로 몇 번 보사(補瀉)를 하였더니 적취가 풀리고 통증이 없고 정신이 맑아 온다고 했다. 기공을 마치고 일어나 움직여 보더니 몸이 개운하다고 했다.

"그럼 지랄병도 다 나았습니까?"

"그럼, 다 나았을 것이요."

"지랄병은 날마다 그럴 때도 있고 일주일에 몇 번 할 때도 있는데 그 큰 병이 한번으로 낫겠습니까?"

"그리고 오늘밤에 마누라를 잘 섬겨보고 신통치 않으면 다시 오시오." 했더니

"에이 또 싱거운 소리를."

"땍! 여보시오. 도사가 밥 먹고 할 일 없어 헛소리 하겠소! 시키면 시키는 대로 하시오. 다 뜻이 있어 하는 말이니." 라고 고함을 질렀다.

"………"

환자가 필자의 말을 듣고는 돌아가기 위해서 방문을 나가는데 뒷모습이 좀 불만스러워 보였다.

다시 불러 기(氣)를 돌리기 위해 성생활이 필요하다고 설명한 다음 돌려 보냈다.

며칠이 지나 다시 필자를 찾아와서 '어떠냐?' 고 물었더니 기분이 좋고 몸이 거뜬하고 부부생활도 잘 되고 어지러움 같은 것은 없다고 하였다.

"다 나은 것 같으니 안 와도 될 것 같소. 그리고 재발하면 어쩌나 하는 그런 염려는 하지 마시오. 그저 마음 편히 지내면 앞으로 재발은 안 할 것이오".

"선생님, 그럼 앞으로 병원에서 주는 약은 먹을 필요가 없겠습니까?"

"안 먹어도 됩니다."

그 후 그 마을에서 많은 사람들이 다녀갔는데 이 환자도 지랄병이 재발을 하지 않았다고 한다. 환자들에게 성(性)에 대해서 이야기하면 농담으로 듣는 경우가 많다. 심지어 어떤 사람은 필자를 성희롱꾼으로 오해하는 경우도 많이 보았다. 일일이 다 설명하자니 귀찮고, 안하자니 오해하고, 또한 효과도 없고 참으로 난감하다.

앞에서 신(神), 령(靈), 귀(鬼), 마(魔), 살(煞) 이라는 말들을 많이 사용을 하였는데 독자들을 위하여 해석을 할까 한다.

신이란 무색, 무미, 무취, 무형인데 인간의 전기(電氣)인 것이다. 인간은 도대체 무엇을 가지고 신(神)이 있다 없다 하고, 귀(鬼) 혹은 마(魔)가 붙었다 떨어졌다 하는가? 생명체는 무엇이든 다 기(氣)를 발산할 수 있다. 그 기를 사용하는 데는 그 사람의 심정(마음)에 있다. 이 기는 우주공간을 타고 어디라도 간다. 그 기가 상대방이 접(接)할 때 신귀마령살(神鬼魔靈煞)로 분류가 된다. 크게는 신령(神靈)과 마귀(魔鬼)로 나누는데, 즉 음(陰)과 양(陽)에 해당되는 것이다. 그 사람의

마음이 늘 선(善)하고 즐거우면 신령이 되는 것이고, 반대가 되는 것은 마귀가 되는 것이다. 사람이 악(惡)한 마음을 가지고 살다보면 타인으로부터 욕을 얻어 먹게 되는데, 이 타인의 악심이 우주공간을 타고나가 상대방에게 비치게 되면 그 기(氣)를 접(接)한 자가 악하면 귀(鬼)가 되고, 선(善)하면 신(神)이 되는 것이다. 신령은 우리의 가정에 우환 따위를 없게 하는 것이므로 양(陽)에 해당되고, 마귀는 우환(憂患)이 내 가정 혹은 내 몸을 떠나지 않으므로 망하게 되는 것이고 음(陰)에 해당된다. 우리 신체는 일신육마(一神六魔)가 있다. 신(神) 하나가 육신(六神)을 잘 다스려야 하는데 신이 육신을 못 이기면 인체는 고장이 나는 것이다.

고요하고 평화롭게 살기를 원하는데 육마는 서로 자기 욕심만 채우려고 날뛰니 신(神)은 육마망동(六魔忙動)에 휩싸이지 말고 조화를 이루어 균형을 맞추어 다스려야만 정신이 안정되고 미래를 잘 이끌어 나갈 수가 있다.

어느 누구든 선행적 성신(聖神)이 보우(保佑)하면 편안한 몸과 가정을 다스릴 수가 있고, 악심악행(惡心惡行)을 자주 행(行)하면 결국은 마귀의 침입을 당한다. 우리 인생이 세파속에서 살다보니 희(喜), 노(怒), 애(哀), 락(樂), 사(死)가 없을 수 있겠는가 마는 행복이 대권(大權)에 있는 것도 아니고, 관고(官高)에 있는 것도 아니고, 부재(富財)에 있는 것도 아니다. 행(幸)과 신(辛)은 점(點)하나 차이다. 희, 노, 애, 락을 균형있게, 절도 있게 사용하면 건강하다. 인간이 살아가는데 희, 노, 애, 락이 없을 수 없고, 또 이것들이 과(過)하면 화(禍)가 된다. 그러니 심정을 잘 다스려 마음이 평온하면 장수할 것이다.

사 례 ❸

의욕 상실증

화 창한 늦은 봄날이었다. '형님 계시오?' 하기에 문을 열어보니 지인이 세수도 안했는지 머리를 산발(散髮)하고, 옷 맵시는 흐트러져 있는 여인을 부축하여 문으로 들어왔다.

환자를 데리고 온 남자는 몇 년 전에 잘 아는 약사가 소개하여 시술을 받고 병이 다 완치된 환자였다. 약사가 이 남자에게 일 년 동안 약을 팔아먹었는데도 효험이 없었다. 계속 약만 팔아먹고 효험이 없으면 욕을 먹을 것 같아 약사가 직접 오토바이에 이 환자를 태우고 필자의 집에 왔다. 그때 증상은 신허(腎虛)였는데 기공 한번으로 완치가 된 사람이었다. 이 사람은 인근 마을의 방직공장에서 공장장으로 재직 중이고, 직원이 천여 명으로 제법 규모가 큰 공장이다. 직공 중에서 환자가 발생하면 지정 병원으로 가지 않고 직접 필자에게 데리고 온다. 오랫동안 인연이 있다 보니 필자를 형님으로 부르는데 오늘은 자기 집사람까지 데리고 왔다.

들어오자 마자 집사람을 팽개치고는

"이 여편네가 누굴 골탕 먹여 죽일려고 하는지 일부로 하는지, 정말 패 죽일까 보다!" 하고는 식식 대고 있다.

사연인 즉, 공장장은 공장 일을 보랴, 직공들 다스리랴, 업무가 너무 바빠서 가사(家事)를 돌볼 시간적인 겨를이 없는데, 어느 해부터 퇴근 후 집에 돌아가면 부인은 '팔자 좋네 하루 종일 가시나들이랑 희희낙락거리고 놀고...' 라며 비꼬는 듯한 어투로 말을 하여 부부싸움을 몇 번 하였다고 했다. 며칠 전에는 참다 못해 부인의 뺨을 한차례 때리고는 화가 나서 자기 방으로 들어갔다고 했다. 한참 후에 저녁 식사 시간이 되었는데도 아무런 반응이 없어 나와서 보니까 그때까지 의자에 우두커니 앉아 있고 밥도 안하고 있어 한 대 맞아서 분해서 그런 줄 알고 다시 화가 나서 한 대 더 때리고는 방에 가서 잠을 잤다고 했다. 그 다음날 일어나 출근 준비하고 부엌에 가보니까 식사준비도 하지 않고 방에 누워 있어 고함을 질렀더니 부엌으로 달려갔는데, 그곳에서도 멍하게 앉아 있었다고 했다. 솥에 물이 끓어 넘치는데도 멍하니 앉아 있어 화도 나고 출근시간도 다 되어 걷어차고는 출근했다고 했다. 오후에 퇴근해서 돌아와 보니 세수도 안하고 집안도 치우지 않아 난장판이 되어 있는데도 여전히 멍하게 앉아 있어 또 화가 나서 싸움을 한 모양이었다. 그렇게 며칠을 싸웠는데 자세히 보니 사람이 본정신이 아니고 좀 이상한 것 같아 급히 필자에게 데리고 온 것이다.

필자가 잘 살펴보고 나서 나이를 물어보니 대답이 없고, 이름을 물어보아도 여전히 대답이 없었다. 그저 눈물만 흘리고 있었다. 맥을 집어보니 아주 미세하였다.

"이사람 큰일날 뻔 했구만!" 하고는 설명을 해 주었다.

부인이 맞기 전에 이미 기(氣)가 많이 약해져 있었다. 게다가 소외감과 우울증이 심했고, 남편은 날마다 회사가고, 아들은 학교에 가고 늘상 혼자 집에서 무기력하게 지내고, 유일하게 발산할 수 있는 출구가 남편에게 잔소리 하는 일이었는데 남편도 아내의 입장을 이해 못하고 갑자기 폭력을 휘두르자 경공(驚恐: 놀람)으로 인하여 족소음신경(足少陰腎經)과 임맥(任脈), 독맥(督脈)이 폐(閉)하여 기(氣)가 순환하지 못해 정(精)과 신(神)이 불화(不和)한 까닭이다.

필자가 남편에게 말하기를

"기공과 약으로는 이 병을 고칠 수 없네!" 했더니 남편은 화들짝처럼 놀라면서 말하기를

"형님 그럼 어떻게 해야 합니까?"

"양법(良法)이 있기는 한데....." 하면서 뒷말을 흐렸더니

"아이구! 형님 이 상황에 무슨 일인들 못 하겠습니까? 고친다면 무슨 일이라도 다 하겠습니다." 하면서 안절부절 하였다.

"그럼 허리띠를 풀고 엉덩이를 까놓고 무릎 꿇고 엎드리게!" 하였더니 고개를 갸우뚱하더니 그대로 하였다. 필자는 공장장의 엉덩이를 주먹으로 힘있게 세대 때렸더니

"아이구! 형님 잘못 했습니다. 다시는 안 그러겠습니다. 용서 해 주십시오." 했다.

그때 부인의 얼굴을 보니 싱긋이 웃더니 이내 표정이 굳어졌다. 부인을 눕히고 경거, 복류를 보(補)하고, 태백, 태계를 사(瀉)하고, 백회혈(百會穴)에 지압을 하였더니 잠시 후 눈물을 흘리면서 대성통곡을 하였다. 정신이 돌아와서 어찌된 일인지 영문을 물어보자 부인이 말하기를

"정신이 가물가물하면서 무엇을 해야 하는데 무엇부터 어찌 해야 할지를 모르겠고, 남편에게 맞아도 아픈지 어떤지 아무런 감각이 없고 아무런 생각이 없었다."고 하였다.

다시는 재발하지 않도록 작은 소일거리라도 만들어 주면 좋을 것 같아 가게를 차려주든 화초를 가꿀 수 있도록 농장을 사주든 하라고 공장장에게 제안 했다. 사람이 무슨 일이든 해야지 아무 일도 하지 않으면 심신이 허약해지는 법이다. 공장장은 그렇게 하겠다고 한 후 집으로 돌아간 후 며칠 뒤에 다시 왔다.

"형님 이 마을에 땅 몇 천평 살만한 것 없습니까?"

"뭐 하려고?" 라고 물었더니

"집사람에게 농장을 만들어 주어 심심하지 않게 하고 나도 늙으면 전원 생활이나 할까 합니다."

필자가 마을의 땅을 소개해서 그럴듯한 땅을 사 농사일을 2개월간 열심히 하더니 그만 몸져 누워 버렸다. 공장장이었던 남편은 경북 성주에 공장을 직접 지어 사장이 되었고, 지금도 공장에 환자가 발생하면 직접 데리고 필자를 찾아오고, 필자가 사는 마을에 길흉사가 있으면 찬조금을 낸다. 부인과 같은 환자를 많이 보았는데 그리 오래된 환자가 아니면 대부분 1, 2차 기공시술로 완치 되었다.

사 례 ④

의욕상실증

45세의 한 남자가 부인의 인도를 받으며 방으로 들어 왔다. '앉으라' 해도 어물쩡하게 서 있고 부인이 다시 '앉으라' 하자 그때서야 이리 저리 살피더니 앉는 것이었다. 이 광경을 본 부인이

"죽으려면 빨리 죽든가 하루 이틀도 아니고, 산사람까지 다 죽겠네!" 라고 하였다.

"왜 그러시오?" 하고 물었더니

"아이고 선생님, 사람 좀 살려 주십시오. 이 사람이 이 병에 걸린 지 일 년이 넘었는데 도무지 어떻게 된 일인지 하루 종일 한 자리에 앉아 있고, 아무런 말도 없고, 밥상을 차려주어도 먹지도 않고 먹으라고 해야 먹고, 세수도 하라 해야 하고, 잠을 자라 해야 자고, 도대체 어찌 된 영문인지 모르겠습니다. 한번은 어떻게 하나 보려고 밥상을 차려만 주고 가만히 두었는데 몇 시간이 지나도 먹지 않습디다. 도대체 무슨 이런 병이 있습니까? 그리고 밥 먹어라면 밥만 먹고, 반찬 먹어라면 반찬만 먹고, 목 마를 까 봐 물 마시라면 물만 마시고, 전국에 용하다는 병원, 한의원 다 가 보았는데 이런 병은 처음 본 답니다. 죽으려면 죽든가 나으려면 빨리 좀 낫든가 사람 참 미치고 환장 할 지경입니다."라고 하면서 자신의 가슴을 쳤다.

필자가 환자에게 '몇 살이냐?'고 물었으나 대답이 없어 다시 '이름이 무엇이냐?'고 물었더니 역시 묵묵부답(默默不答)이었다. 아무런 반응이 없어 바늘로 팔

다리에 찔러 자극을 하였으나 여전히 아무런 반응이 없어서 눈을 까본 뒤 맥을 짚고 나서 '누우라!'고 했으나 멀끔이 바라만 보고만 있었다. 부인이 답답해서 '누우라고 안하요' 하면서 버럭 소리를 질렀더니 슬그머니 눕는 것이었다. 허리 띠를 풀고 바지를 내리려고 했더니 꽉 잡고 놓지를 않아서

"부랄 안 떼 먹을 테니 가만히 있어요"라고 했더니 그때서야 손을 슬그머니 놓았다. 복진(腹診)을 해보니 하복부에 냉기(冷氣)가 심하고, 압통점(壓通點)을 눌러보니 통증이 심한지 입을 딱 벌리고 다물지 못했다.

필자는 속으로 '옳커니 바로 이놈이 허약한 것이로구나'라고 생각했다. 부인을 향해 '이 사람이 과거에 심하게 놀랜 적이 있습니까?'라고 물었더니 절대 그런 일이 없다고 부인(否認) 하였다.

그리고 '같이 산지가 오래 되었는데 내가 모를 리가 있겠냐?'고 되물었다. 내가 보기에는 과거에 심하게 놀래서 생긴 것이고, 이 증상이 오기 전에 이 사람이 분명히 피로를 많이 느끼고 소변을 자주 본다든거나 머리가 어지럽다거나 성기능 상실이 있었을 것이라고 이야기 했더니 부인이 맞다고 하였다. 그리고 '그때는 이 사람이 미장일을 하여 피곤해서 그런 줄 알았다'고 하였다. 그리고 앉았다가 일어날 때 이마를 잡고 한동안 서 있어 '왜 그러냐?'고 물었더니 '괜찮다'고 하여 별일이 아닌 줄 알았다고 하였다. 단지 일이 고돼서 그런가 하여 잘 먹여야겠다고 생각하고 음식에만 신경을 썼다고 하였다. 필자는 '그 당시 환자가 누군가에게 심하게 맞았다거나 강도를 당했거나 교통사고가 났다거나 높은 곳에서 떨어진 일이 없냐?'고 물었더니 '그런 일이 없다'고 하였다. 필자가 판단하기에는 경공(驚恐: 놀람)으로 인하여 족소음신경(足少陰腎經)과 임맥(任脈)이 기폐(氣閉)한 원인으로 발생을 한 것 같아 신정격(腎正格)으로 기공 한 후, 다시 백회에 기공하고 하복부를 손바닥으로 기공을 여러 차례 하고 다시 곡골혈에 기공 해 주었다.

곡골혈(曲骨穴)을 기공할 때는 직각으로 누르면 안 되고 항문 방향으로 45도 각도로 눌러야 한다. 보사(補瀉)를 5회 실시하고 하복부를 눌러보니 통증이 없는지 얼굴 표정을 찡그리지 않았다. '아프냐?'고 물었더니 고개를 좌우로 흔들고 '안 아프냐?'고 물었더니 고개를 끄덕였다.

기공 후 부인을 반대편에 앉혀 놓고 기공하는 법을 가르쳐 주었다. 곡골혈(曲骨穴)을 찾는 법, 누르는 법(한번 누를 때마다 3-5초 동안 누름), 그 다음은 회음

혈을 가르쳐주고 가운데 손가락으로 누르는 법을 가르쳐주었다. 다음은 고환을 손바닥으로 꽉 잡았다가 놓았다가를 환자 나이만큼 하라고 일러 주었다. 그렇게 하면 반드시 나을 것이고, 만약 낫지가 않거든 모레 다시 오라고 했다. 3일 후 환자가 다시 와서 '어떠냐?'고 물었더니 행동은 좋아졌는 것 같기도 한데 큰 차도(差度)를 모르겠다고 하였다. '필자가 가르쳐 준 기공을 집에서 했냐?'고 물었더니 부끄러워서 못 하였다고 하였다. 필자가 노려보며

"이 사람이, 남편이 죽기를 원하는구만! 죽으면 새로 시집 가려고, 안 그렇소!" 했더니 깜짝 놀라며

"아이고 선생님 생사람 잡지 마이소. 억울 합니다."라고 생떼를 쓰면서 부정하였다.

'그런데 왜 안 했냐?'고 물었더니 '아무리 부부지간이라 하지만 어떻게 고환을 잡았다 놓았다 합니까? 정말 부끄러워서 못 했습니다.'라고 항변을 하였다.

"나는 병을 어떻게든 낫게 하려고 온갖 방법을 다 연구하고, 아무리 더러운 일이라도 다 하는데, 당사자가 어찌 그리 태만할 수 있소!"

"시키는 대로 할 터이니 제발 두 번 시집가고 싶다는 말은 제발 하지 말아 주세요."라고 하였다. 자신의 팔자가 더러워서 전 남편을 일찍 보내고 이 사람과 재혼하여 살고 있는데 다시 남편이 죽으면 어떻게 살아가라고 하면서 제발 그 말은 하지 말아 달라고 사정을 하였다. 그리고 오늘부터는 집에 가서 필히 기공을 해주기로 약속 했다. 환자를 안정시키고 전일(前日)과 같이 기공하고, 부인에게 기공법을 다시 상세하게 일러 주었다.

다시 3일 후 찾아와서 '어떠냐?'고 물었더니 환자가 직접 대답을 하였다.

"선생님 덕택에 다 나았습니다. 그런데 처음 오는 날 저에게 '놀랜 적이 없었냐?'고 여쭈었죠? 제가 미장일을 하는데 3년 전에 2층집을 미장하다가 발을 헛디뎌 땅에 떨어져 잠시 기절 했었습니다. 깨어보니 병원이었는데 그 당시 특별한 상처가 없어 그냥 집으로 돌아왔습니다. 그때부터 이상하게 가끔씩 머리가 멍할 때가 있고 피로가 심하고 성욕이 전혀 없고 소변이 자주 마려웠는데 큰 일이 아닐 것이라고 생각했습니다. 먹고 사느라 그냥 일만 열심히 했는데 일년 전부터 정신이 가물가물해 질 때도 있고, 기억력도 많이 나빠졌습니다. 정신은 멀쩡한데 무엇을 해야 할지 아무런 생각이 없었습니다."하였다.

그때 부인이 "그런 일이 있었냐?"고 도리어 깜짝 놀랬다. 남편은 특별히 다친 데가 없어 부인이 놀랠 것 같아 이야기를 안 했다고 하였다.

그리고 앞전에 기공 후 집에 돌아가서 남편을 눕힌 뒤 옷을 확 벗기고는 '꺼내라 꺼내! 남자 잘못 만나 가지고 마누라까지 창피하게 만들고' 하면서 남편의 고환을 비벼주니까 남편의 성기가 자다가 깬 것처럼 부시시 발기가 되었다고 했다. 그때까지 말도 못하던 남편이 달라붙어 요구하여 강간 당하다시피 하면서 일을 치렀다고 했다. 그 순간에는 일이 잘못 되어도 한참 잘못 되었다고 생각을 했는데 일을 치르고 나자 '아이고 시원하다.' 라고 말했다고 했다.

부인은 병이 더 악화되면 어쩌나 하고 잠을 한숨도 못 자는데 아침에 일어나보니 남편이 집마당과 뜰을 깨끗이 청소를 하였단다. 부인도 세수를 하고 나서 남편에게 밥상을 차려 주었더니 잘 먹었다고 하였단다. 부인이 김선생님에게 가자고 하니 "다 나았는데 뭐 하러가!" 하고 대꾸를 하자 부인이 그래도 완벽하게 낫기 위해서 한 번 더 치료받고, 이런 큰 병을 낫게 해 주었는데 찾아 뵙고 인사라도 해야 할 것 같아 찾아 왔다고 하였다.

재발 방지를 위해 다시 봐 달라고 하여 맥진(脈診)과 복진(腹診), 그리고 망진(望診)을 해보고 "다 나았습니다."했더니 씨름도 삼세판을 하는데 한번만 더 시술해 달라고 하여 전과 같이 시술하였다. 그리고 부인에게

"남편의 건강을 위하여 전번에 가르쳐준 기공을 가끔씩 해주면 남편의 건강에 좋을 것이오."

"앞으로는 선생님의 분부대로 날마다 해주도록 하겠습니다." 말을 마치고는 남편보고

"일어나이소."하고 남편을 일으켜 세운 다음 필자보고

"선생님 똑바로 앉으십시오."하고는 둘이서 큰절을 했다.

"선생님 부디 복 많이 받으시고 중생들을 위하여 오래 오래 사십시오." 하고 돌아갔다.

풍문에 의하면 아직도 건강히 미장일을 잘 하고 있다고 한다.

큰 병을 치료하는 데는 3합(三合)이 있어야 한다.

삼합이란? 첫째는 시술자의 입법정신(立法精神)이고, 둘째는 환자의 신념이고, 셋째는 보호자의 간호를 말한다.

입법정신이란 의자(醫者)의 태도를 말하는 것이다. 환자를 고치겠다는 의지를 말하는데 최근의 의자들은 환자를 돈으로 보는 경향이 많다. 환자를 돈으로 보면 병의 근원이 잘 보이겠는가?

그리고 의지(意志)만 있고 능력이 부족하면 만용이다. 여기서 능력이라 함은 꼭 교과서 적인 것을 말하는 것이 아니다. 질병 치료에 있어 방법 선택이 아주 중요하다. 이 세상에 존재하는 그 어떤 것도 절대적인 것도 없고, 최고도 없듯이 치료법도 마찬가지다. 때에 따라서는 굿이 최고일 수도 있다. 자신이 치료할 수 없을 때에는 자신의 한계를 인정할 줄 아는 것이 진정한 용기일 것이다. 그리고 환자의 자세는 자신의 병으로 어떤 곳의, 어떤 의자(醫者)를 찾았으면 그 의자를 신뢰해야 할 것이다. 불신하거나 반신반의만 해도 치료적인 효과는 현저하게 다를 수 있다. 마지막으로 보호자의 자세인데 보호자는 환자의 치료를 위해서 최선을 다해 간호해야 할 것이다. 긴 병에 효자가 없다는 말이 있듯이 병이 길어지면 사람들은 애증(愛憎)이 생기게 마련이다. 그때에는 대부분이 정성을 다하지 아니한다.

상기의 삼합이 이루어진다면 어떠한 병일지라도 완치시킬 수 있을 것이다.

사 례 ❺

교사의 정신병

1975년인가 추석이 가까운 가을에 머리가 하얗게 쉰 50세 쯤 된 남자가 들어왔다.

"어디가 불편해서 찾아 왔소."

"내가 아픈 것이 아니고 자식이 아파서 용하다는 소문 듣고 찾아 왔는데 같이 가 주셨으면 합니다."

"손님이 연방 찾아오기 때문에 집을 비울 수가 없습니다. 자식 같으면 어릴 것 같은데 무슨 병인데 움직이질 못합니까?"

"못 움직이는 것이 아니고 너무 잘 움직입니다. 자식이 24살이고 초등학교 교사인데 유도가 4단입니다. 그런데 얘가 미쳐서 일반 사람들은 감당을 못하여 밤에 잘 때 묶어 두었습니다. 풀면 발광하는데 어찌 데리고 오겠습니까. 선생님 좀 같이 가 주십시오."라고 하면서 하도 애원을 하여 할 수 없이 준비하고 그 사람을 따라 나섰다.

이 사람의 집에 가 보니 퇴비를 많이 쌓아둔 곳에 환자를 묶어 두었고, 아이들이 놀리고 있었다. 필자의 가방을 부친에게 맡기고 환자 가까이 가보니 고래고래 고함을 지르고 있었다.

"너는 뭐야?"라고 필자에게 물었다.

"이놈이 천지에 보이는 것이 없구나."라고 말하고는 필자의 수염을 쓰다듬으니

"무섭냐?"라고 또 필자에게 물었다

"무섭기는 뭐가 무서워! 이놈아!"

"그런데 왜 가슴이 개구리 가슴처럼 팔딱거리노?"라고 물어

"이놈아! 네 가슴이 팔딱거리지 내가 왜 그래."하고는 천돌혈(天突穴)을 꾹 누르고는 다시

"이놈아 내가 뛰는 것이 아니고 네놈이 뛰고 있는데."했더니

"와~ 많이 높으신 모양이다."

"그래, 이제 알았느냐?"했더니 환자는 고개를 갸웃거리더니

"관운장인가?"

"삼국지의 관운장 말이냐?"

"그래."

"이놈이 그래 라니!"하고는 다시 왼손으로 천돌혈을 꾹 눌렀더니 주춤하면서 고개를 다시 갸웃거렸다. 필자는 다시 수염을 쓰다듬으며

"나는 관운장을 부려먹은 제갈공명이다."라고 했더니

"아- 그러십니까?"하고는 인사를 반절하였다.

필자는 정(精)과 기(氣)를 모아 환자의 인당혈(印堂穴)을 한 참 쳐다 보았다. 정신이 통일된 상태의 힘은 대단한 것이다. 인간의 한계를 초월하여 초능력을 발휘할 수 있는 것이다. 필자가 상대방의 인당혈을 고도로 집중하여 쳐다본 것은 상대방의 기(氣)를 제압하기 위한 것이다.

시술자의 기로 상대방을 제압하지 않으면 어떤 치료를 하던 큰 효험은 기대하기 힘들다.

필자가 40년의 세월 속에 수많은 정신병자를 치료 했는데 인당을 째려 보았을 시 고개를 숙이고 기(氣)가 꺽이지 않는 자가 치료되는 것을 본 적이 없었다. 1회 시술로 완치된 자도 많이 보았는데 양광증(陽狂證: 발광을 많이 하는 정신병)은 치료가 빠르고, 음광증(陰狂證: 발광이 별로 없고 우울증 적인 정신병)은 치료가 늦다. 한참동안 환자의 인당혈을 째려보고 있는데 환자가 느닷없이

"운학인가?"

"청송 백운학 말인가?"

"예."

"내가 백운학 선생이 북경대학에서 역학을 공부할 때 강의한 교수님이시다." 하고는 다시 수염을 쓰다듬으니

"그러십니까?" 하고는 고개를 깍듯이 숙여 인사를 하여

"자. 이젠 집으로 들어가자 내가 너에게 한수 가르쳐 주마."

"예 좋습니다." 하여 나무에 묶어 놓은 줄만 풀어 죄수나 동물을 끌 듯 데리고 집으로 갔다. 얼마나 여러 군데를 묶었던지 하반신 부위는 30cm 간격으로 묶어 걸음걸이 겨우 할 수 있을 정도였고, 팔도 여러 번 묶은 후 다시 고삐 형태로 길게 연결을 해두었다. 필자가 앞서서 끌고 가니 줄이 길어 환자의 발에 걸려서 걷기가 힘 드는지

"선생님 줄 좀 잡아주십시오." 하여 다가가서 줄을 간추려 쥐니 부친이 걱정이 되는지

"선생님 조심하십시오! 저놈이 유도가 4단이고 얼마나 날쌘지 큰일 납니다."

"유도가 백단이면 뭐 합니까? 마음이 비어 있는데 비키시오." 하고 서서히 끌고 가니 자식이 뒤뚱거리며 겨우 걸어가고 있자 넘어질세라 뒤에서 안절부절하며 부축을 해주니

"놔! 놔! 이 새끼야! 모가지를 확 비틀거야." 하면서 아비의 얼굴에 침을 뱉었다.

방에 들어와 보니 마을의 친척어른 몇 사람이 기다리고 있었다. 필자는 환자를 앉히고 맥진(脈診)과 얼굴색을 살펴보고 나서는

"너 이것 언제, 누가 묶었느냐?" 라고 물으니

"어제 밤에 자는데 동네친구 ** ,**, **가 얼굴에 복면을 하고 와서 묶었습니다."

"얼굴에 복면을 하였는데 그들인지 어찌 아는고?" 라고 물으니 어릴 때부터 같이 자란 친구들이어서 숨소리만 들어도 안다고 하였다.

"그럼, 왜 너를 이렇게 묶었느냐?"

"내가 미쳤다고 묶었다고 하였습니다."

"누가 너를 미쳤다고 하더냐?"

"친구도 그렇고, 아버지도 그렇고, 아이들도 그럽니다."

"내가 보기에는 너는 미친 것이 아니고 머리에 열(熱)이 올라서 그런 것이다. 내가 오늘 너를 풀어주면 친구들에게 복수한다고 사람들에게 주먹을 휘두를 것이냐?"

"선생님 풀어주십시오. 절대 주먹을 휘두르지 않겠습니다."

"사내 대장부는 일구이언(一口二言)을 하지 않는 법이다."

"예, 잘 알겠습니다."

"그리고 너는 증상 심해 침기공을 받아야 한다."

"아~침기공, 안 받을래요."

"사내 대장부가 침기공이 겁나냐?"

"아~~, 침기공 받으면 죽을 것 같은데." 하면서 고개를 갸웃뚱하여 필자는 침을 끄집어내 필자의 외관혈(外關穴)에 자침(刺針)하여 내관(內關)으로 관통을 시키고는

"사내놈이 겁이 많기는, 봐라 이놈아! 팔뚝을 관통하여도 죽는가?" 라고 침이 꽂혀있는 팔을 환자의 눈앞에 내미니 다시 고개를 갸웃 갸웃하더니

"받겠습니다." 하였다.

"좋다." 하고는 필자가 밧줄을 풀어 주려고 손을 대니 방안에 가득 '메운 어른들이

"안됩니다. 저놈이 워낙 센데다가 유도가 고수여서 다시 발작을 하면 아무도 감당 할 수가 없어 큰 일납니다." 하고 모두 겁을 잔뜩 먹은 표정들이었다.

필자가 환자의 지구혈(支溝穴)과 곤륜혈(昆崙穴)에 기공을 해야 하는데 하필이면 그곳에 밧줄이 있어 기공을 못 할 것 같다고 했더니. 한 사람이

"그곳 말고 다른 곳에 놓으면 안 됩니까?" 고 물어

"어디에 할까요?" 라고 되물었더니 아무데나 하라고 하였다.

"예끼 여보시오! 아무데나 할 것 같으면 당신이 하구료? 뭐 한다고 바쁜 사람 불러서 하게 해."

"그럼 선생님이 풀어 놓았다가 난동을 부리면 책임을 지겠소?"

"책임을 못 질 것 같으면 뭐 하러 왔겠소?" 라고 큰소리를 쳤더니. 사람들이 쑥덕쑥덕 하더니 밖으로 다 나갔다. 필자는 환자에게 싱긋이 웃으며

"저 졸장부들 보게나 겁들은 많아가지고, 이 사람아, 자네가 얼마나 난동을 부렸으면 저 모양인고?"

"저는 한번도 사람을 두들겨 패본 적이 없습니다. 자기들이 나를 미쳤다고 겁을 내고 도망가서 괜히 심술이 나서 고함을 지른 것이지요." 하고는 웃었다.

"앞으로는 저 사람들이 그렇게 말하더라도 자네는 미친 것이 아니니 절대 난동을 부리면 안 되네, 군자는 참는 것을 배워야 하고, 약속과 맹세를 잊어버려서는 안 되네. 알겠는가?"

"예, 맹세 하겠습니다." 하여 필자는 밧줄을 풀어 주었다. 문 밖에서 필자의 행동을 보고 있던 그의 부친이나 어른들은 겁이 나서 아예 멀찍이 서 있고 들어올 생각도 못 했다.

환자를 눕히고 진찰을 하고 나서 아비를 들어오게 하였더니 겁이 나서 들어오지는 못하고 '왜 그러냐?' 고 물어 '부모의 유전적인 질병이 있는지를 검사를 해야 겠으니 들어오라.' 고 재차 이야기 했더니 눈이 휘둥그레 지더니 필자를 밖으로 나오라고 하였다.

필자를 데리고 집 뒤쪽으로 가더니 '자식이 어떠냐?' 고 물어

"선천성 매독균으로 열(熱)이 머리로 들어가서 그런 것 같다." 고 이야기 했더니 아비는

"아이고!" 하면서 이마를 벽에다 쿵쿵 소리가 나도록 박고는 멍하니 서 있다가 다시 괴로운 표정을 짓더니 다시 쿵쿵 소리가 나도록 박아 대는 것이었다.

필자는 놀라 아비를 붙잡고 '왜 그러느냐?' 고 물었더니 바닥에 퍽 주저 앉으며 "아이고! 아이고!"하고는 눈물을 펑펑 흘렸다.

"아이고! 내 팔자야!" 라고 하는데 이마는 벌써 퉁퉁 부어 올라 있었다.

"이런다고 해결되는 것이 아니오. 당신이 죽으면 일만 더욱 골치 아파지지."

이 사람은 자유당 시절에 경찰이었다. 모지역의 파출소장으로 재직하였는데,

그 지역은 사창가로 윤락녀와 접대부가 많았고, 그때 가끔씩 성접대도 받았다고 하였다. 그 시절에 국제 매독에 걸려 퇴직하였고, 집사람과 동침을 하여 전염시켰다고 하였다. 그때 임신하여 낳은 애가 바로 이 환자라는 것이다. 그리고 부인은 아직도 매독을 앓고 있다고 하였다.

"선생님 이 일은 절대 비밀입니다. 아들이 알면 저는 맞아 죽습니다." 라고 신신당부를 했다.

"다 자업자득인데 죽는 것이 그렇게 겁 나오?" 라고 물으니

"죽더라도 자식한테 맞아 죽어서야 되겠소!"

다시 환자가 있는 방으로 들어오니 환자는 여전히 누워 있었다.

"자 이제 기공을 받아야지" 했더니. 잠시 머뭇거리더니

"아이, 안 받을래요." 하여

"너는 군자가 못 되겠구나 약속을 철석같이 하고도 못 지키는 것을 보니 그리고 좀 전에 내가 내 팔뚝에 침기공 하는 것도 안 보았느냐? 무섭기는 뭐가 무서워 사내 대장부가." 하고 눈을 부릅뜨고 인당혈을 쳐다보니 기공을 받으려는지 움추렸던 몸을 슬그머니 죽 폈다.

대도(大都), 음곡(陰谷)을 보(補)하고, 지구, 곤륜을 사(瀉)하였다.

대도는 족태음비경(足太陰脾經)의 화혈(火穴)이고, 음곡은 족소음신경(足少陰腎經)의 수혈(水穴)이고, 지구혈은 수소양삼초경(手少陽三焦經)의 화혈(火穴)이고, 곤륜은 족태양방광경(足太陽膀胱經)의 화혈(火穴)이다.

이 방법은 사암도인 〈침구요결〉의 화열문(火熱門)에 상화치법(相火治法)을 응용한 것이다. 군화치법(君火治法)과 상화치법 그리고 장열치법(壯熱治法)이 있는데, 알고 보면 귀사(鬼邪: ^{현대의학에는 정신분열증})이고, 음허화동(陰虛火動: ^{음이 허약하여 불이 왕성한 증상})으로 인한 것이다. 상세한 것은 정신편에 기술되어 있다. 이 환자는 오랜 시간 동안 보사(補瀉)를 하였더니 졸음을 느끼는 것 같은데 깊은 잠에는 들지가 않았다. 필자가 정신병을 많이 치료를 해 보았는데 기공 후 깊은 잠에 빠지는 경우를 여러번 보았다. 잠이 깊이 든 후 깨어나고 나면 대부분이 완치되었다. 이 환자는 깊이 잠이 들지 않아 계속해서 보사(補瀉)를 할 수 없어 발기공(拔氣功)을 하고 필자는 집으로 돌아왔다.

3일 째 되는 날 환자를 안 데리고 아비 혼자만 필자의 집을 찾아와서 "어떻게

되었냐?"고 물었더니 많이 순해졌는데 불안해서 다시 묶어 두었다고 하였다.

그런데 이날 아비가 찾아온 것은 이 환자는 교직에 몸을 담고 있어 치료상 휴직을 하려면 진단서가 필요한데 병원에서는 입원을 안 시키면 진단서를 발급할 수가 없다고 해서 하는 수없이 온양에 있는 모 정신병원에 입원 시켰다가 다음에 다시 데리고 올 것이라고 하였다. 필자에게 이 사정을 알리고 감사의 표시로 찾아온 것이었다.

필자는 색창(色瘡)으로 인하여 자신은 물론 부인까지 감염을 시켜 패가망신하는 경우를 몇 명 보았다. 집돼지 두고 산돼지 잡겠다고 욕심을 부리면 집돼지까지 배고파 월담을 하게 되는 것이니 집돼지나 잘 키우기는 것이 더 이익이 아닐지 모르겠다.

그 후 6개월쯤 지났을 때 환자의 아비가 필자를 찾아왔다. 3일 전에 환자를 병원에서 퇴원시켜 집에 데려다 놓았는데 정신이 희미하고 기력이 전혀 없어서 필자에게 보이려고 찾아 온 것이다. 환자의 집에 가서 살펴 보니 그동안 우리(수용소) 안에 갇혀서 햇볕을 못 보아서인지 얼굴은 하얗게 변했고 눈동자도 희미하고 손은 수전증(手顫症)처럼 떨고 있으며 침을 질질 흘리며 거의 폐인에 가까운 형상이었다.

"허허 이것은 기(氣)가 완전히 빠져 죽기 직전이구만! 쯧쯧!"

이 환자는 신수(腎水)부족으로 화왕(火旺)인데 묶어 놓고 두들기기나 하였으니 공포감이 점점 심하여 과공상신(過恐傷腎: 놀래서 신장을 손상시킴)되어 기진맥진하게 된 것이다. 병원에서는 이것을 치료했답시고 좋아졌다고 하지만 이것이 좋아졌다고 할 수 있는가? 발광을 하지 않는다고 좋아진 것인가? 필자가 보기에는 도리어 더 심해진 것 같았다. 한창 때인 젊은이가 힘이 없어 몸도 못 가누고 의식도 가물가물한 것이 정상이라면 우리나라에서 정상인 젊은이는 한 명도 없다고 볼 수 있다. 만약 환자에게 다시 정상적인 식사와 요양을 취해 다시 원기가 왕성해지면 과거처럼 발광을 할 것이고, 아니면 평생을 폐인처럼 살아가게 될 것이다.

정신(精神)의 정(精)은 수(水)이고, 신(神)은 화(火)에 해당된다. 즉 음양인데 균형을 이루어야만 평온을 유지할 수 있는데 화왕형금(火旺刑金: 심장의 열이 많아 폐를 손상시킴)이 되면 신수(腎水)가 고갈되어 정(精)을 손상시켜 화왕(火旺)이 되는 것이다. 매독도 신정격(腎正格)으로 치료가 되는 경우가 있다. 이 자는 식욕부진으로 신체가 수척하여 경거, 복류를 보(補)하고 대돈, 용천을 사(瀉)하였다. 시술하고 나서 점심을 먹으며 환자의 의식을 알아보기 위해서 바둑을 하자고 하였다. 이것은 누가 이기고 지는 것을 떠나 환자의 의식상태를 알아보고, 기억력 증강을 위해서 하는 것인데 아비는 옆에 앉아서 훈수를 두었다. 자기 자식이 지니 안달이 나서 필자와 바둑을 하자고 하였다.

"허허 이 양반, 치료는 당신이 받아야 겠소. 치료를 위해 한 것이지 할 일 없어 바둑두는 줄 아시오?" 했더니 얼굴을 붉히며 어쩔 줄 몰랐다.

이 환자의 정신질환은 유전성 매독균(色瘡)에 의한 것으로 신정격(腎正格)을 사용하여 완치가 되었고, 재발(再發)을 방지할 수 있다.

그 후 이 환자는 몇 차례 시술로 완쾌되어 복직하여 아직도 교직에서 봉사 하고 있다. 하룻밤의 영화(榮華)가 일생의 악업(惡業)이 될 줄이야. 조심할 지어다.

남자나 여자나 손조심, 입조심, 성기(性器)조심하라는 말이 있는데, 성기 남용으로 고생하는 환자를 여럿 보았다.

사 례 ❻

폭행으로 인한 정신병

지금으로부터 30여 년 전(1974년 6월 경)의 일이다.

필자는 그 시기에 지지리도 가난하여 산밑에 조그만한 초가삼간에 살고 있었다. 아랫채는 그나마 새마을 운동으로 지붕을 개량하여 기와집이었지만 본체는 여전히 초가집이었다. 필자는 25세에 군 제대 후, 27세부터 뜻이 있어 수도(修道)를 시작하였다. 낮에는 농사일을 하고 밤에는 금오산에 올라 목욕재계하고 수도하였다. 39세에 득도(得道)하여 하산하였고, 중생구제를 시작하였는데, 이때에는 제법 명성을 얻어 일어설 때이다.

선친(先親)은 일제시대에 수의(獸醫) 일을 하셨는데 제법 명성이 있었다.

사람의 병은 큰 병은 볼 줄 모르셨지만 작은 병은 그런대로 보셨다. 선친께서는 재물에 탐욕이 없고 불쌍한 사람이면 중병(重病)을 고쳐 주고도 금전적인 사례를 전혀 받지 않았다.

행상인이나 거지가 집을 찾아오면 무상(無償)으로 밥을 주곤 했다. 어머니께서 그 사람들에게 밥을 적게 주면 아버지께서 야단을 치셨다. 사람은 다 같은 사람 인데 돈이 없고 지위가 낮다고 천대하면 나도 언젠가는 어디에서 누군가에게 천 대를 받을 것이고, 그것은 나 자신을 천대하는 것이라 여기셨다. 어머니께서는 항상 걱정인 것이 자식이 7남매나 되는데 아버지께서 돈을 모르시고 남에게 퍼주 기만 하시니 걱정이 안 될 수가 있겠는가? 어머니께서 답답해서 한마디 하시면 '허허' 웃으시고는 '나는 내 복(福)이 있고 자식은 자식 복이 있는 것일세. 나는 자식을 위하여 내가 먹고 싶은 것 안 먹고 입고 싶은 것 안 입고는 살 수 없네. 인 간은 다 자기 복을 타고 나는데 쓸데없이 돈 모아 자식에게 물려 줘 봐야 자식의 그릇이 안 되면 다 말아 먹는 것일세. 또 그릇이 되는 놈은 한 푼 안 물려주어도 다 그릇대로 살아갈 것 일세. 그러니 헛 걱정일랑 하지를 말게나. 또 자식이 살겠 다고 열심히 일하면 하늘이 정당한 댓가와 복을 줄 것 일세' 라고 말씀을 자주 하 셨다. 그 시절에는 누구나 그랬지만 우리도 농사를 지으면 왜정(倭政)들이 공출 (供出)이다 뭐다하여 다 빼앗아 갔고 식구들은 항상 배가 고팠다. 그때 일가친척 이 이장이어서 집안에 배급을 약간 더 주려고 하자 아버지께서는 펄쩍 뛰시면서 거절을 하셨다. 국가 전체가 가난하여 전 국민이 굶는 것을 밥 먹듯이 하는데 이 장도 권력이랍시고 일가를 돌보면 남들로부터 원성을 들을 것이고, 남들이 다 가 난한데 나 혼자 잘 먹고 잘사는 것은 도리가 아니고, 또한 나중에 화(禍)가 될 것 이고, 아무리 가난해도 국가의 배급을 타 먹으면 남들이 얼마나 가난해서 그것을 타 먹을까 하고 무능함을 의심하여 자식들 혼사길이 막히니 일언지하로 거절하셨 다. 그리고 항상 강조하시기를 사람이 빈곤한 상태에 있을수록 추한 모습을 보여 서는 안 된다고 강조하셨다. 어려울 때 남을 도와주면 나의 생전에는 어떤 보답 이 없을지라도 반드시 후손에게라도 그 음덕(陰德)이 있을 것이니 가문을 위하여 남을 항상 도와주라고 말씀 하셨다. 선친의 정신을 이어 받아서 인지, 조상의 음 덕인지 백씨 상배 벽안(형님의 호)은 남의 가르침을 받지 않고 스스로 독학으로 득도하여 대명풍(大名風)으로 명승을 떨쳤고, 상학(相學)과 명리(命理)도 그런대 로 잘 보았다. 필자도 집안이 가난하여 정규대학 교육은 받지 않았으나 주경야독 과 수도(修道)로 득도 하였다.

필자가 한참 상승세를 타고 있을 때 한 점쟁이가 정신병자인 처녀와 그녀의 어머니를 데리고 왔다. 이 환자는 부산에서 왔고 나이는 24세라고 하였다. 점쟁이는 환자들에게는 방에 들어가게 하고 필자는 밖으로 나오게 했다.

이 점쟁이는 K시에 살고 있다고 하였다. 이 환자를 치료한답시고 하였으나 한계를 느끼고 필자에게 데리고 온 것이었다. 점쟁이의 딸이 이전에 필자에게 치료받는데 그때 정신병 고치는 것을 본 모양이었다. 그 사실을 안 점쟁이는 이 환자를 치료해준다 하고 6만원에 계약한 모양이었다. 일단 집안에 우환이 있다고 판단하고 굿을 하였으나 별 효험이 없어 오인에게 데리고 온 것이었다. 굿 하느라고 3만원은 썼고, 나머지 3만원을 줄테니까 병을 고쳐달라고 하였다. 만약 못 고치면 6만원을 돌려줘야 하니까 어떻게 하던 고쳐달라고 하였다. 그리고 자신의 체면을 위하여 집안에 우환이 있다고도 해 달라고 주문했다.

"저 처녀는 귀신이 붙은 것이 아니고 놀래서 온 것이오." 했더니

"놀랬다고 하면 나에게 돈을 주겠어요? 나도 먹고 살아야지, 그러니 귀신 붙었다고 이야기 좀 해 줘요." 라고 했다.

필자는 방안으로 들어와서 환자를 이리 저리 살핀 다음

"귀신 붙었는 것 같기도 하고, 크게 놀랜 것 같기도 한데 한번 봅시다." 하고는 다시 안색을 자세히 살피고는

"귀신은 나가고 없는데 과거에 크게 놀랜 것이 아직 남아 있구만." 했더니

"예, 보살님이 우리 집에 직접 와서 굿을 해 주었습니다."

"과거에 아주 크게 놀랜 적이 없습니까?" 라고 필자가 물으니 환자의 어머니가 한숨을 몇 번 내쉬더니

"집안 창피해서, 선생님이 이미 알고 계시니 말 안할 수도 없고, 우리 집 가까이에 사진관이 하나 있습니다. 그 집에 일하는 청년이 있었는데 우리 딸애에게 관심을 많이 보였습니다. 내가 항상 몸가짐을 조심하라고 일렀는데, 어느 날 청년이 놀러 가자고 졸라서 따라 갔는데 으슥한 곳으로 데리고 가서 강간 하려고 해 강하게 반항 하였더니 발로 차고 주먹으로 때려 기절하였답니다. 청년은 죽은 줄 알고 도망가고, 한참 후에 깨어나서 집으로 돌아 왔는데 그때 충격으로 이렇게 되었습니다." 하면서 눈물을 흘렸다.

그 후 2년 동안 전국에 용하다는 곳은 다 찾아다니고 안 해 본 치료법이 없는데 병은 점점 깊어만 가서 며칠 전에는 이런 생각이 들었다고 했다. 환자에게는

철도국에 근무하는 오빠가 하나 있는데 이 가시나 치료하기 위해서 돈만 쓰고 못 고치면 오빠까지 못 살게 될 것 같고, 자신이 죽으면 누가 이 딸을 데리고 살아줄지 모르겠고, 이왕 못 고칠 바에야 오빠라도 잘 살도록 차라리 죽여 버려야겠다는 생각이 들었다고 했다. 그래서 그날 밤은 딸을 어떻게 죽일까 밤새워 생각 했는데, 또 한편으로는 '이 넓은 조선 천지에 딸년 병 하나 고칠 의사 하나 없겠냐?' 하는 생각이 들었단다. 그래서 전국을 다시 돌기로 작정하고 딸을 데리고 기차를 탔다고 했다. 아무 생각없이 한참 타고 오다가 배가 고파서 창밖을 살피는데, 그때 열차가 K시역에 도착한다는 안내방송이 흘러나왔다고 하였다. 일단 배라도 채울 요량으로 역에 내려 가까운 식당에 들어가서 음식을 시키고는 식당 사장에게 K시에서 최고 유명한 점쟁이 집을 물어보니, 오늘 데리고 온 점쟁이를 가르쳐 주었다고 하였다. 점쟁이는 자신의 딸 말만 믿고 필자에게 찾아 온 것이다. 이것이 천우신조(天祐神助)인 것이다. 인간이 제 아무리 잘 났다고 까불어봐야 부처님 손바닥이라고 하지 않는가? 삼일수심천재보(三日修心 千載寶: 3일간 수련한 것은 천년간 보배이고), 백년탐물일조진(百年貪物一朝塵: 백년간 모은 재산은 하루 아침에 먼지가 된다.), 백년삼만육천일(百年三萬六千日: 백년의 36000일은) 불급선가반일간(不及禪家 半日間: 선가에서는 반나절도 안된다.)이라.

일단 환자의 대도(大都), 음곡혈(陰谷穴)을 보(補)하고 지구(支溝), 곤륜(崑崙)을 사(瀉)하였다. 기공 후 환자가 '엄마야, 머리가 시원해지고 맑아 오는 것 같아.' 라고 탄성을 질렀다. 한번 치료로는 힘들 것 같아 환자를 여기서 수양(修養)하도록 두고 보호자만 내려 가도록 하고, 치료가 다 되면 연락을 해 주기로 하였다.

대도혈(大都穴)은 비경(脾經)의 화혈(火穴)인데 비토(脾土)는 후천지본(後天之本)의 장기이다. 만물지착생지원(萬物之着生之原)하므로 지상의 모든 생물이 땅에서 살게 하듯이 신체의 정기를 북돋아주고 습(濕)의 생성을 막아준다. 음곡(陰谷)은 족소음신경(足少陰腎經)의 수혈(水穴)을 보(補)하는 것은 불 끄는데 물이 필요해서이고, 지구(支溝)는 수소양삼초경(手少陽三焦經)의 화혈(火穴)로 상초(上焦), 하초(下焦), 중초(中焦)의 화(火)를 직접 소멸하게 하는 것이고, 곤륜혈은 족태양방광경(足太陽膀胱經)으로 수혈(水穴)에서 화(火)를 사(瀉)하니 전신의 화(火)가 없어지는데 어찌 병이 치료되지 않겠는가?

격일제로 3번 치료하였더니 증상이 거의 다 없어졌다. 그런데 환자는 정신이 무력하고 매사에 의욕과 용기가 없는 것 같아 다시 신정격(腎正格)을 사용하였더니 하단전(下丹田)에 온기를 느끼고 머리가 더 맑아오고 성격이 명랑해졌다. 시골에 친구도 없고 혼자 놀기가 적적해 하는 것 같았는데, 마침 옆집아이가 꾀꼬리 새끼를 잡아서 키운다는 말을 듣고, 한걸음에 달려가 사와서 키우는 법을 가르쳐 주었다. 또한 동네 처녀들이 하는 비단 홀치기를 가르쳐 주어 같이 어울려 놀게 하였다. 그럭 저럭 한달 가까이 지나 환자가 완치된 것 같아 집에 연락 했더니. 그 다음날 환자의 오빠가 올라와서 환자를 유심히 관찰하더니

"선생님 갑자기 연락을 받고 오느라 돈을 준비 못해 왔습니다. 집에 가 돈을 가지고 와서 동생을 데리고 가겠습니다." 라고 하여

"이 사람아 돈이 뭐 그리 중요하다고 없으면 그만두게!" 했더니

"이렇게 어려운 병을 치료해 주셨는데 어찌 사람이 약조를 어기겠습니다. 인간의 도리가 아니지요." 하고는 다시 동생에게

"**야, 오빠가 며칠 안으로 데리러 올 테니 며칠만 더 치료 받고 있어." 하며 남매 간에 눈물을 흘렸다. 삼일 째 되는 날 환자의 오빠는 서로 다른 나무 세 그루를 가지고 와서는 기념식수로 필자의 화단에 심어주고 돈 만오천원 내고 동생을 데리고 갔다.

그 나무는 무려 35년이나 되었는데 아직도 필자의 화단에서 잘 자라고 있다. 많은 환자들이 치료 후 완치되면 기념식수를 심었는데 참으로 이상하다. 그 나무를 필자가 관리 하지만, 어떤 사람이 가져다준 나무는 관리를 하지 않고 내 버려두어도 잘 자라고, 어떤 나무는 관리를 잘 하여도 때가 되면 시들시들해 진다. 나무의 상태와 환자의 상태가 동일하고 심지어 나무가 죽어 알아보면 그 환자 역시 저 세상으로 갔다. 필자는 이런 일을 몇 번이나 겪었다.

이 환자가 기증한 나무가 아직도 푸르게 잘 자라고 있는 것을 보니 아마 잘 살고 있을 것이다.

그리고 사람의 인연이란 참으로 알 수 없는 것이다. 환자가 심심할 때면 필자의 이웃집인 진씨네 집에 동갑내기 딸이 있어 자주 놀러갔는데, 그때 둘은 친구가 되었다. 10년 후 진씨부인이 딸집에 가기 위해서 울산의 모 아파트에 갔는데 어떤 사람이 '어머니 아니세요?' 라고 물어 쳐다보니 이 환자라고 하였다. 알고 보니 이 환자와 딸은 같은 아파트촌에 살고 있고, 신랑끼리도 같은 회

사에 다닌다고 한다. 이것이 인연이 되어 지금도 둘은 아주 친하게 지내고 있다고 한다.

불가(佛家)에서는 세 번의 인연이 있다고 하지 않는가. 전생(前生)에, 현세(現世)에, 그리고 미래까지. 지금은 이웃집 진씨 딸이 충무(현재의 통영)로 이사를 하여 소식이 끊어졌다. 그러나 나무를 보면 여전히 건강히 잘 살고 있는 것 같다.

이 환자의 어머니가 죽기를 각오하고 전국의 명의를 찾아 나섰을 때 그 기(氣)가 우주공간을 타고 나가면서 필자의 기(氣)와 부딪쳐 영(靈)으로 인도(引導) 된 것이다. 진심으로 일을 하면 정령(正靈)이 통하여 알게 되는데, 이것을 접신통령(接神通靈)이라 한다. 이것은 누구나 그 능력을 가지고 있는데 마음에 사리사욕, 육마(六魔)가 붙어 있어 제압하지 않으면 통할 수가 없는 것이다. 접신통령법은 기술하지 않겠다. 그것은 잘못하면 정신병자가 되거나 생명을 잃을 수도 있다. 10여 년 전에 중국에서 **기공이 유행한 적이 있었는데 많은 사람들이 정신병을 일으켰거나 자살하였다. 올바르게 한다면 자신의 병을 치료할 수도 있고, 타인의 병도 치료할 수 있지만 사리사욕이 앞서면 자신이 도리어 화(禍)를 당하는 것이기 때문이다. 득도(得道)란 그리 쉬운 일이 아니다.

대구시 달서구 논공면 안계라는 마을에 안노인이 계셨는데 그분은 일자무식이지만 침(針) 하나로 수십 만명의 중생을 구제하였고, 일제시대에도 유명하셨다. 경북 성주읍의 초전면 설치미라는 곳에도 이런 분이 계셨는데 이분도 배운 것은 아무것도 없지만 침 하나로 수많은 중생을 구제하여 사람들이 신침(神針)이라고 불렀다. 필자의 제자 중에도 신침(神針)을 배워 이름 깨나 날린 사람도 있다. 의학을 하는 사람은 누구나 사사로운 이익이나 부질없는 욕심을 떠나 오직 억조창생(億兆蒼生: 많은 사람)을 구제하는데 전념을 해야 한다.

애욕삼매(愛慾三昧)를 버려야만 통령(通靈)이 발휘하여 초능력을 낼 수 있는 것이다. 헛된 욕심으로 타인과 자신을 멸망의 길로 접어드는 오류를 범하지 말기 바란다.

필자는 40년 간 기공으로 대학병원, 한방병원, 병의원 등에서 몇십 년 간 치료하여도 고치지 못한 병들을 완치를 시켰고, 심지어 며칠 밖에 못산다고 한 환자들도 꽤나 완치시킨 적이 있다.

필자의 가문을 보면 도가(道家)에 가깝다. 선친(先親)은 물론이고, 필자의 대

(代)에서도 도가쪽에 가까운 직업을 가진 자가 많았고, 자식들도 의학이나 기공쪽에 혹은 무속인 쪽으로 일하고 있는 사람들이 무수히 많다. 그리고 정신분야쪽에 많이 치우쳐 있는 것을 보더라도 알 수 있다. 애욕삼매를 하여야만 대대손손 유전(有傳)할 수 있는 것이다.

필자가 그동안 많은 환자들에게 시술한 지압 기공법을 소개하겠다. 이것을 잘만 시술한다면 많은 질병에 도움을 줄 수 있다. 그러나 시술자는 필히 무아지경에 들어가야 하고 수양된 자가 해야 한다. 다시 한번 더 강조하지만 수양이 안 된 자는 절대 금물임을 밝혀둔다. 효험이 있는 질병은 갱년기 장애, 불감증, 발육부진, 당뇨병, 고혈압, 비만증, 의욕상실 등의 병들이다.

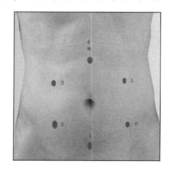

5. 부인과 질환

사 례 ❶

목사 제수의 불감증

1990년 초여름의 일이다.
경기도 안양시에서 중소기업의 사장이면서 교회의 장로라는 분이 필자를 찾아왔다.

이분이 필자에게 치료 받아 완치되니 안양에서 환자들이 구름떼처럼 몰려 왔고, 모두들 효험이 좋자 필자를 교회로 초청하기 위해서 온 것이다. 진료를 받으려는 신도가 워낙 많아 다 볼 수 없어 교회에서 직책을 맡고 있는 사람이나 영향력 있는 신도들만 진료 하였는데, 그 중 목사 제수씨의 질병을 소개하고자 한다.

첫 인상이 얼굴은 푸석 푸석하고 검은색을 비쳤다. 이리저리 살핀 뒤 목사의 부인만 남기고 다른 사람들은 방 밖으로 나가게 하였다. 신허(腎虛)증상을 물어보니 다 맞다고 하였다. 그리하여 필자가

"불임을 할 수도 있겠는데." 했더니 목사의 부인 대신 대답을 하기를

"결혼한 지 5년이 지났는데 아직 아기가 없습니다만, 그것보다 밤에만 자주 간질 증상을 보입니다. 그것은 맥(脈)으로 안 나옵니까?" 라고 물었다.

"평소에는 괜찮은데 혹시 부부생활 할 때 그 증상이 나타나지 않습니까?"하고 물었더니

환자는 고개를 푹 숙이고 말이 없었다. 그러자 옆에 있던 목사부인이

"그러면 그렇다. 아니면 아니다 라고 대답을 해야지 치료를 올바르게 하지, 누구는 안 하고 사나." 하고 대답을 재촉하여도 아무런 반응이 없자

"내가 있어 불편해서 그런 모양인데 내가 나갈게." 하고는 일어서려 하자. 환자는 부인의 옷을 잡으며

"형님 있어요. 괜찮아요."

"그래. 다 이야기 해라. 그래야 선생님이 올바른 처방을 하지. 어디를 가도 치료 못해서 이런 고생을 하고 있는데, 자네가 나아야 한 때 뿐인 청춘을 보낼 것 아냐?"

"예, 맞습니다. 관계를 하면 아무런 기분도 없고 아프기만 하다가 정신이 가물가물해져 의식을 잃곤 했습니다. 깨어나서 보면 신랑이랑 가족들이 옆에 있고, 그리고 나면 아무런 힘이 없고 정신도 없어 아무 생각도 안 나고 멍하게 누워 있습니다." 라고 말하고는 다시 이어서

"형님, 저 처녀 때에는 이런 증상이 없었는데 결혼 후에 이런 증상이 생겼습니다." 하면서 눈에는 눈물이 가득 고였다. 목사부인은

"누가 동서보고 처녀 때부터 그랬다 그랬나? 그리고 처녀 때부터 그랬다 해도 자네 시숙이 명색이 목사인데 이혼은 못한다. 자네들이 이혼한다면 목사 때려 치우고 탈교(脫敎)해야 한다." 하고는 환자의 손을 잡고

"우리는 하느님을 모시고 있는 신자이고, 하느님 앞에 죄지은 일이 없는데 설마 하느님이 우리를 버릴라고, 우리를 인도해주실 것이니 걱정하지 마라."

그리고 목사부인은 필자를 쳐다보고는

"꼭 고칠 수 있지요?" 하고 물었다. 필자는 침구동인도(鍼灸銅人圖)를 내놓으며

"예 나을 수 있습니다. 그런데 이 동(銅)으로 된 사람을 자세히 보십시오. 제가 기공할 자리는 여기와 여기이고, 지압 기공은 여기와 여기를 해야 하는데 부끄러움이 많은 사람들은 시술을 거부하여 치료가 늦어지는 경우가 있습니다. 먼저 양해를 구할까 합니다. 한번만 옳게 치료하면 아까 말했던 모든 증상들도 없어지고, 임신도 가능하고 간질 증상도 없어집니다." 했더니 목사 부인이 말하기를

"어디에 기공하던, 어디를 지압하던 말하지 않을 테니 병만 고쳐 주십시오. 제 남편이 중매해서 결혼했는데 절대 이혼은 못하고, 그렇다고 시동생을 고통으로 평생을 살게 할 수 없으니 동서를 고쳐만 주십시오. 병 고친다는데 무슨 짓을 못하겠습니까?"

목사부인의 입회하에 신정격(腎正格)과 옥문혈(玉門穴)에 기공 하였다. 기공하는 동안 목사부인은 옆에서 기도를 하고 있었다.

잠시 후 환자가 '머리가 맑아진다.'고 하니까 목사부인이 '그래, 그래야지' 하고는 더욱 열심히 기도하였다. 하복부와 전중혈(膻中穴)을 눌러보니 통증이 없다고 하여 발기공(拔氣功)을 하고 잠시 쉬게 한 후 전신 지압을 실시하였다. 앞장의 사진대로 순서에 맞춰서 1차 지압 기공을 마치고, 다시 2차 지압 기공을 하니 몸에 이상한 기운이 감돈다고 하였다. 얼굴색이 붉어지고 몸을 비비꼬며 흥분하는 증상들이 나타났다.

"형님 몸이 이상해요."

"그래 그것 때문에 치료 받는 것 아니냐? 그럼 됐다." 하면서 대화를 주고 받았다.

잠시 휴식 후 3차 시술을 실시하였다. 시술 도중 환자가 못 참겠는지 행동을 시작하였다. 동서를 쳐다보며 필자를 잡으려다 놓고 잡으려다 놓고 하자 목사 부인이 눈치를 채고는

"괜찮다, 괜찮아 선생님을 꼭 껴안고 힘을 쓰라! 힘을! 병 고치려고 서방질 하는 년도 있는데 어때!" 하면서 용기를 북돋아 주었다. 지압하는 필자를 꽉 껴안더

니 축 늘어지는 것이었다. 그리고 그동안 분비 되지 않았던 물질들이 하부로 배출하였다.

"이제 완치 되었습니다. 오늘 집에 가서 동침을 해 보십시오. 그동안 겪었던 증상들은 아마 절대 나타나지 않을 것입니다."

그날 치료는 환자의 동서가 많은 도움을 주었다. 그분이 아니었으면 아마 이 환자는 치료하기 힘들었을 것이다.

그 다음날 환자가 목사부인과 같이 필자를 찾아 왔다. '어떠냐?'고 물었더니

"지금까지 처음 느낀 것이었고 부부생활이 이런 것이라는 것을 알았습니다." 라고 대답을 하자. 목사부인은

"그래 바로 그것이다. 부부지간에 사는 것이 그 재미로 사는 것이다. 선생님이 아니었으면 평생을 고통 속에서 벗어나지 못할 뻔 했네." 하면서 목사 부인이 더 좋아 하였다.

이런 병은 양의사를 찾아가 치료하면 간질이라고 신경안정제나 수면제만 자꾸 처방하니 사람은 점점 무기력해지고, 나중에는 기(氣)가 더 막혀 자궁에 혹이나 근종들이 생길 수도 있다. 기(氣)가 막힌 것을 어찌 신경안정제로 뚫을 수 있겠는가? 더 막히면 막히지.

다음 날 다시 필자를 찾아와서 다시 증상들을 물었더니

"간질 발작은 한번도 안 일어나고 몸이 아주 개운합니다." 하였다.

"한번도 안 일어 났다는 것을 보면 그동안 밀렸던 것을 다 해결하려고 했던 모양이지." 했더니. 얼굴을 붉히고 필자의 옆구리를 쥐어 박으며 손가락 세 개를 펴쳐 보였다.

"이제는 완치되었습니다. 앞으로는 임신도 할 것이니 걱정 마세요. 그리고 아들 낳거든 찰떡이나 한 소쿠리 보내시오." 하며 같이 웃었다.

지압은 꼭 필요할 때가 있다. 의자(醫者)들은 지압을 우습게 알거나 품위손상이라고 생각하는 경우가 많은데, 그것은 의자의 자세가 아니라고 생각한다. 자신의 권위의식 때문에 환자를 치료할 수 없다면 어찌 의사라고 할 수 있겠는가? 오랜 병으로 전신이 굳어 있을 때에 전신에 침을 놓을 수 없다. 그리고 침을 너무 많이 놓으면 기(氣)가 손상되어 역효과가 날 수 있고, 환자들은 대부분이 침에 대한 공포가 있어 도리어 과공상신(過恐傷腎)할 수 있다. 그리고 공포심이 심한 아

이나 사람들에게는 지압이 좋다. 앞장에서 전술한바와 같이 시술한다면 믿지 못할 효과가 있을 것이다. 그러나 거듭 강조하지만 수양이 덜 되어 고도의 경지에 도달할 수 없고 무아지경에 들어갈 수 없는 사람은 전신(全身) 지압을 절대 하지 마라. 잘못하면 역효과가 날 수 있고 불미스런 일이 발생할 수 있다. 무아지경에서 초능력을 발휘하여 영력(靈力)을 얻어야 가능한 것이다. 특히 의자는 종교적으로도 초월 해야 한다. 한의학의 이론은 기독교적인 사관으로는 절대 맞지 않는 것이다. 우주의 원리와 구성이 음양(陰陽), 오행(五行)이라는 자체를 부정하지 않는가? 그렇지만 어느 종교이든 언어의 표현이 다를 뿐이지 근본은 같다고 본다. 그 용어적인 차원을 극복하지 못한다면 어리석은 판단이라고 생각한다. 하느님이나 옥황상제나 아니면 부처 혹은 알라 모두 같은 신일 것이다. 환자도 어느 종교의 신자이기 때문에 그 종교의 병원만 고집한다면 참으로 어리석다고 볼 수 있고, 아직 경지에 도달하지 못했다고 봐야 할 것이다.

그리고 요사이 한의사들이 침을 수십개 놓는데, 그 수가 많으면 많을수록 돌팔이다. 진단만 정확하면 단 몇 개면 충분하다. 모르니까 이 곳 저 곳 다 찔러 보는 것이다. 그래야 그 중에 하나가 맞을 수도 있으니까. 일명 뒷발로 쥐잡는 격이다.

그런 수준으로는 병을 고치지 못한다. 도리어 악화된다. 수십 번 이야기 했지만 인간의 심리는 묘한 것이다. 작은 일에도 많은 변화를 일으킨다. 어느 누구도 침을 좋아하는 사람은 없다. 그런데 잘 알지도 못하면서 소 뒷발로 쥐 잡듯이 푹푹 찔러대면 과공상신(過恐傷腎)되어 더 심해 지는 것이다. 모르면 모른다고 인정하고 다른 의자(醫者)에게 인도하는 것이 진정한 의자의 길일 것이다. 그럼 언제 경험 쌓냐고? 그럼 돈받고 환자를 대상으로 경험쌓기식 치료가 옳은 행태인가?

의자가 되기 전에 다 터득해야 진정한 의자라고 할 수 있는 것 아닌가? 앞으로 국가에서도 국시제도를 바꾸어야 할 것이다. 의대 졸업만 했다고 자격여건을 주니 돌팔이 양성하는 꼴밖에 더 되는가? 6년간 배웠다고 병 고칠 것 같으면 대한민국에서 죽을 사람 없을 것이다. 10년을 해도 껍데기를 알까 말까 한다. 그리고 한국에서는 수능시험 성적으로 사람을 평가하고, 잣대로 삼는데 그것만큼 무식한 것은 없다고 생각한다. 또한 의자는 영어단어 몇 개나 수학공식 몇 개 더 안다고 되는 것이 아니다.

사 례 ❷

생과부의 음부제양, 냉대하(冷帶下)

필자의 동창회원 중에 감포읍에 사는 임윤기(가명)라는 자가 있었다. 1980년에 8월에 여름휴가 겸 봉사활동 삼아 감포에 왕림해 달라는 요청을 받았다. 이 자는 필자와 동갑이고 감포읍에 침술원을 개원하고 있었는데 이름을 날리지 못하고 있어, 필자를 이용하여 광고도 하고 한 수 배워 볼까하여 초청한 것이다.

초행길인데다가 전화상으로 설명을 들어 예정시간보다 2시간이나 늦게 도착했다. 이 사람이 얼마나 광고를 했던지 침술원에 도착해서 보니 무려 100여 명이 필자를 기다리고 있었다. 먼 거리 오느라 너무 피곤하여 진료에 영향 있으니 차라리 내일부터 맑은 정신으로 보는 것이 좋지 않겠냐고 물었더니 모두 수긍하고 돌아갔다.

여장을 푼 후 바다에 나가서 수영하다 한 사람을 만나서 임윤기씨에 대해 물어 보았다. 이 사람의 부친은 아주 부자였는데 돌아가신 후 이 자가 사업한답시고 돌아다니다가 가산(家産)을 많이 탕진했고, 인근 사람 중에서 이 사람의 술 한 잔 안 얻어 먹은 사람이 없을 정도였다고 했다. 사업에 재능이 없는 것을 알고 남은 재산으로 공부하여 침술원을 차렸다고 했다. 그래도 인심은 안 잃었는지 마을 사람들이 필자가 온다고 손님맞이에 쓰라며 생선을 많이 가져다 주었다고도 하였다.

다음 날 아침 식사 후 환자를 보기 시작하였고, 여러 환자 중 한 사례를 소개하겠다.

40세쯤 된 여자가 들어와서 얼굴을 관찰해 보니 검은 빛이 비쳤다. 필자가 다시 눈의 안청을 보니 역시 검은색이었다. 맥을 잡아 보니 좌우 척맥(尺脈)이 미세, 무력(無力)하여 복진(腹疹)을 해보니 하복부가 서늘하고 딱딱하기가 돌과 같고 눌러보니 아프다고 입을 쩍 벌렸다. 필자가

"남편이 없지요?" 했더니

"있습니다."

"있다고요? 없는데." 하고는 임 선생을 쳐다보니

"맞습니다. 진찰을 맞게 했습니다." 라고 하자 이 여자는

"임선생님, 저 남편 있잖아요?" 하니 임 선생이

"제가 말씀 드리지요." 하였다.

내용인즉, 남편은 어부였는데 몇 년 전 배에서 조업 중에 그물을 들어 올리는 줄에 허리가 감기는 사고를 당해 하반신이 완전히 불구가 되어 걷지도 못하고 누워만 있다고 하였다.

필자는 이야기를 다 듣고 동의 얻어 음부를 검사를 해보니 외음순에는 통증이 없으나 그 주위와 내음순에 궤양이 생겨 있고, 황색 분비물이 흘러나오는데 냄새가 아주 고약하였다. 앞에서 몇 번 전술한 바와 같이 신허(腎虛) 증상을 물어보니 일치한다고 하였다. 신정격(腎正格)으로 치료를 하였더니 즉석에서 하복부의 통증이 그치고 머리가 맑아 온다고 하였다. 그러나 필자는 한참동안 고심했다. 이 여자는 정상적인 성생활을 할 수 없음으로 며칠 뒤면 다시 이 증상이 나타날 것이 걱정되었다. 그렇다고 불륜행위를 하라고 할 수도 없고, 어떻게 말을 해야 할지 몰라 망설이는데 이 여인이 "이제는 다 나았습니까?" 하였다. 필자는 다시 생각을 하다가

"지금은 조금 나았으나 앞으로가 문제입니다. 그리고 이 병의 뿌리를 빼기 위해서는 다른 것을 시술을 해야 하는데 좀 시술하기 곤란해서." 했더니

"제가 여러 군데 병원을 가 보았지만 고치지를 못했는데 선생님이 고쳤습니다. 그런데 선생님의 어떤 말을 안 믿겠습니까?" 하였다.

"그럼 어떤 치료를 하더라도 오해하지 말고 받을 수 있지요?" 라고 확답을 받기 위해 물었더니 좋다고 하여 환자를 자리에 눕히고 옥문두(玉門頭)를 비비니 사정 하였다. 잠시 뒤에 다시 하복부를 만져보니 아주 부드러워 졌다.

이 환자는 아직도 젊었는데 사고 때문에 남편이 제 구실을 못하므로 시댁에서는 재가(再嫁) 하라고 많이 권유한 모양이었다. 그러나 이 여자는 '내가 좋아서 결혼했는데 남편이 병들어 아프다고 내팽개치고 도망을 친다면 어찌 인간이라고 할 수 있냐' 고 거부하였다고 했다.

80년대면 그리 오래된 일은 아니나 현재의 많은 젊은이들은 약간만 마음이 안 맞아도 아이와 남편 혹은 여자를 버리고 도망가는 일이 허다 한 모양이다. 순간

의 화를 참지 못하고 나갈 사람이면 다음에도 도망 안 간다는 보장이 있는가? 자꾸 그런 악행을 하면 악업만 쌓게 되는 것이니 자중해야 할 것이다. 그런 악행을 일삼고도 잘 되기를 바란다면 어찌 인간이라 할 수 있겠는가? 자신의 인생은 자신이 만들어가는 것이다. 팔자가 셀지라도 자중하면 하늘이 감탄하여 좋은 곳으로 인도할 지니, 그리고 성욕, 그것 아무것도 아니다. 집착하면 할수록 점점 방탕해지는 것이다. 사람들이 참는 것이 점점 약해져서 세상이 이만큼이나 험악하고 어지러운 것이다.

다음 날도 아침부터 기공시술을 하고 있는데 뒷문이 열리더니 뭔가 굴러 와서 필자의 엉덩이에 부딪치는 느낌이 있어 시술 마치고 보니 맥주 5병과 마른 안주가 놓여 있었다. 임선생이 어제 그 여자가 가져와서 목이나 축이시라고 들여 놓았다고 하였다. 오후 진료를 마치고 그 여인의 집에 갔더니 작은 가게를 하고 있었다. 여인은 시장을 봐서 진열대에 차려 놓고 다른 곳에 일하러 가고 남편은 방에 누워서 돈 받고 계산만 해준다고 한다. 하체를 움직일 수 없어 물건을 못 꺼내주고 손님이 직접 꺼내고 계산한단다. 마을 사람들이 불쌍하다고 이 가게를 많이 이용하고, 다른 집에는 외상값이 있어도 이 집에서는 외상을 먹는 사람이 없다고 했다. 필자는 이 사람을 못 고친 것이 지금까지 마음 한구석에 많은 죄책감으로 남아있다.

저녁 진료를 마치고 바다 바람을 쐬다가 임 선생이 술이나 한잔 하자고 하여 다시 그 집을 찾아가서 맥주를 마셨다. 그런데 그 여인이 필자의 옆에 바짝 붙어 앉아서 술을 따르더니 잠시 후에는 한 손으로 필자의 다리와 엉덩이를 만지는 것이 아닌가? 과부 생활을 오래했는 데다가 치료하여 원기(元氣)가 도니 성욕이 생기는 것은 당연하나 필자가 동조하여 관계를 가지면 이 여인은 영원히 망칠지도 모른다는 생각이 들었다. 탕녀가 된다면 가정파괴는 물론 자신까지 버리게 되는 것이다. 이 여인에게는 오늘 저녁이 최고의 고비가 될 것 같았다. 필자는 일부러 화장실에 갔다가 돌아와서는 반대편에 앉았다. 그랬더니 이번에는 임선생이 화장실에 간다고 나서니 여인도 따라 나서는 것이었다. 잠시 뒤에 들어오더니 여인은 다시 필자의 옆자리에 앉는 것이 아닌가? 필자는 두 사람이 작당한 것을 눈치채고 잡념을 몰아내기 위해 기공을 시작하였다. '아무리 유혹 해봐라 내가 넘어가는가.' 하고 생각했다. 맥주를 몇 병 더 마시다가

"임 선생 오늘 환자 보느라 고생 했으니 일찍 들어가서 쉽시다." 했더니

"예, 그럽시다." 하고는 혼자 먼저 휙 나가는 것이 아닌가. 필자도 일어나서 나가려는데 여인이 필자의 허리띠를 잡고는 눈짓 하였다. 눈을 보니 이미 흥분 한 상태였다. 필자는 손으로 여인의 아래를 만져주자 필자의 허리를 놓아 주었다. 다시 필자는 여인의 손을 쥐고 여인의 하부에 갖다 대고 비벼주고는 가게를 나왔다. 집으로 돌아오니 임선생은 이미 자리를 깔고 누어서

"아니, 왜 바로 오십니까? 노시지 않고, 노시라고 자리를 피해 주었더니."

"고맙소, 허허."

"그 여인이 마음에 안 드십니까?"

"마음에 들고 안 들고가 어디 있소? 오늘밤 내가 그 여인과 놀아주면 그 여인은 아마 탕녀로 변할 수 있을 것이오. 그리고 가정 파탄을 일으킬 수도 있고, 그럼 남편과 아이들은 누가 책임 질 것이오? 그리고 당신은 이곳에서 사업을 하는데 저 여인이 탕녀로 변한다면 많은 마을 사람들의 눈이 있는데 임 선생을 좋게 볼 것이오?"

"아이구, 죄송합니다. 제가 생각이 짧았습니다."

"일시의 쾌락을 참지 못하여 패가망신한 사람이 이 세상에 한둘이오? 임선생도 저런 자들을 잘 인도하여 좁게는 임 선생의 인품을 높이고, 넓게는 사회를 위하도록 하시오."

이 자는 부모님 재산으로 사업한답시고 주색(酒色)으로 한때를 보낸 모양이었다. 의자(醫者)가 되려면 주색 등의 원초적인 본능에서 벗어나지 못하면 큰 그릇이 될 수 없다고 단단히 일러 주었다. 약속한 기간 9일을 채우고 집으로 돌아가기 위해서 버스 정류장에 서 있는데 치료받은 사람들이 건어물 등 특산물을 보따리 보따리 싸 가지고 왔다. 짐이 많다고 임 선생이 경주까지 마중해주기 위해서 버스를 같이 탔는데, 차 안에 그 여인이 앉아 있었다. '어디 가냐?'고 물었더니 '가게 물건이 떨어져서 경주에 물건 떼러 간다.' 고 하였다.

경주에 도착해서 차를 한잔 마시려고 다방에 들어 갔더니 여인도 따라 들어왔다. 그리고는

"선생님 전번에는 정말 죄송했습니다. 선생님의 고귀한 뜻을 모르고 추태를 보여 몸 둘 바를 모르겠습니다. 임 선생님한테 이야기 다 들었습니다. 그리고 앞으

로 죽는 날까지 잘 살아 보겠습니다." 하면서 눈물을 흘렸다.

필자는 등을 쓰다듬으며

"남정(男情), 그것 알고 보면 아무 것도 아니요. 다 마음 먹기 나름이오. 참고 살다 죽으면 나중에 저승에서 호강 할 것이오. 잠시 유혹을 못 이겨 자식에게, 남편에게 죄를 지으면 그 후환이 죽어서도 남아 있을 것이오." 했더니 고개를 끄덕였다.

그 후부터 감포에는 가지 않았는데 임 선생이 병에 관한 것이 있으면 편지를 보내 왔다. 그 속에는 다른 봉투에 포장한 그 여인의 편지가 들어 있었다. 글씨는 지렁이가 가는 것처럼 꾸불꾸불 하였지만 정성을 다하여 쓴 것임을 알 수 있었다.

이런 환자에게 염증(炎症)이 있다고 항생제를 먹이고, 아프다고 진통제를 먹이면 먹는 순간 뿐이고 며칠 후면 다시 재발한다. 한약도 보약만 먹이면 병은 낫지 않고 살만 찌게 되는 것이다. 막힌 임맥(任脈)을 통하게 해 주어야 한다.

통즉불통, 불통즉통(通則不痛, 不通則痛: 통하면 아프지 않고, 안 통하면 아프다)이라.

작은 예의나 윤리나 도덕이 사람의 인생을 더욱 망칠 수 있다. 치료를 위해서는 과감해야 한다. 쥐뿔도 모르는 것들이 성희롱이니 추행이니 하지만 자신이 병들어 있어 봐라 고친다고 하면 무엇을 안 하겠는가? 그리고 진짜 병자(病者)는 그런 말을 사용하지 않는다. 사이비 환자들이 돈이나 몇 푼 뜯어 먹으려고 하지, 진짜 환자가 그런 말을 하면 의자(醫者)가 병을 올바르게 치료하지 못했거나 사심(私心)이 들어갔을 것이다. 의자는 정확한데 환자가 그러면 그 자는 인간답게 못 죽을 것이다. 의자는 사람의 병은 물론 마음까지 고쳐야 하고, 사람을 바른 길로 인도하는 것이 진정 도(道)이다.

이럭저럭 세월이 흘러 몇 년 뒤에 소식이 없어 궁금했는데 그 곳에서 온 환자가 있어 물어보니 임씨가 죽었다고 하였다. 대충 알아보니 임 씨는 사업할 시(時)의 습관을 못 버리고 음주가무를 계속해서 즐기더니 병으로 죽었다고 하였다. 다 탐욕의 그늘에서 벗어나지 못해서 스스로 탕아(蕩兒)를 만든 것이다.

지금은 많은 사람들의 마음에 삼강오륜(三綱五倫)이라고는 찾을 수 없다. 자식한테 안 맞으면 다행이고, 유부녀가 다른 남자와 외도해도 안 들키면 열녀(烈女)고, 도둑질을 해도 증거 없으면 양민(良民)이고, 도적도 패거리만 많으면 도리어

민주주의가 되는 세상이니 병자 아닌 병자가 어디 있는가. 인간이 다 병자(病者)이니 사회는 어찌할꼬, 큰일일세.

기운의 흐름으로 서방(西方) 교육 방식을 도입했지만 인간을 만드는 데에는 차라리 과거 서당보다 못한 것 같다. 인간을 못 만들면 사회는 안녕할 수 없고, 사회가 안녕하지 못하면 병자가 많은 것이다. 인간이 안 된 사람이 영어 몇 마디나 수학이 무슨 의미가 있는가? 모르는 놈은 고작 주린 배를 채우려고 도둑질을 하지만, 아는 놈은 욕심을 채우려고 도둑질 한다. 필자가 치료한 환자들은 대부분이 정신적으로 이상이 있는 경우를 많이 보았다. 그것의 근본은 모두가 탐욕이니라. 과거에 비해 병원과 약국은 더욱 많아 졌지만 이런 병자는 더욱 많아 지는 것 같다. 그것은 배울수록 탐욕을 버려야 하는데 학교에서 탐욕을 조장하는지.

그리고 의자(醫者)들도 너무 머리 좋은 사람들이어서 탐욕도 대단한 것 같다. 의사나 약사, 한의사들을 보라 서로의 영역을 더 확보 하려고 발광하는 것을....

추하도다, 추해. 못 배운 것 보다 못하도다.

국민의 건강이나 보건향상은 안중에도 없고, 오로지 밥그릇만 채우려고 싸우고 있으니.

이들 보다 더한 놈들은 정략적으로 이용하는 위정자인 것 같다.

사 례 ❸

⊙ 여성 불임증

1 99X년 봄에 40세와 29세 되는 여인이 아이를 낳지 못해 불임증을 잘 고친다는 소문을 듣고 찾아 왔다. 40세 여인은 지금까지 아이를 한 명도 낳은 적이 없고, 29세의 여인은 딸을 한명 낳고 7년 간 임신이 안 된다는 것이었다. 먼저 40세 여인에게 신허(腎虛)증상을 물어보니 맞다고 하였다. 이 여자는 결혼 전부터 이성에 대해서는 별로 관심이 없었고, 지금도 의무적으로 성생활을 한다고 하였다. 중년에 들어서면서 머리와 허리가 아프고 살이 많이 쪘다고 하였고, 또한 많은 산부인과에 가서 진찰을 받았는데 자궁, 난소, 질에는 아무런 이상이 없다고 하였다. 환자는 근심스런 얼굴로

"선생님 저는 아기를 가질 수 있을까요?" 라고 물어

"이 세상에는 복록(福祿)이 없는 자는 하늘이 태어나지 않게 하고, 이름없는 풀은 땅에서 키우지는 않는 법이니 걱정을 마시게나." 했더니

"어떤 사람은 자식을 흔하도록 많이 낳게 해주면서 저는 한명도 못 낳아 인간적인 대우도 못 받고 정신적인 고통을 주는 것입니까?"

"그것은 상호간에 인연이 되지 않아 때를 못 만난 것이오. 밭에 씨앗을 뿌렸는데 자라지 않으면 그것은 필히 원인이 있는 것이오. 수분이 없어도 자라지 못하는 것이고, 밭에 영양분이 없어도 자라지 못 하는 것이고, 씨가 나빠도 싹이 트지 않는 것이고, 잡초가 많아도 안 되는 것인데 내가 보기에는 수분이 부족해서 아기를 못 가지는 것 같구만."

"무자식이 상팔자라지만 저만큼 서러움을 많이 받은 사람은 없을 것입니다. 시댁에 설이나 잔치가 있어 가면 시어머니는 저만 구박을 합니다. 동서들이 있는 곳에서 자식도 못 낳는 년이 뭐가 피곤하다고 일 조금 했다고 쉬냐고 하고, 음식맛이 조금만 없으면 자식도 못 낳는 것이 옳게 하는 것이 없다고 하고, 제가 지금 나이가 많아서 아기를 낳다가 죽더라도 낳아나 보고 죽을 랍니다. 선생님 제발 아기를 갖게 하여 주십시오."

"관상을 보니까 자식이 세 명이나 되는구만, 걱정은 말게 사람은 속여도 천명(天命)은 못 속여."

"아이구, 세 명은 고사하고 한 명만이라도 낳게 해 주십시오."

"사람의 명(命)을 내 마음대로 할 수가 있는가. 내가 오늘밤에 사명성군(司命星君)에게 전화를 한번 넣어 봄세, 그 친구가 나랑 아주 친하다네." 했더니 깔깔거리며 웃었다.

신정격(腎正格)에다 옥문혈(玉門穴)을 보기공(補氣功)으로 하루 건너 일회씩 총 3회를 시술을 하였더니 몸이 가볍고 동침을 하면 쾌감이 있고 살도 조금씩 빠진다고 하였다.

그리고 아들 낳으면 황소를 한 마리 준다고 약조까지 하였다. 이 환자는 그 달에 바로 임신하여 다음해에 아주 건강한 아이를 낳았고, 다음해에 남편과 자식을 데리고 인사하러 왔었다. 필자가 자식을 안고 부부는 뒤에 서서 같이 기념 사진을 찍기도 하였다.

같이 온 젊은 부인은 불감증은 없다기에 신정격(腎正格)으로 시술 하였는데 역시 같은 달에 임신하여 딸을 낳았다. 그 후 이집 식구들은 병이 나면 필히 필자를 먼저 찾아온다.

"먼 곳에서 뭐 하러 와, 주위의 병원이 많을 것인데." 하니

"값 싸고 최단시간에 치료되니 좋아요." 라고 하였다.

"예끼 이놈들! 그런데 암송아지는 안 몰고 오느냐?"고 물었더니

"같이 온 언니는 아들 낳고도 가만히 있는데 딸 낳고 어떻게 몰고 옵니까? 제가 아들을 낳았으면 바로 소 몰고 왔을텐데. 그리고 언니는 기공을 세 번 받았고 저는 두 번 밖에 안 받았습니다."라고 하면서 핑계를 댄다.

지난 여름에 자식을 데리고 필자를 찾아왔다. 두 아이가 같은 반에서 공부 한다고 좋아하였다. 이런 환자를 많이 치료를 해보았는데 대부분이 3개월 이내에 임신하였고, 불감증이 없는 환자는 신정격(腎正格)만 기공 하면 된다.

이러한 예가 또 있는데 경북 왜관에서도 같은 마을에 사는 부인들이 동시에 기공 치료 받고 돌아갔는데 동시에 임신하여 한 명은 딸을 낳고, 한 명은 아들을 낳았다.

그리고 딸이 많은 집에서는 아들을 낳아 달라고 찾아오는 사람도 있다. 그 중 한 집은 아들을 바라고 낳다보니 딸이 9명이나 되었다. 남편이 과거에는 안 그랬는데 다섯 번째에도 딸을 낳자 그때부터 술을 자주 마시고 들어오고 행패가 심해졌다고 하였다. 과거에는 딸들이 아빠하고 매달리면 좋아했는데 지금은 딸들에게 폭력을 휘두르기까지 한다고 했다. 한번은 딸을 때려 기절까지 시킨 적이 있었다고 하였다. 시어머니도 덩달아 손이 끊어졌다고 부채질하면서 새로 장가가서 빨리 손(孫)을 이어야 한다고 했다. 부인이 늘어놓는 하소연을 한동안 듣다 보니 필자도 눈물이 다 났다.

"아들 못 낳는 것은 큰 죄인입니다. 서러움으로 딸과 같이 눈물을 한없이 흘렸습니다. 김 선생님 제발 아들 하나만 낳게 해 주십시오. 못 낳으면 죽거나 씨도둑이라도 해서 낳을 랍니다" 하고 매달렸다.

"옛말에 승손절손개천의, 지성감천야(承孫絕孫皆天意, 至誠感天也: ^{대를 잇고 못 잇고는} 하늘에 달려있고, 지성이면 감천이다)라. 손(孫)을 끊고 잇는 것은 하늘의 뜻이거늘. 딸을 자꾸 낳는 것은 신기(腎氣)가 허약하여 그럴 수도 있소. 사람이 점점 독이 오르면 기가

점점 허약하여 딸만 자꾸 낳게 되니 마음을 넓고 크게 쓰고 편안한 마음을 가져 보시오. 그러면 머슴아를 가질 것이오." 라고 마음가짐을 일러주고 신정격(腎正格)으로 치료하여 돌려보냈는데 일년 후에 아들을 낳았다고 기별이 왔다.

어떤 일이던 자꾸 안 된다고 근심을 하면 과우수상폐(過憂愁傷肺: 과도한 우수는 폐를 상하게 함)한다. 또 과비애상폐(過悲哀傷肺: 과도한 슬픔은 폐를 상하게 함)한다. 고로 신장(腎臟)과 폐(肺)는 모자관계(母子關係)로 어머니가 자식을 도울 수가 없으니 신기(腎氣)가 허약해지고, 또 알지도 못하는 결과를 미리부터 나쁜 결과로 예상하여 겁을 먹음으로 과공상신(過恐傷腎: 과도한 공포는 신장을 상하게 함)이라. 신장(腎臟)의 기(氣)를 더욱 허약하게 만들고, 일이 자기 마음대로 되지 않아 화를 내니 과노상간(過怒傷肝: 과도한 화냄은 간을 상하게 함)이라. 간(肝)과 신장(腎臟) 역시 모자관계(母子關係)이고, 정혈관계(精血關係)이고, 간(肝)은 기(氣)를 다스리니 기가 울체(鬱滯)되면 더욱 증상이 심해지리라.

희, 노, 애, 락, 사(喜, 怒, 哀, 樂, 思), 오지(五志)가 주야상륜(晝夜常輪: 밤낮으로 돈다)해야 정상인데 한 곳으로 집착하면 그곳으로만 모이게 되고, 그 반대로 다른 곳은 허(虛)하게 되는 법이니, 고(故)로 균형이 깨져 병이 되나니.

자식을 낳는 것은 고대(古代)로 삼신(三神)할멈의 점지(點指)가 있어야 한다는데 삼신이란 귀신이 아니라 신, 비, 간(腎, 脾, 肝)의 정기(精氣)이니라. 고(故)로 옛날에 불임자(不姙者)는 절이나 샘이나 물가를 찾거나 혹은 정안수(正顔水)를 놓고 산신(山神)에게 정성을 다하면 자식을 점지 한다고 하는데, 이것은 마음을 수양하여 안정시키고 정신을 고도로 집중하는 것이니 도(道)를 수련(修練)하는 것과 다를 것이 없는 것이다. 도(道)를 수련하다보면 공포심과 노여움이 사라지고, 마음의 평화를 찾기 때문에 자식을 얻는데, 이것은 바로 삼신(신, 비, 간)의 정기가 균형을 이루고 충만하니 어찌 불임하리요.

이 세상에 존재하는 모든 물질들은 우주의 진리를 따라 순리대로 음양의 조화를 이루어 생존하는 것이고, 조화를 이루어야 건강하고 병이 없는 것이고, 순리대로 치료해야 불치병이 없는 것인데 뭇 시술자는 통처(痛處)만 공격을 하는 치료법을 사용하니 어찌 병이 낫겠는가? 열 난다고 해열제주고, 아프다고 진통제주고, 슬프다고 마약주고, 심지어 어떤 의사는 성폭행까지 해준다고 참으로 기가 찬 노릇이로다.

백병지생(百病之生)이 개유오장육부지허실야(皆有五臟六腑之虛實也: 모든 병은 오장육부의 허실(虛實)에 달려 있다)라. 고(故)로 실즉사(實則瀉: 증상이 실하면 삭감해 준다)하고, 허즉보(虛則補: 증상이 허약하면 보해 준다)하고, 오장육부 정기의 균형을 맞추어 주니 병이 자연적으로 소멸하나니. 그러면 사불범정(邪不犯正: 사기가 정기를 침범하지 못한다)이 되니라.

국가도 복(福)을 균형있게 나누어 주어야 백성이 평온하고, 나라가 안정되나니.

사 례 ❹

◯ 자궁종양, 자궁근종

5 0세 전후의 부부가 필자를 찾아왔다.
"어디가 어때서 왔는가?" 라고 필자가 물었더니

"진맥(診脈)은 안 해 봅니까?" 하고 되물어

"진맥은 무슨 진맥."

"그러면 어떻게 압니까?"

"자네는 머리가 아프고 어지럽고 뒷목이 당기고 얼굴에 열(熱)이 많이 달아 오르고, 입이 잘 마르고, 가슴이 잘 두근거리고, 소변이 자주 마렵고, 허리가 잘 아프고, 수족(手足)이가 냉(冷)하고, 양기(陽氣)가 부족할 것이네." 라고 했더니

"아이고, 도사(道士)님, 바로 그것입니다" 라고 하면서 감탄하였다. 그리고

"어찌 진맥도 안 해 보고 그리도 잘 알아 맞춥니까?"

"그래서 도사가 아닌가?" 하면서 웃었더니

"그럼 제 병을 낫게 할 수 있겠습니까?" 하고 물었다.

"나는 몰라서 못 고친 것은 있어도 알고는 못 고친 것은 없네." 했더니 환자를 희색(喜色)을 띠며 자리에 누었다. 그리고는 다시

"도대체 어떻게 하여 제 증상을 딱 부러지게 맞추었습니까?" 하고 다시 물었다.

"환자를 진찰 할 때는 망진(望診), 문진(問診), 문진(聞診), 절진(切診)을 사용하여 병을 찾아 내는데, 망진이란 환자의 얼굴색을 보고 찾아내는 것이고, 문진(聞診)은 환자의 신체에서 나는 소리, 목소리 등을 듣고 아는 것이고, 문진(問診)은 환자에게 물어 보아서 아는 것이고, 절진은 맥을 집어보고 아픈 곳을 만져보

고 아는 것일세. 오랜 경륜으로 껍데기만 보아도 아는 경우가 허다하고, 도(道)를 닦아 경지에 이르면 몇 백리 밖에서 환자가 나를 찾아오면 여기 앉아서도 보인다네. 이것은 통영법(通靈法)이라 하네. 즉 혼령, 영혼이 통하여 일종의 텔레파시로 아는 것을 말하지. 영(靈)은 무색, 무취, 무미하고 일종의 전기라네. 기(氣)라고도 말 하지, 이 우주 공간에는 많은 전기로 가득 차 있네. 자네가 나를 찾아 온다고 집을 나설 때 자네의 전기가 우주를 타고 쫙 퍼지지. 내가 무아지경에 들어가면 그 전파를 내가 감지 할 수 있다네. 자네의 과거, 현재 심지어 미래까지 꿰뚫어 볼 수 있지. 자네의 대뇌 속에도 그동안 살아오면서 본 것, 말한 것, 들은 것, 행동한 것들이 다 들어 있지. 일반인들은 물질 문명에만 휩싸여 살다가 보니 사물에 눈이 어두워 한치 앞도 내다 보지 못하고, 자신의 몸이 어떤 상태에 있는지도 모르고 통증이 있어야 비로소 병원이나 약방을 찾아 다니지. 이 병원 저 병원 다니다 돈만 많이 쓰고 재수가 좋아 영(靈)이 통하는 의사를 만나면 사는 것이고, 그렇지 않으면 죽는 것이고."

"그럼 제병은 낫게 할 수 있겠네요?"

"그렇게 자신이 없으면 뭐 하러 나를 찾아 왔는고?"

"그럼 제 병의 원인이 무엇입니까?"

"크게 놀래서 올 수도 있고 정관수술을 해서 오는 사람도 있고, 아니면 성생활을 하지 않고 오랜 독신 생활을 해서 오는 경우도 있지."

"그럼 저는 3번에 해당 됩니다." 하고 웃으면 대답했다.

"그래? 그럼 부인도 남편이랑 같은 증상이 있거나 불감증 혹은 자궁에 혹 같은 것이 있을 수 있는데." 라고 했더니 옆에 있던 부인이 깜짝 놀라며

"아이고, 제 자궁에 혹 있는 것을 어떻게 아셨습니까? 큰 병원에서는 빨리 수술을 받으라 합니다?"

"수술하여 혹을 잘라 내더라도 방금 내가 말한 증상들은 여전히 존재할 것이네. 양의학(洋醫學)에서는 눈에 보이는 것을 중요시 하다 보니 잘라내면 완치된 줄 아는데 그렇지 않아."

"그럼 나중에 혹 제거 수술하고 나서 다시 기공 받으면 되지 않습니까?"

"되지. 그러나 수술 때문에 겁을 먹으면 아마 증상이 더욱 심해질 수도 있을 것 일세."

"그럼 어떻게 합니까?"

"기공으로 치료하면 되지."

"어떻게요?"

"이 사람아, 자네와 같이 기공을 받고 신장(腎臟)의 기(氣)를 높혀 정상적인 부부생활을 하면 오래 고여 있던 물이 배출하고, 새로운 물이 생성되면 자연히 다 나을 것이 아닌가? 자연에서 생성된 것은 자연으로 돌려 보내야 할 것이 아닌가? 그것이 자연의 법칙이 아닌가?"

그때서야 남편은 수긍이 가는지 빨리 치료를 받으려고 하였다. 치료 후 많은 증상들이 많이 호전되어 돌아갔다. 그러나 부인은 수술 받는다고 그냥 돌아갔다.

한 일주일이 지나서 부인 혼자서 필자를 찾아 왔다.

"무슨 일로 왔소?"

"기공 받으러 왔습니다."

"이미 시기가 지났습니다." 라고 말 했더니 깜짝 놀라며

"그럼 이젠 기공 받아도 치료가 안 된다는 말입니까?" 하고 되물었다.

"그렇소."

"왜요?"

"며칠 전에 나는 당신에게 충분히 설명했소. 그런데 그때 당신은 나를 믿지 못하고 그냥 돌아 갔소. 오늘 다시 온 것은 남편이 아마 효과가 있어서 혹시나 하는 마음으로 왔을 것이오. 그것은 상호 간에 신뢰가 없기 때문이오. 우리 사이에는 이미 신뢰가 깨졌기 때문에 기공을 받더라도 효과가 없을 것이오." 라고 필자가 대답을 했더니 부인은 변명하였다.

"그때는 바쁜 일 있어서 그냥 갔습니다."

"예끼! 이 양반아, 자궁 안에 있는 혹이 기공으로 어떻게 치료될까하는 의구심이 생기고 믿을 수 없어서 안 받았다고 하시오. 뭐 그리 궁핍한 변명을 하시오. 오늘은 일이 없소? 자기 몸이 더 급한 것 아니오? 다른 일이 더 급한 것이오? 의술(醫術)을 의심하고 의자(醫者)를 불신하면 불가치(不可治)라는 말이 있소. 바로 당신보고 하는 말이오." 라고 다그쳤더니 그 때서야 잘못했다고 용서를 구하고 '신임(信任)하여 이렇게 찾아온 것이 아니냐?'고 사정하여 기공을 시술하였다.

전번에 남편은 치료 후 아픈 곳이 없고 자주 동침을 요구하는데 자기는 아무런 감각이 없고 통증 때문에 동침을 못하겠다고 하였다.

"전번에 말씀하시기를 별거를 오래하면 이 병이 온다고 하지 않았습니까? 남편은 구미에 살았는데 저는 아이들 공부 때문에 인천에 가서 자식들 뒷바라지 하느라 7년을 떨어져 살았습니다. 남편은 직장 때문에 구미에서 일을 하고 돈만 은행으로 보내고, 일년에 구정이나 추석 때에 한 두번 만났지만 그때는 이미 병이 시작한 터여서 7년을 거의 관계없이 살았습니다."

"지구도 돌아 12시간마다 음양의 변화가 일어나기 때문에 이 지구상에 생물이 사는 것이오. 인체도 음양의 조화가 이루어져야 건강한데 음양이 돌지 않으면 불화(不和)하여 곧 병이 되는 것이오. 만물의 이치는 돌고 도는 것이고, 그것이 자연의 순리이고 법칙인 것이오."

부인은 이해가 되는지 빨리 치료받기를 원하여 신정격(腎正格)으로 기공을 하고 다시 옥문혈(玉門穴)을 보기공(補氣功) 했더니 즉석에서 하복부와 가슴중앙(膻中穴 : 양측 유방의 중간)의 통증이 없어졌고, 하복부에 온기(溫氣)가 느껴진다고 하였다. 그리고 혼자서 귓밥을 만지더니 느낌이 이상하다고 말하고는 빨리 집으로 돌아 갔다. 3일 후 다시 와서 '어떠냐?' 고 물었더니

"모든 것이 다 좋았는데 동침할 때 과거처럼 느낌이 세지 못해 치료를 더 받고 싶어 왔다."고 하였다. 다른 부위는 통증이 없는데 복부에는 아직도 통증이 약간 있어 다시 신정격(腎正格) 기공을 하였더니 '그 곳에는(玉門穴) 기공을 안 하냐?' 고 물었다.

"안 해도 될 것 같다." 고 했더니

그 곳이 특효자리 인 것 같다고 해달라고 애원을 하여 다시 해 주었다.

삼일 후에 다시 찾아와서 '다 나은 것 같은데 왜 왔냐?' 고 물었더니.

남편이 말하기를 기공은 1. 3. 5. 7. 9로 홀수로 치료를 받아야 한다고 하여 왔다고 했다. 참 변명도 여러가지한다고 생각했다.

그리고 한달 후 다시 찾아왔다.

환자는 그래도 걱정이 되어 대구의 모대학병원에 찾아가서 옛날에 진찰한 부인과 의사를 찾아 재진(再診)을 하였더니 '어디 가서 무슨 약을 사용했냐?' 고 묻더란다. 큰일이라도 났는가 하여 '왜 그러냐?' 고 물었더니 혹이 아주 작게 변해

있다는 것이었다. 그러면서 의사는 '어느 병원에서 무슨 치료를 받았냐?'고 재차 물어 보았다고 했다.

그래서 인사겸 찾아왔고, 그리고 작은 게 아직 있다니까 혹의 뿌리를 뽑으려고 왔다는 것이었다. 마음을 편히 하면 때가 되면 없어지니 그냥 가라고 해도 기공 해달라고 떼를 써서 한 번 더 시술 해 주었다. 그 후 몇 년이 지난 지금도 환자를 많이 보내주고 가끔씩 전화로 안부를 묻곤 한다.

사 례 ❺

사산아(死産兒)

성주에 사는 40대 부인이 허리가 아파서 찾아왔다.

망진(望診)과 복진(腹疹)을 해보니 신허(腎虛)이고, 증상을 물으니 신허 증상이 있다고 했다.

그런데 하복부를 만지니 딱딱한 것이 느낌이 달라 '혹시 임신했습니까?' 라고 물으니

"아이고, 망칙해라. 이 나이에 무슨 임신을 합니까? 더구나 우리는 3년 간 부부생활을 하지 않았는데, 임신이면 10개월에 아이를 낳아야지, 안 그렇습니까?" 하였다.

그래도 이상해서 다시 만지니 임신했는 것이 틀림이 없었다. 일단 신정격(腎正格)의 기공을 시술한 후에 다시 복부를 만져보니 그대로 분명히 있어 '아기가 있으니 병원에 가서 초음파를 하던, X-ray를 찍던 검사 해 보시오' 하고 돌려 보냈다.

그리고 며칠이 지나 다시 왔다. 환자는 어제 대구에 있는 모 방사선 전문의를 찾아가 자궁에 초음파 검사했는데 과연 자궁 안에 아기가 있었다고 했다. 방사선 전문의원에서 나와 산부인과에 가서 자궁 안에 들어있는 것을 빼내 보니까 정말 아기였다고 했다.

이 일로 자신도 놀랐고, 일련의 일을 들은 의사도 놀라면서 신기한 일이라고 하였다고 했다.

한방병원을 찾아가면 신경통이나 요통으로 진단하고 침이나 부황을 하였고, 양방 병원에서는 물리치료만 받았다고 하였다. 3년 동안 십여 군데 병원을 다녔으나 아무런 효험도 없었는 데다 자궁 안에 아이가 있을 것이라고 상상도 못했다고 했다. 그리고 어떻게 알아 맞추었는지 궁금해 하였다.

"10여 년을 수도(修道) 하였는데 그것 못 알아 맞추면 뭐 한다고 수도를 해."

"아, 그래서 환자들이 선생님보고 도사님, 도사님 하는군요. 그리고 저는 치료를 받으면 앞으로 재발을 하지 않겠군요?"

"임신을 하여 낳기만 한다면 재발은 안 하겠지." 했더니

"제 나이가 얼마인데 임신을 합니까. 호호호." 하고 웃었다.

그 후 이 환자는 필자의 업에 반해서 수도(修道) 했는데 신을 잘 못잡았는지 이상한 길로 빠져 지금은 신당(神堂)을 차려 놓고 점을 본다고 하였다. 점보는 것이나 기공하는 것이나 종이 한 장 차이인데 그 경계를 못 넘는 것 같다.

사 례 ❻

미인의 폐경(閉經)

충 청도 영동에서 30세 여인이 휠체어를 타고 찾아 왔다.
얼굴은 하얗고 티없이 맑은 것이 젊었을 때에는 뭇사내 깨나 울렸을 듯한 미인이었다.

"다리 절 팔자는 아닌 것 같은데 어쩌다가?"

"예, 교통사고로 무릎을 다쳐 수술했는데 아직 완치가 덜 되어 불편합니다."

"허허, 미인박명이라더니 자네를 두고 하는 말 같네."

"제가 어디로 봐서 미인입니까? 신이 눈이 삐어 벌을 잘못 내린 것 같습니다."

"그런가? 내가 보기에는 자네 따라다니다가 실패한 사람이 죽어서 저승 가 옥황상제에게 뇌물을 먹인 모양이네. 이승이나 저승이나 뇌물 때문에 큰일이야." 했더니 모두 웃고 난리였다.

"그런데 교통사고로 뼈 부러진 것은 기공으로 큰 효험이 없을 것인데?"

"아예, 다리 때문에 온 것이 아니고 생리가 없어 온 것입니다."

"그 봐, 저승에서 누가 사주했다니까." 했더니 다시 모두들 웃었다.

이 환자는 2년 전에 교통사고를 심하게 당했고, 수술 후부터 생리가 없다고 하였다.

수술한 병원에서는 교통사고나 수술과 연관없으니 부인과에 가라고 해서 갔으나 단지 호르몬 주사만 주었다고 했다. 호르몬 주사를 맞으면 생리가 있는데 끊으면 다시 생리가 없다고 하였다. 몇 번 호르몬 치료를 받았으나 똑같아 한의원에 갔다고 했다. 한의원에서는 교통사고와 수술로 몸이 허해져서 그렇다며 보약을 지어 주었다고 했다. 수 십 첩 먹었으나 여전히 생리는 없고 살만쪘다고 했다. 단순히 생리만 없으면 괜찮으나 가슴 두근거림, 목마름, 조급증, 불안감 등 여러 가지 증상이 같이 있다고 하였고, 특히 가슴이 답답하고 불안하여 정신적으로 괴로워서 미치겠다고 하였다.

이 환자도 신허증이고, 교통사고와 수술의 공포로 인해서 신장의 기가 막혀서 생긴 것이다.

경거, 복류를 보(補)하고, 태백, 태계를 사(邪)하는 기공을 5회 시술 후 돌려보냈다.

앞에서 몇 번 기술하였지만 한의학적으로 신장은 호르몬을 주관한다. 〈황제내경〉에 보면 '신주정(腎主精)'이라는 말이 있다. 여기서 정(精)은 생식계의 호르몬을 의미한다. 신장의 생식기능은 남성에게는 정액생성과 정력을 의미하고, 여자는 난자, 난소, 자궁, 질의 기능을 주관한다. 생리도 자궁에서 일어나는 한 현상으로서 신장의 기능에 포함된다. 그런데 한약을 먹었는데 왜 안 낫는가하면 신장의 기능이 허약하다기 보다는 막혔기 때문이다. 막아놓고 보약만 먹이면 살만찌고 더 심해질수 있다. 이틀 후 다시 찾아와서 '어떠냐?'고 물었더니

"일반적인 증상은 많이 좋아졌는 것 같은데 생리는 아직 없습니다."

"그놈이 뇌물을 꽤 먹인 모양인데, 한방 안 낫는 것을 보니."

"에이, 또 그 얘기...."

"이놈이, 내가 네 병 고치려고 날마다 산신 기도드리는 줄 모르고."

"아 그러세요. 그럼 누군지 모르겠지만 천당에서 선녀들 하고 놀라고 하세요."

2차 시술도 1차 시술과 동일하게 하였다.

그 다음날 전화가 왔는데 생리가 시작한다면서 좋아했고, '생리중에도 기공을 받아도 되냐?'고 물었다.

"시작했으면 됐지 또 뭐 하러 와." 했더니 '다리를 좀 보았으면 좋겠다.'고 했다.

그 다음날 다시 왔는데 보니 얼굴의 살이 좀 빠져서 더 날씬해 졌고, 얼굴에 윤기가 흐르는 것이 더 완숙한 여인미를 풍겼다.

"야! 선생님 정말 대단해요."

"뭐가?"

"저는 이병 고치려고 1년 6개월 동안 별 곳을 다 가보았고, 별 것을 다 해보았는데 병은 엉뚱한 곳에서 고칩니다."

"엉뚱한 곳이라니? 나도 으리으리하게 차려 놓고 아주 비싸게 받을까?"

"그런 뜻으로 이야기 한 것이 아닙니다." 하면서 무안해 했다.

"알아. 그 사람들은 내세울 것이 없으니 포장이라도 근사하게 해야 할 것이 아닌가? 나는 나 자신이 무기이니 포장할 것도 없지, 뭐."

"그러니까 제 다리 좀 안 아프게 해 주세요. 믿을 곳은 선생님밖에 없는 것 같아요."

"물에 빠진 놈 살려놓았더니 보따리 내 놓으라는 격이구만."

"그런데 선생님한테 기공 받고 나서 다리가 많이 편한 것 같아요."

한의학에서는 '신주골(腎主骨)'이라 하였다. 즉 신장이 뼈를 다스린다는 말이다. 신장이 호르몬과 칼슘배설에 영향을 주니 상관이 있다고 볼 수 있다. 그날은 어혈을 풀어주는 기공을 하였다. 교통사고 난 지 2년이 되었다지만 워낙 큰 사고인 데다가 수술을 했으니 그 어혈이 남아 있을 가능성이 있을 것 같아 활혈(活血)기공을 한 것이다. 2일 후 다시 왔는데 통증이 많이 줄었다 하였다.

그 후 신장의 기를 돌리는 기공과 어혈을 풀어주는 기공을 돌아가면서 몇 회 시술하였다.

한달 후에도 생리가 정상적으로 돌아왔고, 또한 신허증상들이 모두 없어졌을 뿐만 아니라 다리통증까지 완쾌되었다. 게다가 임신까지 했다고 좋아했다.

이 환자가 좋아지자 시부모님, 친정 부모님은 물론이고 다리 수술했던 병원의 병실동기들까지 데리고 왔다. 어떻게 이야기 했는지 별 이상한 환자까지 다 따라와서 곤욕을 치르게 했다. 이 세상에 아무리 만병통치한 것이라도 100% 완벽한 것은 없다. 필자보고 쌍꺼풀 수술 잘못한 것을 바로잡아 달라고 하면 어찌 하겠는가? 남의 말만 믿고 따라오는 사람이나 작은 것을 과대확장해서 떠벌리는 사람이나.

어째든 나는 밥벌이가 늘어서 다행이나 먼 곳까지 와서 허탕 친 사람들에게 누(累)가 된 것 같아 도리어 미안한 감이 든다.

6. 이비인후과 질환

사 례 ❶

염불 못하는 스님

하루는 오수(午睡)를 즐기고 있는데 전화가 와서 받아 보니 대구 팔공산 동화사 근처의 서*사라는 절에서 전화가 왔다.

내용인즉, 주지스님이 아무리 말을 하려고 해도 소리가 나오지 않는다며 필자의 고성대명(高姓大名)을 듣고 전화하니 본사(本寺)로 왕진을 부탁하는 전화였다.

필자에게도 매일 고정적인 고객이 있어 미리 통보를 해야 하니 5일 뒤에 간다고 하고 전화를 끊었다. '주지스님이 말을 못한다? 아직 도(道)를 덜 닦았거나 수행중 사심(邪心)이 많이 들었구나' 라고 생각했다.

5일 째 되는 날 절에서 보낸 차를 타고 가서 스님을 보니 37세 밖에 안 된 젊은 비구승이었다.

얼굴색이 검은빛을 내고 절진(切診)을 해보니 척맥(尺脈)이 아주 미세하고 말을 하려고 아무리 힘을 주어도 소리가 안 나왔다.

환자를 눕히고 하복부를 눌러보니 아픈지 입만 쩍 벌리고, 만져보니 서늘하고 음하봉(陰下縫: 고환)을 만져보니 땀이 나서 축축하였다.

'머리가 아프고 어지럽고 뒷목이 당기고 얼굴에 열(熱)이 많이 달아 오르고 가슴이 잘 두근 거리고 소변이 자주 마렵고 수족이 냉(冷)하냐?' 고 물었더니 고개만 끄덕였다. 필자가 웃으며

"귀하신 몸에 함부로 기공을 하겠습니까?"

"귀하지 않습니다. 괜찮으니 기공을 해 주십시오."라고 말을 하는데 벙어리가 말하는 것과 똑 같아 알아 듣지를 못하겠는데 절의 사무장이 통역을 하였다.

필자가 곡골혈(曲骨穴)을 엄지 손가락으로 항문 방향으로 45° 각도로 세 번 눌러주고 회음혈(會陰穴)을 중지 손가락으로 세 번을 눌러주고 고환 양쪽을 손바닥으로 싸잡았다가 놓았다가를 몇 번 하였더니 스님이 부끄러운지

"와이 캅니까? 기공을 해 주십시오!" 라는 말이 툭 튀어 나왔다.

"어어! 이상하다. 말이 터졌다." 하고 신도들과 스님들이 모두 소리 질렀다.

"이러면 되는 것을, 뭐 그리 고생을 하고 그래!" 했더니 스님은

"야아! 신기한데 도대체 어찌해서 그렇습니까?" 하고는 다시

"소승이 대의(大意)를 이루기 위해 3년 간 천일 동안 무언기도(無言祈禱)를 마치고 나서 말이 안 나오는 것입니다. 그래서 대학병원에 가서 MRI도 찍고 여러 가지 검사를 했는데 아무런 이상이 없다고 하면서 치료를 못한다고 하였고, 다시 한방병원에 갔는데 목구멍에 이상이 있다고 장침(長針)으로 목의 왼쪽에서 찔러 오른쪽으로 관통 시키는 치료를 받았는데도 아무런 효험이 없었습니다. 그리고 한약도 얼마나 먹었는지. 선생님 양처사 아시죠? 그분이 우리절의 신도인데 그 처사님이 선생님을 소개하여 이렇게 모신 것인데 과연 그 소문이 헛소문은 아니었군요. 그리고 미*사 스님이 와사증(渦斜症)에 걸려 고생을 많이 했다 들었는데 그 스님의 병도 선생님이 고쳐 주었다고 하더군요."

"그렇지요." 하고 필자가 가만히 있으니

"선생님 저희 절에도 아픈 신도들이 많습니다. 보시 삼아 머무르면서 치료를 해주고 가십시오."라고 부탁하여 일주일 간 머무르기로 하였다.

신도들에게 어떻게 말을 했는지 다음날 환자들이 구름떼처럼 몰려오는 것이 아닌가. 필자는 절에서 편안히 쉴 생각으로 대답을 했는데 오히려 일주일 간 환자 치료하느라 고생만 했다.

한편으로는 '이것이 보시로구나.' 생각했다.

이 스님은 왜 이런 병에 걸렸고, 손가락 두개로 몇 분만에 고칠 수 있는 병을 대학병원에서, 한방병원에서 박사라는 의사들이 왜 못 고쳤는가?

이 스님은 젊은 나이에 심심유곡 산사(山寺)에서 사원을 신축하는데 책임자로

있다 보니 정신 과로가 있었는데다 연이은 고독한 생활로 신허(腎虛)가 되었고, 또한 임맥(任脈)과 독맥(督脈)이 막혔던 것이었다. 곡골혈(曲骨穴)을 기공하니 임맥(任脈)이 통하고, 회음혈(會陰穴)을 기공하니 독맥(督脈)이 터졌고, 고환을 맛사지하니 신기(腎氣)가 작동하니 목청이 터질 수밖에.

자동차로 말하자면 목소리는 클랙슨에 해당된다. 클랙슨은 전기(電氣)가 있어야 하지 않는가? 발전기(腎氣)가 약해 전기를 생산 못하고, 전선(電線, 즉 임맥, 독맥을 말함)이 이상이 있어 전기가 통하지 않아 소리가 못 낸 것이다. 의사들은 목소리가 안 나오니 목구멍에서만 원인을 찾으려니 찾을 수가 있는가? 병의 원리를 전체적으로 보지 않고 국소만 보고 그 원인을 찾고 국소에서만 해결을 하려고 하니 해결책이 없는 것이다.

일주일에 이백 여 명의 환자를 완치시키고 집으로 돌아왔다.

10여 일이 지났는데 그때 진료 받지 못한 신도들이 필자를 뵙기를 원해 다시 일주일 뒤에 절에 가서 보름을 머무르며 왕창 다 치료해 주었다. 병 치료에 심리전이 아주 중요하다. 신도들은 주지스님의 병의 상황과 경과를 소상히 알고 있다. 대학병원이나 한방병원에서도 못 고친 것을 필자가 간단히 고친 것을 경험했기 때문에 덩달아 잘 낫는 것이다. 사람에게 생체 바이오 리듬이 있다. 인생에 있어서도 리듬이 있다. 날마다 모든 일이 잘 되는 것이 아니다. 올라갈 때가 있으면 내려갈 때가 있다. 내가 날마다 떼돈을 벌면 다른 사람이 망하기 때문에 나누어 먹으라고 좀 쉬게 하는 것이다. 의사도 마찬가지다. 병 치료가 잘 될 때도 있고 잘 안 될 때도 있다. 환자없다고 신세타령만 하면서 술 따위로 허송세월을 보내지 말고 수양을 하면서 때를 기다리는 것도 좋은 방법이라 생각한다.

사 례 ❷

◉ 수녀(修女)의 눈물

약 삼십년 전 일인데, 하루는 50세 전후한 수녀가 필자를 찾아왔다. 왜관 수도원 소속인데 선산읍에 있는 양로원의 원장이라 하였다. 그런데 얼굴색을 살펴보니 좌측 눈 아래가 약간 검은 색을 띠고 피부는 까칠까칠하였다.

"선생님, 다른 것이 아니고 바람 불면 눈물이 많이 나와서 찾아 왔습니다. 큰 병원에 찾아 갔더니 눈물 구멍이 막혀서 그렇다고 기계로 코까지 구멍을 뚫었는데도 여전히 바람만 쐬면 눈물이 납니다. 또 다른 병원에 갔더니 여전히 눈물 구멍이 막혔다고 다시 시술을 하고, 지금까지 네 번을 뚫었는데도 바람만 쐬면 눈물이 많이 나와 참으로 괴롭습니다."

필자는 환자를 반듯이 눕게 하고 복진(腹疹)을 해보니 하복부가 차고 우측 하복부에는 통증이 심하다고 했다.

"바로 요놈이 고장이구만!" 했더니

"그것이 무엇입니까?"

"신장이 허약하여 병이 발생한 것입니다. 혹시 머리가 아프고, 어지럽고, 뒷목이 당기고, 얼굴에 열이 많이 달아 오르고, 가슴이 잘 두근 거리고, 소변이 자주 마렵고, 수족이 냉하고, 몸이 잘 붓는 증상들이 없습니까?" 라고 물으니

"아멘! 드디어 임자를 만난 것 같습니다." 라고 하고는

"일생동안 병이 이리도 많겠습니까?"

"죄가 많아서 입니다."

"제가 무슨 죄가 그리 많겠습니까? 저는 독신으로 내가 돈 벌어 겨우 옷 해 입고, 밥 세끼 얻어 먹고 사리사욕이라고는 한치도 없고, 천주님께 다 드리는데 일생을 좋은 일만 했지 죄될 만한 일은 한 적이 없습니다." 하면서 반색하였다.

"허허, 모든 일은 생각하기 나름이오. 당신들의 입장에서 보면 좋은 일만 했지만, 다른 각도에서 보면 좋은 일만 했다고는 볼 수 없소. 당신들이 불쌍한 사람 먹여주고 입혀주고 한 것은 공덕(功德)이라고 볼 수 있소마는, 그것은 작은 공덕이고, 열 개 쌓아 봐야 큰 죄하나 보다 못한 것이오." 라고 필자가 말했더니

"저는 미천하여 제 죄를 모르겠으니, 제 죄를 가르쳐 주십시오. 제 죄를 알아야 천주님께 사죄해야 할 것 아닙니까?" 하였다.

"당신이나 나나 다 하늘나라에서 이 세상에 살라고 내려 보내셨습니다. 당신들 말로는 천주님인데, 옥황상제께서 지상에 내려가서 살겠다고 신청하면 옥황상제는 누구랑 같이 가겠느냐하고 물어본 다음에 내려 보냅니다. 이 지구상에 짝없는 사람이나 생물이 없듯이, 어느 나라에 태어나고 내가 누구 집에 태어나고 다 명(命)을 받고 이 지구상에 오는데 당신들은 천주님을 믿으면 천당가고, 스님은 부처

를 믿으면 극락세계에 간다고 하는데, 하늘에서 맺어진 당신들의 배필은 짝을 찾겠다고 천지를 돌아다니며 고생 하는데 당신들은 절이나 수녀원에 살고 있으니 찾을 길이 없겠죠. 평생을 혼자 살다가 저 세상으로 가는 것이요. 짝 없이 사는 것이 하늘의 뜻이라면 그 자체가 하늘의 순리에 어긋나는 것이오. 어느 생물이든 짝 없이 사는 것을 보았소? 살아 있는 생물은 내가 아는 바로는 짝이 다 있소. 그 자체가 하늘의 뜻인 것이오. 당신들은 하늘의 뜻을 어겼으니 어찌 질병이 없겠소?"

"그럼 노총각이나 홀아비는 다 천생배필을 못 만난 것이군요?"

"그렇소."

"그럼 우리 같은 사람은 죽으면 어떻게 되겠습니까?"

"사람은 누구나 천명(天命)이 정해준 만큼 살면 귀천(歸天) 하는데 지상(地上)에서 못 만난 인연을 만나게 되겠지요."

"그 다음은?"

"뭐가 그 다음이오! 그 사람은 장가 한번 못 가보고 고생만 하다가 올라 왔으니 만나자 마자 야이 이년! 너 저 세상에서 어느 놈과 놀다가 왔냐고 하면서 코피 나도록 안 두들겨 패겠소?" 했더니 웃었다.

"이젠 환갑이 다 되어 가는데 지금 와서 천생연분 찾겠다고 돌아다닐 수도 없고. 허 허 허..." 하고는 다시

"그리 생각을 하니 큰 죄를 짓고 있내요."

"봅시다. 재주는 내가 부려도 용서는 천주님께서 하시는 데 해 줄지 모르겠습니다. 안 해주면 안되는데." 하고 시술을 시작하였다.

신정격(腎正格)을 사용하고 하복부를 눌러보니 통증이 없다고 했다. 또한 선풍기를 눈앞에 가져다 놓고 강풍(强風)으로 돌렸더니 눈물이 덜 난다했다. 다시 보사(補瀉) 한 후에 선풍기를 눈앞에 가져다 놓고 강풍으로 켰더니 '아 이상하다 이젠 눈물이 안 나네' 했다.

이 수녀의 조카딸이 정신이상으로 8년 간 전국을 다니면서 치료를 하였으니 아무런 효험이 없었던 것을 필자가 치료한 적이 있다.

이 인연으로 하여 수녀님도 몸이 약간만 안 좋으면 필자에게 찾아와서 치료를 받았다. 필자는 그때부터 수녀원과도 인연이 되어 선산의 양로원에 무료봉사활동도 몇 차례 다녀왔고, 왜관에 있는 수도원에도 7일 간 숙식을 해가면서 무료봉사

활동을 한 적이 있다. 수도원에서 수녀(修女)나 신부들이 치료를 많이 받았는데 대부분이 신허(腎虛) 환자였다. 그리고 50세 이상 된 수녀중에 자궁 수술 받은 환자들이 많은 것을 발견했다.

필자의 생각으로는 오랜 독신생활은 천도배역(天道背逆)이라 생각한다. 자연의 순리를 거스르는 행위여서 병이 더 많지 않는가 여겨진다. 만물의 생원(生原)은 음양지합(陰陽之合)이라. 음(陰)과 양(陽)이 조화를 이루어야 되는데 음양이 불화(不和)하니 불순(不順)이라. 순천자(順天者)는 존(存)하고 역천자(逆天者)는 망(亡)이라.

'ㅣ(입자곤)'자(字)는 양(陽)이고, 'ㅡ'자는 음(陰)이다. 음과 양이 합하면 '十'자가 되는 것이다. 십자(十字)는 양수장지합(兩手掌指合)이라. 즉 만자(卍字)이다. 기독교의 십자가나 불교의 만자는 모두 음양의 조화를 말하는 것이다.

이 수녀님은 지금은 고인이 되었지만, 그 이후로 천수를 누리고 장수 하셨다. 이전에 복부 수술을 세 번이나 했다. 마지막 수술 후에 장(腸)이 꼬여서 병원에서는 재수술 해야 한다고 했다. 수술을 세 번이나 받았기 때문에 질려서 이젠 죽으면 죽었지 재수술은 못한다고 필자를 찾아 왔다.

그때 필자를 찾아 왔을 때는 대변을 못 봐서 사람이 누렇게 떴었는데 대장의 기능을 향상시키는 기공 한번 받고(대장정격(大場正格)) 그 자리에서 방귀가 "피이" 하고 나왔고 잠시 뒤에 대변까지 보았다.

물론 수술하지 않고 마지막까지 건강히 사시다가 타계했다.

사 례 ❸

회장님의 후천성 청각장애

어느 가을, 환자를 보는 도중에 차소리가 나서 창밖을 보니 서울 번호판을 단 고급 승용차가 필자의 집 마당까지 들어왔다. 필자의 집 입구가 좁아 들어오기 힘든데 구태여 들어온 것을 보면 폼내고 싶은 모양인가 하고 유심히 살펴보니, 운전사가 먼저 내려서 뒷문을 열자 정중하게 차려입은 신사가 내리는데 일반 사람은 아닌 것 같았다.

운전사가 대기실 문을 열어보더니 사람이 많자 들어가지 않고 그냥 마당에 있는 의자에 앉아 있었다. 시골 풍경 구경하다가 심심한지 이리저리 다니곤 하였다.

잠시 후에 운전기사는 모시고 온 분이 지겨워하는 것을 눈치 챘는지 필자의 방으로 들어오더니 '서울에 있는 대기업의 회장인데 갈 길도 멀고 바쁘니 먼저 진료가 안 되겠냐?' 고 물어 보았다.

"그것은 내가 정하는 것이 아니고 바깥에 있는 사람에게 물어봐야 할 것 같소. 그리고 서울에서 여기까지 왔는데 그리 서두르면 옳게 병을 고치겠소? 다 급해서 생긴 병인데." 했더니

"예, 알겠습니다. 기다리지요." 하고는 밖으로 나갔다.

앞의 대기자를 다 시술한 후에 이 자가 들어오는데 관상을 보니 출세 꽤나 한 자였다.

운전사가 말하기를 이분은 식품 회사의 회장이라고 하였다. 회사를 뭐라고 하는데 필자야 집에서 음식을 다 만들어 먹으니 알 수 없었다.

"이런 귀하신 분이 이런 누추한 곳까지, 어디가 불편해서 오셨소?"

"특별히 불편한 것은 없는데 한쪽 귀가 잘 안 들립니다. 일반적인 생활에서는 괜찮은데 회의 중에 잘 안 들리니 자꾸 다시 물어 봐야 하고 습관적으로 귀를 귀울이니 아랫사람들 보기에 좀 민망해서 그럽니다."

"그것은 귀의 문제가 아니라 아랫도리의 문제인 것 같소이다. 서울에서 이 누추한 곳까지 오시려면 수많은 병, 의원 가 보았을 것 같은데, 귀만 후볐지요?"

"예. 맞습니다. 한국에서 내 놓으라는 곳은 다 가보았다고 볼 수 있지요."

대기업의 회장이고 서울에 산다면 어디를 안 가 보았고, 무엇을 안 해 보았겠는가.

"귀 안 들리는 것 외에 이런 증상들이 있을 것입니다. 양기(陽氣)가 떨어지고 기억력도 떨어지고 만성 피로 증상이 있고." 하니 다 맞다고 하였다.

일단 환자를 눕히고 구식 스톱워치 소리로 환측을 측정 해보니 귀에 붙였는데도 거의 안 들린다고 하였고, 반대편에 대보니 30cm 정도 떨어진 곳에서도 들린다고 하였다.

먼저 단전, 곡골혈(曲骨穴) 부위에 기공을 3회 한 후 다시 안 들리는 반대편의 경거, 복류를 보(補)하고, 태백, 태계를 사(瀉)하는 기공을 하였다. 시술 중에 여

러 가지 서울의 소식을 전했으나 필자에게는 별 의미없는 일들이라 한쪽 귀로 듣고 한쪽 귀로 흘려 버렸다. 3회 시술 후에 다시 스톱워치로 시험을 해 보기 위해 가까이 대니까 들린다고 하고 10cm 정도 떨어져도 들린다고 하였다. 이 광경을 보고 있던 운전사는 신기한 듯

"회장님 정말 들리십니까? 그럼 이 소리도 들립니까?" 하면서 회장의 귀 옆에서 손가락으로 비벼대고 거리를 가까이 했다 멀리했다 하였다.

5회 보사(補瀉)한 후 '어떠냐?'고 물었더니 '전신이 가뿐하고 귀가 훨씬 잘 들린다'고 하였다.

"한번에 다 나으면 저는 빌어 먹는데 너무 바쁘고 멀리 오셔서 한 번에 낫게 했습니다."했더니

"아이고, 감사합니다." 하면서 큰 돈을 기부 하였다.

며칠 후 필자의 제자가 그 이야기를 듣고 인터넷으로 찾아서 보여 주는데 정말 D회사의 홈페이지에 얼굴이 대문짝처럼 걸려 있는 것을 보았다. 컴퓨터에 걸린 사진은 아주 젊어 보이는데 실제로 보니 좀 늙어 보였다. 사람들은 누구나 늙어 보이는 것이 싫은 모양이다.

며칠 후에 다시 찾아 와서 '어떠냐?'고 물어 보았더니 과거처럼 다시 묻거나 귀를 많이 귀울이지 않아도 들을 수 있다고 하였다. 거리가 가깝고 바쁘지 않으면 자주 치료를 받고 싶은데 너무 멀고 일이 많아 자주 시술을 못 받겠다며 안타까워 하였다. 그 후 한번 더 시술 받고 아주 좋아졌다고 했다.

노환(老患)으로 오는 청력장애에는 효능이 없으나 나이가 그리 많지 않은 자가 청각 장애가 있으면 이 방법으로 해 보는 것도 괜찮으리라 생각한다. 이런 환자도 여러 명 보았는데 나이가 어리면 어릴수록 효능이 좋았다. 나이가 60세가 넘어서 오는 것은 노환으로 보면 될 것이다.

그리고 약물로 인해서 오는 것도 있는데 청각이 약간이라도 남아 있으면 가능하나 전혀 들리지 않으면 힘든 것 같았다.

7. 기타 질환

사 례 ①

의불신자 불가치(醫不信者 不可治)

지금으로부터 20여 년 전에 56세 된 여인이 찾아 왔다.

K시에서 식당을 운영하는 사장이라 했다. 키가 크고 몸매도 우아하고 콧날이 쭉 뻗은 것을 보니 젊은 날에 미인이라는 소리를 들었겠고, 자존심깨나 강하고 고집이 완강하여 남 말을 잘 안 듣게 생겼다.

"이런 누추한 곳에 오실 분이 아닌 것 같은데 어떻게 오셨소?"라고 물어보니

"용하다는 소리를 듣고 왔습니다. 허리를 좀 낫게 해 주십시오" 하여 살펴보니 얼굴색이 부흑색(浮黑色)이었다. 아주 검은 흑색에 까마귀털처럼 윤기가 있는 것은 신장(腎臟)의 기(氣)가 강한 징조이고, 부흑색은 신기(腎氣)가 약한 것을 말한다. 맥진을 해보니 양쪽 척맥(尺脈)이 미세하고 좀 빨랐다.

반듯이 눕히고 복진(腹疹)을 해보니 하복부가 서늘하고, 배꼽의 양측을 눌러보니 아프다고 했다. 인체 앞쪽에 입부터 성기 아래까지의 정중선이 임맥(任脈)이다. 배꼽은 우리 인체의 중심이 되는 정중앙이고 신궐(神闕)이라 한다. 그 신궐에서 옆으로 0.5촌 되는 부위가 족소음신경(足少陰腎經)이 지나간다. 신경(腎經)은 발바닥의 중앙 용천혈(涌泉穴)에서 시작하여 위로 올라가서 쇄골의 바로 아래 제1 흉골에서 끝난다. 복진(腹診) 시에는 환자를 반듯이 눕히고 상복부를 손바닥으로 대 보고, 또 아랫배를 손바닥으로 대보면 아랫배가 많이 찬 사람이 있는데 이것은 신(腎)이 허약해서 발생하는 것이다. 또 복진(腹疹) 할 때 황유혈(肓俞穴: 배꼽옆 0.5촌), 기혈(氣穴: 신궐 아래 3촌, 옆으로 0.5촌)과 횡골혈(橫骨穴: 신궐 아래 5촌, 옆으로 0.5촌)을 이용하는데, 눌러 통증이 있으면 역시 신허(腎虛)라 할 수 있다. 그러나 황유혈만 통증이 있으면 병세가 약한 것이고, 그 아래 기혈(氣穴)까지 통증이 있으면 중(重)한 것이고, 남자들은 이 두 혈자리만 통증을 많이 느끼는데 여자들은 횡골혈(橫骨穴)까지 통증을 호소하는 자가 있다. 이런 환자는

자궁염이나 근종 혹은 자궁암이 있는 경우가 허다하다. 이런 환자들은 외음부 양측의 사점(四點)을 눌러보면 심한 통증이 있는 경우가 많은데 이것은 대부분이 자궁경부암 이다. 가끔 음부소양증(陰部搔痒症)을 오진(誤診) 할 경우가 있고 혹은 다른 이물질(노폐물, 혹은 배설물)이 묻어 피부의 자극으로 발생할 수도 있으니 유의(有意)해서 진찰 해야 할 것이다. 필자는 이 환자를 신허(腎虛)로 판단하고 하복부를 만져보기 위해서 하의(下衣)를 약간 내리라고 하니

"왜요?" 라고 물었다.

"진찰을 해 봐야겠습니다." 했더니 발딱 일어나며 쏘아 붙이는 말이

"당신이 의사요?"

"그럼 뭐 하러 왔소?"

"기공 받으로 왔죠."

"기공을 받으려면 올바르게 진찰을 해야 할 것 아니오."

"진찰 받을 바에야 산부인과 가지 뭐 하러 여기 와요."

"그럼 산부인과 가지 뭐 하러 왔소?"

"나는 허리가 아파서 왔어요!"

"당신이 허리 아픈 것은 자궁에 이상이 있어 오는 것이오."

"나는 자궁에는 고장이 안 났어요."

"당신이 더 잘 알면서 뭐 하러 여기까지 찾아 와!" 라고 하였더니 이 여자는 오해를 했는지

"나는 23세에 청상과부가 되어 물장사를 오래 했어도 서방질은 한 번도 한 적이 없어요."

"자궁 고장이랬지 누가 서방질 했다고 했소, 내가 보기에는 서방질을 안 해서 생긴 것 같소."

그랬더니 화를 더욱 많이 내면서

"당신같은 사람을 남자로 볼 것 같으면 시내에 트럭으로 깔려 있소!"

이런 불신자는 치료해 봐야 효과가 없다. 그런데 말하는 투가 은근히 약을 올려 필자도 참지 못하고 말이 거칠어졌다.

"나도 상사병이 나서 죽을지라도 다 뒤질 여자한테는 관심이 없구만." 했더니

"씨발, 허리든 자궁이든 아프다면 기공만 해주면 될 것 아니오."

"까질려면 다 까지거나 안 까질려면 아예 까지지나 말거나, 당신처럼 어중간하니 까진 사람들이 문제야. 같은 증상이라도 병(病)이 수십 가지가 있는데 어떻게 아무데나 기공을 한다는 말이오? 그럴 바에야 지나가는 놈 아무나 잡고 해 달라지. 미쳤다고 먼 곳까지 고생해서 와!"했더니, 울면서 돌아갔다.

그 후 1년 6개월 쯤 지났을 때, 하루는 환자가 많아 중환자부터 먼저 치료하려고 방을 훑어보는데, 길에서 승용차(그 시절에는 승용차가 아주 귀했음.)가 필자의 집 마당으로 들어왔다.

환자가 내리더니 집 안은 바라보지 않고 바깥쪽만 바라보고 서 있었다. 허리는 꾸부러져 펴지도 못하고, 한 손은 허리에 대고 한 손은 무릎에다 대고 서서

"아이고, 선생님 살려주십시오."

"뭐 하러 왔어? 당신은 안돼!"했더니

"선생님 죽어가는 환자가 살겠다고 찾아왔는데 어째 보지도 않고 안 된다고 합니까?"라고 말을 하면서도 여전히 나를 쳐다보지 않고 바깥을 보고 있었다.

"내가 당신을 모를 것 같아! 나는 당신의 뒤꿈치만 봐도 알아, 당신은 이미 늦었어."했더니

"아이구!! 우짜꼬! 이 년이 눈에 콩깍지가 씌여 세상에서 최고 용하다는 선생님을 몰라보고 오해하고 나쁜 짓을 했으니 죄를 너무 많이 지어 어찌 눈을 감을꼬!"하면서 대성 통곡을 하였다. 그리고 또다시

"저도 이미 늦은 것은 알고 있습니다. 치료 받으러 온 것이 아니고 죄를 용서 받으러 왔습니다."하였다.

필자는 문을 확 열어놓고 의자에 앉아 담배를 피우고 먼 허공을 바라보고 있는데 한 20분이 흘렀을까? 환자가 쓰러지고 있어 일단 방으로 들어오게 했다. 땀을 줄줄 흘리며 겨우 방에 들어와서 자리에 누웠다.그리고는 문을 잠궈 달라고 하였다. 문을 잠그니 옷을 훌훌 벗더니 다시 진찰을 해달라고 하였다.

"보자고 할 때는 욕을 하고 지랄을 하더니 안 본다니 이젠 옷을 벗고 난리 치시오!"

"내가 무슨 병인지 아시오?"하고 물어 화가 나서 배를 꾹꾹 누르며

"뭐긴 뭐야 자궁암이지."했더니

"아이고! 내가 미쳤지! 내가 미쳤어!"하면서 탄식을 하였다.

이 여인은 처음 필자를 찾아 왔을 시에는 허리가 아파 고생을 했는데, 주위의 많은 병원을 다녔으나 모두 신경통이니 요통이니 하면서 많은 치료를 받았으나 아무런 효험이 없었는데, 누군가 필자가 용하다고 해서 그날 찾아 온 것이었다. 그날 필자가 옷을 내리려고 하자 오해해서 욕 하고 싸운 것이었다. 그날 이 여인은 혼자 돌아가면서 여자 혼자 사니까 우습게 보고 추태를 부린 것으로 생각하고 억울하여 많이 울었고, 자나 깨나 그 억울함을 억누를 수가 없었다고 했다.

그 후로 계모임을 가거나 주위 사람들끼리 모여 필자 이야기가 나오면 앞 다투어 아주 나쁜 놈이라고 욕을 많이 했다고 했다. 그리고 싸우고 돌아간 후 며칠 뒤 산부인과에 가서 진찰을 받았는데 자궁에는 이상이 없다고 하여 더욱 생각이 굳어 버렸다고 했다.

"당신이 그때 산부인과에 갔을 때 옷 안 벗고 검사를 했습니까?"

"아닙니다. 다 벗고 검사를 했습니다."

"그 의사와도 싸웠습니까?"

"········"

"그때 옷까지 다 벗고 검사한 의사는 당신이 이상이 없다고 하였는데 나는 당신의 껍데기만 보고도 당신의 병을 다 알았소. 욕 안한 그 의사가 당신을 죽게 만든 것이오."

필자가 하복부를 만져보니 벌써 덩어리가 만져졌고 방바닥에 휴지를 깔아놓고 소변을 봐 보라니까 소변이 가랑비 올 때 처마밑에 물 떨어지듯이 똑똑 떨어졌다.

환자는 필자와 싸운 후 1년 반(半)이 되었을 때 소변이 잘 안 나오고 하복부에 뭔가 찬 느낌이 있어 다시 산부인과를 찾아 진찰하였더니 자궁암인데 암덩이가 너무 커서 수술하기가 곤란하여 방사선 치료를 하였는데 호전되지 않고 더욱 성장하였고, 병원에서는 더 이상 방법이 없다고 퇴원을 종용(慫慂)하였다고 했다. 집에 와서 죽을 날을 기다리는데 필자에게 너무 미안하고 이승에서 진 빚을 갚지 않으면 저승에 못 갈 것 같은 생각이 들어 찾아왔다고 했다.

"선생님 왜 이런 병에 걸리는 것입니까? 이유라도 알고 죽어야 겠습니다."

"샘이 하나 있는데 아무도 그 샘물을 퍼내지 않으면 그 물은 썩는 것이오." 라고 말을 마치니 환자가 너무 과로하였는지 기절하였다. 필자가 인공호흡을 시키니 깨어난 뒤 다시 묻기를

"그럼 지금이라도 영감을 구해 같이 살면 내 병이 낫겠습니까?"

"허허, 누가 다 죽어가는 사람하고 살려고 하겠소? 언제 송장을 치워야 할 지 모르는데, 게다가 구멍이 다 막혔는데 무슨 일을 하겠소." 라고 대답을 하였더니 다시 기절 하였다.

다시 인공호흡을 하니 깨어나 한참 동안 호흡을 고르더니

"나는 억울해서 못 죽겠습니다. 자식들 앞에 추한 모습 안 보이려고 청상과부로 살면서 온갖 풍파를 다 겪었는데 그것으로 죽는다면 억울해서 죽겠습니까?" 하고 눈물을 펑펑 쏟더니 다시 기절 하였다. 필자가 10여 년을 수도(修道) 했지만 헛 했다는 생각이 들었고 허망함을 느꼈다. 수양(修養)이 덜 되어 환자를 옳은 길로 인도(引導)하여 생명을 구하지 못하고, 같이 화내고 싸워 병을 더 심하게 만들어 결국에는 죽게 만들었으니 어찌 필자의 책임이 없다 하리.

허망하다. 허망하다.

뭐라고 위로 할 말이 없어 환자를 안고 등을 쓰다듬어주고 같이 울었다. 따라온 딸도 울고 옆방에 대기 중인 환자들도 우는 소리가 필자의 귀까지 들렸다.

"인생은 일장춘몽이라 하지 않소. 인생이란 이런 것이로구나 생각하고 마음의 평화를 가지고 악(惡)의 마음의 버리고 선(善)의 마음을 가져야 저승에서 승천(昇天)할 수 있는 것이오. 그래야 다음에 다시 환생할 때 선한 사람으로 태어나는 것이오."

"김 선생에게 진 빚은 갚지도 못하고 가야 하는데 용서할 수 있겠소?"

"물론이오. 이미 다 용서 했소." 필자가 말을 마치자 환자는 딸을 불러 놓고

"내가 이런 인자한 선생을 욕하고 환자들에게 못 가도록 하였는데 죄를 다 못 씻고 가는구나. 네가 내 죄를 씻기 위해서 김 선생님의 이름을 많이 나도록 해주어라."

그 말에 딸이 묵묵부답(默默不答)이고 울고만 있자 환자는 눈에 힘을 넣어 애원하듯이 딸을 계속 쳐다보니 딸이 맹세를 하였다.

환자는 돌아간 후 3일 뒤에 죽었다고 기별이 왔다.

그 후 K시에서 여(女) 환자들이 무수히 찾아왔는데 모두들 그 딸이 소개하여 왔다고 했다.

필자가 지금 생각을 해보면 그때 치료를 잘하여 병이 나았더라면 그 환자가 살

아있을 때까지 욕을 했을지도 모르는 일이다. 일이 잘못된 것이 도리어 나를 도와주는 결과가 된 것이지만 다시 생각해 봐도 씁쓸하기 그지없다.

환자가 마지막에 필자를 찾아 왔을 때 필자는 아마 이렇게 치료를 했을 것이다.

경거, 복류를 보(補)하고 대돈, 용천을 사(瀉)하고, 장기공(掌氣功)으로 관원혈(關元穴)을 아래 방향으로 기공을 하고, 옥문혈(玉門穴)을 보기공(補氣功)으로 사용하고, 외음순의 육점(六点)을 기공했을 것이다. 이러한 환자를 몇 명 치료를 해 보았는데 말기 환자는 힘들지만 초기 환자들은 효험이 있었다.

보신혈(補腎穴)로 치료할 수 있는 질병들은 자궁종양, 자궁근종, 냉, 불임증, 불감증, 신결석, 신우신염, 비만증, 류마티스관절염, 갑상선기능저하(항진)증, 공포성불면증, 기억상실, 의욕상실증, 건망증, 공황장애 등인데 모두 효과가 있었다. 그리고 소갈병(당뇨병)은 하소(下消)에 효과가 있고, 후두염, 발기부전 등에도 효험이 있었다.

고대에 '신지근원 신야 신허적만병지근원화야(身之根源 腎也 腎虛的 萬病之根源化也: 몸의 근원은 신장이다. 신장이 허약하면 만병의 근원이 된다.) 고(故)로 신(腎)은 천계일(天癸一: 근본)' 이라 하였다.

하루의 시간은 영시(零時)이요. 오장(五臟) 중 신(腎)이요. 오행(五行) 중 수(水)요. 본성(本性)은 냉(冷)하고, 수리(數理)는 일(一)이라, 즉 음(陰)이니라.

인체는 체온이 있고 항상 조절되고 있다. 더우면 차게 하고 차면 따뜻하게 한다. 차게 하는 것을 음이라고 하고, 덥게 하는 것을 양이라 한다. 음이 허(虛)하면 물이 부족하여 차게 못하니 화(火)가 동(動)하니라. 음의 본성은 하강(下降)인데 허(虛)하여 하강하지 못하니 화(火)가 상승하니라. 화(火)가 많으면 염(炎)이 되느니라. 즉 염증을 일으키는 것을 말한다. 그 근본을 모르고 녹용 등 보약만 먹으면 낫겠는가?

지구에 존재하는 모든 물질의 근본은 물이니라. 인체든, 국정이든, 농사든, 공장이든 물이 없으면 존재하겠는가? 그리하여 필자는 신수(腎水) 치료하는 법을 제일 먼저 열거하였다.

필자가 전국동의동창연합회 학술부장으로 있을 때 회장으로 있었던 분이 경남 고성에서 한약국을 경영했는데 그분 역시 필자와 동일한 견해를 가지고 있었고, 십전대보탕으로 신허(腎虛) 환자를 많이 치료하였다 했다. 그렇다고 십전대

보탕을 막무가내로 먹으면 안 된다. 음양의 정도에 따라 약의 구성비를 달리해야 한다.

> 의불신자 불가치(醫不信者 不可治): 의자를 불신자는 치료할 수가 없는데
> 하고야?(何故也?): 왜냐하면
> 백병이 재어심중(百病而 在於心中): 모든 병은 모두 마음속에 있는데
> 기자심중 거부지심(其者心中 拒否持心): 그의 마음에 거부심이 있어서 이다
> 심령불동 동정무(心靈不動 動靜無): 마음을 움직이지 않으니 변화가 없다.
> 필유령동 필장생(必有靈動 必長生)이라.: 마음을 움직여야 장수할 수 있다.

의자(醫者)는 소의(少醫)냐, 대의(大醫)냐, 명의(名醫)냐, 신의(神醫)냐, 령의(靈醫)냐 는 후세들이 평가할 일이고 부귀영화는 몽중(夢中)에서도 갖지 말아야 할 것이다.

개허몽(皆虛夢: 다 헛꿈이다)이니라. 허몽(虛夢)이 타인을 살해하고 자기를 망치는 일이니라. 만인의 원성(怨聲)이 지천(地天)이면 필유화(必有禍)요. 만세욕(萬歲辱)이니라.

'의'(醫) 자(字)는 두 가지가 있는데 '의(醫)'와 '의(鑿)' 자(字)가 있다.

전자(前者)는 보통 의사를 말하는 것이고, 후자(候者)는 령의(靈醫)를 말한다. 즉 고도의 경지에 오르고 통달한 의사(醫師)를 말하는 것이다. 글자를 풀이 해보면 의(鑿) 자(字)밑에 '무' 자('巫' 字)는 상변의 '일(一)' 자는 하늘을 말하는 것이요. 하변의 '일(一)' 자는 땅을 말하는 것이다. 중앙의 양쪽으로는 '인(人)' 자가 있는데 이것은 너와 나를 뜻하는 것이고, 중앙에 세워진 '곤(丨)' 자는 합을 뜻하는 것 이다. 즉 천(天), 지(地), 인(人)의 기(氣)를 합(合)한 것을 의미하는 것이다. 고성(古聖)이 말하기를 맹호를 잡는데 우자(愚者)는 주먹을 사용하고, 학자(學者)는 글로서 잡고, 성자(聖者)는 말로 잡는다고 하였다.

병자(病字)는 '병'(疒)와 '병'(丙) 자를 합(合)한 것이다. '병(丙)' 자는 인간의 장기(臟器)중에서 심장에 포함되고 방향으로는 남방이고, 오행 중에는 화(火)에 해당된다.

심장야, 군주지관(心臟也 君主之官)이라. 고로 백병(百病)이 심중(心中)에 있다는 뜻이다.

'환' 자('患' 字)를 풀이를 해보면 중(中), 중(中), 심(心)이 아닌가? 이것 역시 그 사람 심중(心中)에 무엇이 있는 것을 말하는 것이 아닌가?

환자를 대할 때 그 환자의 마음에 들어 있는 근원을 보지 않고 오로지 칼, 침, 약, 뜸, 온갖 기구만 가지고 병을 잡으려 하니 문제가 아닌가?

화(和)나 국(國)이나 군(君) 등의 글자들은 모두 '구(口)' 자가 붙어 있다. 국가나 군자나 평화에는 대화로서 풀어야 한다는 뜻이 아닐까 생각한다.

'의'(醫)자는 '의'(意)자와 통한다. 인간의 병마를 다스리는 데는 여러 가지의 방법이 있는데, 이중에서도 치불치(治不治)는 환자의 의중(意中)에 있는 것이다. 념념물생의(念念勿生疑)라. 의자(醫者)를 신임하지 않고, 자꾸 생각하면 의심이 생기고, 의심이 생기면 사기(邪氣)가 형성되어 아무리 좋은 방법으로 치료하여도 효능이 없는 것이다.

의자는 환자를 완치시키겠다는 의지(意志)도 중요하지만 환자의 정신상태를 바로 잡아주는 것이 더욱 중요하다고 생각한다. 내가 완치 못 시켰더라도 정신상태를 바로 잡아준다면, 다음 의자가 그 사람을 치료할 때 수월할 것이고 완치율이 높을 것이다.

■■■■ Memo

Chapter 02

간경(肝經) 치료

원 인

1. 과도한 스트레스
2. 장기간 음주
3. 간염
4. 독극물 접촉
5. 신허증(腎虛證)

증 상

1. 내과: 소화불량, 황달, 복수, 중풍, 간경화, 와사증
2. 정형외과: 근육경련
3. 정신과: 진전(振顫), 혼미
4. 기타: 시각장애

치료법

1. 음곡(陰谷), 곡천(曲泉)을 보(補)하고 경거(經渠), 중봉(中封)을 사(瀉)한다.
2. 와사증은 소해(小海)를 보(補)하고, 연곡(然谷)을 사(瀉)한다.

🐱 해 설

한의학에서 간을 장군지관(將軍之官)의 장기라 한다. 이 말은 강한 장기라는 뜻이다. 중요한 작용은 소설(疏泄)과 장혈(藏血)작용이 있다. 소설작용이라 함은 신체의 기(氣)를 조절하는 작용을 말하고, 장혈 작용은 혈(血)을 간(肝)에 보관한다는 뜻이다.

기(氣)를 조절한다는 것은 외부의 현상에 대한 인체 신경의 반응을 말한다. 그 심리적인 변화를 조절하는 기능을 소설작용이라 한다. 심리적인 변화로 인체에는 많은 이화학적인 변화를 유발하는데, 그 중 특히 혈압, 맥박, 소화기능 등에 영향을 많이 미친다. 또한 대부분의 혈액은 간을 통과하기 때문에 장혈 기능이 있다고 보았다. 그래서 간에 이상이 있으면 심리적인 변화는 물론 혈액상에도 문제를 유발한다. 그리고 간의 심리는 화내는 것이고 힘줄과 눈을 주관한다.

간의 소설기능이 약하여 발산시키지 못하면 울결(鬱結)되어 옆구리, 유방, 혹은 복부의 통증을 유발할 수 있고, 너무 강하여 위로 상승하면 얼굴과 눈이 붉게 되고, 화를 잘 낼뿐만 아니라 심하면 기절할 수 있다. 이것을 화병이라 한다.

혈액의 순환은 기(氣)의 작용과 밀접한 관계가 있는데 기(氣)가 막히면 혈(血)의 순환을 도와줄 수 없어 어혈(瘀血)이 생겨 여자 생리이상이나 적취(積聚: 암혹은 류(瘤) 일종) 등이 생길 수도 있다. 즉 스트레스로 인한 암의 발생이라고 볼수 있다. 현대 의학적으로 보면 간의 조혈작용과 혈액응고와 상관있다 하겠다. 고대에도 간이 허약하면 출혈이나 빈혈증상이 있다고 보았다.

또한 오행에서 간은 목(木)이고 비위(脾胃)는 토(土)에 해당되는데 목이 강해지면 토를 극(克)하므로 위장장애를 초래할 수 있다. 이것을 현대의학으로 말하면 신경성 위염에 해당된다. 심리적인 장애로 간이 울결(鬱結)되어 목극토(木克土)로 인해 발생하는 것이다. 고대의 위장병 병기(病機)를 보면 간비불화(肝脾不和), 간기범위(肝氣犯胃) 등이 있는데 모두 스트레스성 위장병에 해당된다. 이것을 보면 간은 교감신경에 해당되고, 위장은 부교감신경에 해당되는 것을 알수 있다. 현대 의학에서도 교감신경이 항진되면 부교감신경은 억제된다고 한다. 즉 스트레스로 교감신경이 항진되면 소화기인 위장계열은 억제되어 소화기능 장애나 위장병이 발생하는 것이다.

간이 눈을 주관하는데 기가 막혀 순환이 되지 않으면 위축성 시력장애를 초래하고, 간에서 많은 전해질 물질을 대사하는데 기능이 저하되면 진전(震顫)이나 경련을 유발하기도 한다. 특히 비타민 A는 대부분이 간에 저장한다. 비타민 A가 부족하면 야맹증이나 안구건조증이 발생한다. 간에 이상이 있어 비타민A를 저장하지 못하면 안구에 영향을 미치는 것을 의미한다.

간과 비장은 오행에서 상극(相剋)에 해당되고, 간이 힘줄을 주관하고, 비장은 근육을 주관한다.

간기울체(肝氣鬱滯)되면 목극토(木剋土)가 되어 근육에도 영향을 준다. 그렇기 때문에 간이 안 좋은 사람이 장시간 운동이나 노동을 하면 근육에 경련을 유발한다. 간과 비장이 허약하면 피로물질인 젓산 대사에 장애를 주고 또한 각종 전해물질에 영향을 주어 경련을 일으킬 수 있다.

● 혈자리 설명

혈자리 이름	위 치	사 진
음곡 (陰谷)	무릎뒤쪽의 주름단 내측, 봉공근과 반건양근 착지점 사이	
곡천 (曲泉)	무릎안쪽 대퇴골 내측상과의 바로 윗부위 오목한 부위	
경거 (經渠)	손바닥쪽, 손목 주름에서 상부로 1촌, 요골동맥 박동부위	
중봉 (中封)	발목안쪽, 경골내과 앞쪽과 전경골근건 사이의 오목한 부위	
연곡 (然谷)	발의 내측면, 주상골과 설상골 사이 오목한 부위, 발등과 발바닥의 경계부위	
소해 (小海)	팔꿈치 뒤쪽, 상완골 내측상과의 최고 볼록한 부위와 척골 주두 최고 뾰족한 부위의 일직선상에서 중간 지점	

1. 내과 질환

사 례 ❶

농민의 하체무력(下體無力)

필자가 이름을 날리기 시작할 즈음의 어느 여름에 한 남자가 여인에게 반 업혀서 들어왔다.

이때는 필자가 가난하여 초가삼간에 살았고, 두 칸은 시술실로 사용하였다. 필자의 집이 산 아래여서 길에서 집으로 오려면 약간 가파른 길을 올라 와야 했다. 두 사람 다 호흡을 헐떡이고 남자는 다리를 많이 절뚝거렸다. 방안에 들어오더니

"아이고 선생님, 사람 좀 살려주십시오." 라고 하였다. 이 환자의 증상은 하체무력(下體無力)인데 힘이 없어 혼자서는 못 걷는다고 하였다. 이 자는 칠곡군 약목면 남계리에 사는 강모 씨이고, 필자의 마을에 사는 ** 씨의 동서이다. 잠시 뒤에 **씨가 숨 가쁘게 달려 왔다. 이 시기에는 교통이 아주 불편하여 필자의 집을 찾아 오는데 고생을 많이 했다. 이 환자도 자신의 집에서 리어카 타고 도로까지 와서 다시 버스 타고 필자의 마을 입구에 내려서는 리어카에 실려서 왔다. **씨가 리어카를 몰고 부인은 밀고 해서 필자의 집까지 왔다. 필자의 집으로 들어오는 길이 좁아 리어카가 들어올 수 없어 부인이 반 업다시피해서 올라온 것이었다.

X씨는 숨을 몰아 쉬고는

"김선생, 내 체면을 봐서라도 좀 잘 고쳐 주게나."

"한 번에 못 고치면 또 부인이 고생을 할 터이나 한 번에 고치면 내가 밥 굶을 판인데." 하고 농담을 했더니

"아이고! 제발 한번 만에 고쳐 주십시오. 돈은 한 번에 한 달 치 다 내겠습니다." 하면서 부인이 무릎을 꿇고 앉아 손을 합장하고 빌었다.

얼굴색을 자세히 살펴보니 백색 바탕에 청색을 띠우고 안청(眼睛)을 살펴보니 백청에 역시 청색을 비치고 맥은 부(浮)하고 무력(無力)하였다.

"언제부터 이렇게 되었소?" 물으니

"어제 아침에 논에 물길 보러 갔었습니다. 이른 새벽이라 이슬이 많은데다 날씨도 약간 서늘해서 가기 싫었는데 그래도 일 때문에 갔습니다. 들길 따라 가다가 갑자기 하체에 힘이 빠져서 '픽' 하고 쓰러졌습니다. 그런데 아무리 일어나려고 해도 다리에 힘이 안 들어가서 일어설 수가 없었습니다. 발버둥을 치면 칠수록 힘이 없는 것 같고 지쳐서 잠시 누워 있었습니다. 잠시 후 인기척이 나서 사람 살리라고 고함을 치니까 그 사람이 나를 보고 다른 사람을 불러 와서 집으로 이송 시켰습니다."

사람들이 모두 중풍(中風)이라고 하여 근처에 있는 침 놓는 사람을 불러 치료 받았으나 아무런 효험이 없어 필자를 찾아 왔다고 하였다.

이 자는 평소에 술을 좋아했고, 발병 전일(前日)에도 술을 마시고 잤다고 했다. 필자의 소견으로는 근위(筋痿 : 근육이 위축 되는 것)이다. 근위와 근만(筋彎)은 간허(肝虛)인데 간의 열로 인(因)한 것이다. 음곡(陰谷), 곡천(曲泉)을 보(補)하고, 경거(經渠), 중봉(中封)을 사(瀉)했다. 즉 간정격(肝正格)이다. 평소에 술을 많이 마신다고 이런 병이 발생하는 것은 아니다. 술을 많이 마시면서 성격이 급해 화를 잘 내는 사람이나 짜증을 많이 내는 사람이 이 병에 잘 걸린다. 노(怒)는 간경(肝經)의 화(火)인 것이다. 근속간(筋屬肝)이고, 간(肝)은 목(木)이므로 화(火)가 성(盛)하면 목(木)은 수(水)가 부족하여 말라 비틀어지는 것이다. 그리고 약한 나무는 한풍(寒風)에 죽는 법이다. 간(肝)의 모(母)는 신수(腎水)이다. 관(官: 상극)은 폐금(肺金)이므로 보모억관(補母抑官 : 어머니 장기를 보하고, 극하는 장기를 억제시킨다.)으로 치료를 하였더니 시술 중에 생기(生氣)가 살아나고 움직이기 시작하고 발공(拔功) 후에는 혼자 일어나서 움직이기 시작하였다. 필자가 치료를 잘해서 나았다기 보다는 부인이 먼 산길을 리어카에 실고 온 정성을 하늘이 감동해서 낫도록 한 것이다.

이 먼 산촌까지 필자를 찾아오는 환자를 보면 '몇 년 되었니', 아니면 '좋다는 곳은 다 가보았니', 하고는 찾아오는 데 이런 사람들이 '어디에서 어떤 치료를 받았냐?'고 물어보면 모두 통처(痛處)만 침을 놓거나 뜸뜨고 부항하고, 아니면 물리치료하거나 뼈 주사 맞거나 한 사람을 많이 보았다. 어떤 환자는 환부에 뜸을 얼마나 떴던지 흉터가 한 두개가 아니고 십 여 개 있는 사람도 있다. '병재우이좌침, 병재좌이우침(病在右而 左針 病在左而 右針 : 병이 우측에 있으면 좌측에 침을 놓고, 병이 좌측에 있으면 우측에 침을 놓는다.)'이라 하였다. 〈황제내경(黃帝內經)〉에 이르기를 '만병지원개어오장육부지허실야(萬病之源 皆於五臟六腑之虛實也: 모든 질병의 근원은 오장육부의 허실이다.)’ 라고 하지 않았는가? 그리고 허즉보, 실즉사(虛則補, 實則瀉: 허하면 보하고, 실하면 사한다.)라고 하지도 않았는가? 어찌 통처(痛處)만 난자(亂刺)해서 병이 낫겠는가?

　신허편의 ‘의불신자 불가치(醫不信者 不可治)’에 전술한 바와 같이 그 여인의 경우는 단지 그 사람의 운명으로 치부하기는 너무 억울하다. 허리 아프다고 간 곳마다 허리의 피만 5년 간 뺐으니 어찌 몸이 견디겠는가? 필자를 찾아 왔을 때는 너무 말라 나무젓가락 같았다. 의자(醫者)들은 이런 과오를 범하지 말아야 할 것이다. 환자가 왔을 시 어디에서 어떤 치료를 받았는지를 상세히 물어보고 참고할 필요는 있겠지만, 그 병원과 같은 치료를 해서는 안 된다. 다른 병원에서 같은 치료를 받았는데 아무런 효험이 없어 그대를 찾아 왔는데 앞전의 병원과 같은 치료를 한다면 얼마나 우습게 볼 것인가? 그럴 바에야 그대를 찾아 갈 이유가 없지 않은가? 차라리 모르면 모른다고 해야 할 것이다.

　이 환자는 3일 후에 다시 찾아 왔는데 혼자 걸어서 들어 왔다. 다 ‘나았는데 무엇하러 찾아 왔느냐?’고 물었더니 불안해서 왔다고 하였다. 환자가 불안한 마음이 있으면 다시 시술을 해 주어야 한다. 마음이 계속해서 불안해 하면 재발의 우려가 있기 때문이다. 이 분은 그 후 십 여 년을 더 살다가 2004년에 별세했다는 소식을 들었다. 생전에 이 병의 무서움을 알고 술을 많이 자제를 하고 성격도 많이 바꾸었다고 하였다.

　자주 화내는 것은 좋은 것이 아니다. 화내면 심박동수가 증가하고 혈압이 올라가지 않는가? 사람들은 무심코, 습관적으로 화를 내는 데 이것도 그리 간단하게 생각할 것이 아니다. 상생, 상극 관계에서 균형이 깨져서 간을 억제 못하면 화를 자주 내게 된다. 이것이 오래되면 그 원인으로 죽음을 맞이 할 수 있다. 화(火)는 열을 의미한다. 화내면 얼굴이 붉게 되고 열이 확 달아 오르는 것을 느끼지 않는가? 이것은 혈압상승, 심력증가, 혈관수축 등의 원인으로 발생하는 것이다. 화가 많으면 수(水)를 고갈시킨다. 즉 신허를 유발할 수 있다. 신장은 물을 다스리는 기관이다. 불로 신장이 허약하면 물은 더 부족하게 되고, 부족하면 부족할수록 화는 더 내게 되는 것이다.

　혈압이라는 것은 혈액이 혈관을 통과할 때의 압력을 말한다. 우리 몸은 참으로 신기하다. 머리에 각종 화학물질과 압력을 체크하는 센스가 있다. 부족하면 생성하게 하고 남으면 배설한다. 압력이 강하면 배설시키거나 압력에 견디도록 튼튼하게 만든다. 위장이나 방광, 대장에 물질이 많이 차 압력이 높아지면 뇌에서 체크되고 배설하는 명령을 내린다. 그러나 혈관에 압력이 높아지면 배설할 수 없으니 혈관을 튼튼하게 만들도록 명령을 내린다. 그러면 혈관이 두꺼워지기 시작한다. 혈관벽이 두꺼워진다는 것은 직경이 좁아지는 것이다. 그럴수록 압력은 더 높아지는 것은 당연한 것이고, 한번 올라간 혈압은 내리기가 쉽지 않다. 그렇게 악순환되다 보면 자연히 고혈압이 되는 것이다. 심리적인 원인으로 압력이 자주 높아지면 혈관이 두꺼워진다. 나중에는 화를 내지 않아도 그 상태가 유지되는 것이다. 왜냐하면 혈관은 근육이다. 한번 두꺼워진 혈관벽을 다시 얇게 되돌리는 것은 쉽지 않기 때문이다. 그것이 바로 동맥경화인 것이다. 동맥경화의 원인이 여러 가지 있지만 심리를 떠날 수 없다. 그래서 많은 질병은 마음속에 있다고 하는 것이다. 심리는 각종 환경에 영향을 받는다. 사회적인 환경, 가정환경, 자연적인 환경 등. 특히 지금의 우리 사회는 아주 빠르게 급변한다. 경쟁에서 도태되지 않기 위해서 생활주기가 아주 빨라졌다. 항상 급히 서두르면 조급증을 불러 일으킨다. 즉 화(火)를 유발한다는 말이다. 만수무강을 위해 가정에서 만큼이라도 느긋하게 생활하거나 시간이 허락하면 종교기관 등을 찾아 수련한다면 도움이 될 것이다.

사 례 ❷

⊙ 어린이의 하체무력(下體無力)

1 972년 가을에 젊은 부부가 어린애(8세: 손xx)를 업고 방안으로 들어 왔다. 여인은 아이를 내 앞에 눕혀 놓더니 다리를 쩍 벌리고 앉아서는 무릎과 방바닥을 연이어 치면서 대성통곡을 하였다.

"아이고 내 팔자야! 딸만 낳다가 아들 낳았다고 좋아했더니 아이가 와 일노." 하면서 눈에는 닭똥같은 눈물이 줄줄 흘러 내리는 것이 아닌가.

필자가 아이를 살펴보니 좌측 다리가 완전 무력(無力)하여 굴신(屈伸)도 못 하고, 안청(眼睛)을 보았더니 청색이었다. 아이의 웃옷을 벗기고 대추혈(大椎穴)에서 눌러 내려가다가 9번째 도착하니 아이가 아프다고 하였다. 그때까지도 여인은 팔자타령이나 하고 울고 있어 정신을 집중 할 수가 없어 '조용히 하라?'고 해도 막무가내 울기만 하였다. 화가 나서 소리를 버럭 질렀더니 그때서야 입을 다물었다.

"범한테 물려가도 정신만 차리면 산다고 했는데 울기는 왜 울어 초상났소? 증상을 상세히 말을 해야 치료를 하든 말든 할 게 아니오." 했더니 남편도

"이 망할 여편네가 울기는 왜 울어, 주둥이를 콱 쥐어 박을까 보다!" 하면서 째려봤다.

"내 아들 낫게만 해 주면 가만히 안 있을랍니다." 하여

"낫게 해 주면 어떻게 할라요?" 라고 물었더니 남편이 잠시 생각을 하더니

"내 아무리 없어도 10만원은 내겠습니다."

필자가 대답이 없자 부인이 또 한마디 거들었다.

"이 자식이 어떤 자식인데 그 정도는 내야지요."

"한번에 낫게 해 줘도 그만큼 내겠소?" 라고 물으니

"아이고, 그러면 저희들이야 좋죠. 농사짓느라 할 일이 천지인데, 한 번에 낫게 해주면 우리는 업고 다니느라 고생 안 해도 되고 일까지 할 수 있으니 얼마나 이익입니까? 더 많이 드리지요."

"좋소, 내가 한 방에 낫게 해 드리겠소, 내가 한 방에 못 나수면 이 가위로 내 머리를 자르고 기공책을 태우시오. 내 다시 금오산에 가서 도(道)를 더 닦고 오리다." 하고는 가위를 부인의 손에 들려 주었다.

"그럴 수야 있나요." 라고 하면서 가위를 슬며시 내려 놓았다.

간정격(肝正格)으로 음곡(陰谷), 곡천(曲泉)을 보(補)하고, 경거(經渠), 중봉(中封)을 사(瀉)한 후에 다리를 움직여 보라고 했더니 '어어' 하면서 다리를 들어 올렸다가 무릎을 굽혔다 폈다 하였다. 발공(拔功)한 후 일어나서 방을 돌아다니라고 했더니 겨우 일어나더니 방을 돌아 다니는데 처음에는 좀 힘들게 걷다가 점점 잘 걸었다. 필자가 보호자를 보며

"이 정도면 가위는 내려 놓고 무릎 꿇고 절해야 하는 것 아니오." 했더니

두 부부는 정말 무릎을 꿇고 큰절을 하였다.

이 환자는 경북 상주군 공성면 거창리에서 왔고, 아이는 초등학교 일학년인데 학교 등굣길에 갑자기 쓰러져 이렇게 되었다고 했다. 귀한 자식이다 보니 시골이

지만 읍내의 의사를 불러 치료 받았으나 아무런 효험이 없어 K시의 모소아과에 갔으나 소아마비는 아닌데 잘 모르겠다고 K병원에 가보라고 해서 갔다고 했다. K병원에서는 X-ray를 찍어 보더니 '결핵성 고관절염'이라고 진단을 내리고 4개월 간 깁스하고 입원치료를 받아야 하니 입원 준비해 가지고 오라고 하였단다. 다음날 입원하러 가려고 버스를 탔다가 필자한테 치료 받으러 오던 환자를 만났다고 했다. 그 환자들이 '다 큰 아이를 왜 업고 있냐?'고 물어서 자초지정을 이야기했더니 환자들이 필자집으로 가보자고 해서 왔다고 했다. 처음에 제의 받았을 때는 병원에서 X-ray상으로 골결핵이라고 나타났는데 기공으로 어떻게 치료를 되겠냐고 거절 했다고 하였다. 그러나 필자를 찾아오는 환자들이 깁스는 하루 늦게 하나, 하루 빨리 하나 별 차이가 없으니 일단 기공 받고 나서 효과가 없으면 입원하라고 하여 필자를 찾아 왔다고 하였다.

인간의 운명은 항상 행(幸)과 신(辛)의 갈림길에 서 있다. 유연복록, 천우신조 (有緣福祿, 天祐神助: 복록이 있으면 하늘이 돕는다.) 이다.

이날 3회 치료 받고 제 발로 걸어갔다.

3일 후에 이 애가 문을 열고는 '선생님' 하면서 필자에게 안겼다.

필자가 "제자리 섯! 뒤로 돌아! 앞으로 갓, 제자리 섯! 뒤로 돌아! 앞으로 갓!" 하면서 군대의 제식 훈련처럼 구령을 내렸더니 잘 하였다.

"다 나았는데 뭐 하러 먼 길까지 왔어요?" 물으니

"아직도 약간은 절지 않습니까?"

"며칠 지나면 차차 좋아질 것이오. 그리고 한 번에 완치하면 십만 원이고, 두 번이면 5만 원이 아니오." 했더니

"십만 원이면 어떻고 5만 원이면 어떻습니까? 나으면 되지요."

"가치가 다르지 않소, 그래 기분은 어떻소?"

"물으면 뭐 합니까? 그저께는 바빠 오다보니 옷은 고사하고 세수도 못하고 왔는데 오늘은 목욕도 하고 면도도 했습니다. 그리고 속상해서 며칠 간 술만 마셨더니 그때는 형편 없었지요?. 만약 4개월 간 입원했다면 우리 집은 쫄딱 망했습니다. 돈 써서 망하고, 농사일 못해 망하고, 속상해 술 마셔 망하고. 그런데 기공을 한 번 더 안 해도 되겠습니까?"

"원하면 한번 더 해주지." 하고는 다시 아이에게

"기공이 안 아프냐?" 하고 아이에게 물으니

"아파도 받아야지요. 선생님 기공 해 주세요. 네?" 하였다.

간정격(肝正格)으로 치료를 하고 나서 다시 걸어 보라고 했더니 정상과 똑같다고 했다.

그 후 상주군에서는 소문이 태풍처럼 돌았는지 환자가 얼마나 밀려오는지 눈코 뜰 시간도 없었다. 한달 후 단오에 인사하러 오겠다고 인편(人便)으로 소식이 왔다. 그래도 의리는 있는 사람이구나 생각하고, 그날에는 필자의 집사람에게 음식을 장만하라고 일렀다.

그런데 당일 날 점심때가 되어도 오지 않고, 저녁이 되어도 오지 않았다. 여자들은 손님맞이하는 것을 얼마나 싫어하는가? 큰소리쳐서 준비까지 시켰는데 필자의 체면이 말이 아니었다.

사람은 무릇 계획성 있게 말을 해야 하고, 자신이 뱉은 말은 책임을 져야 한다. 성공자가 되려면 이것은 필수요건이라 생각한다. 순간의 기분에 의해 말을 함부로 내 뱉으면 후회하게 될 것이다. 특히 의자(醫者)는 더욱 조심 해야 할 것이다. 확진(確診)이 서면 환자를 기(氣)로서 제압 해야 한다. 환자가 의구심을 가지면 의자와 환자간의 기(氣)의 흐름이 달라진다. 고압에서 저압으로 흐르듯이 기(氣)도 마찬가지다. 환자의 기가 더 강하면 병을 고치기는 커녕 도리어 의자가 병들 수도 있는 것이다. 특히 기공으로 치료 할 때에는 정신이 통일하여야 효능이 있다. 몸을 타고 기가 들어가는데 정신이 집중되지 않으면 누전되는 것처럼 기가 다른 곳으로 새 버리기 때문에 효능이 덜 할 것이다.

이럭저럭 몇 달이 지났을 때 상주군 **면에서 왕진을 요청을 하여 갔다가 다음날 시간적인 여유가 많아 손 씨 집을 찾아 보기로 했다. 면은 달라도 마을 간의 거리가 멀지 않았다.

그 마을 찾아 가보니 아주 깡촌인데 경치가 아주 좋고 산세도 좋아 인재(人才)가 좀 날 것 같았다. 여느 시골과 마찬가지로 보리타작하느라 모두들 분주히 이리저리 다니고 골짜기마다 타작하는 소리가 요란하였다. 그 집을 찾을 수가 없어 서성이는데 마침 농부가 와서 물어보니 모른다고 하였다. 다시 다른 사람을 기다렸다 물어보니 역시 모른다고 하였다. 참으로 기이했다. 분명히 이 마을이 맞을 텐데. 생각하던 중에 중학생이 하나 지나가서 아이의 이름을 대고 물어보니 사촌이라고 하였다. 집을 가르쳐 달고 했더니 먼 곳에 있는 할머니를 가리키고 저분이 손 씨의 어머니라고 말해주었다. 필자가 걸어가서 물어보니 할머니는 필자를 힐끗 보더니 모른다고 하는 것이 아닌가. 아이의 이름과 아비의 이름을 말해도 모른다고 하고는 '왜 찾느냐?' 고 물어 보았다. 필자가 아이의 병을 고친 사람이라고 이야기 했더니 "우리 마을에 그런 사람 없습니다." 하는 것이 아닌가. 필자는 반가워하며 인사를 할 줄 알았는데 반대현상이 일어나니 당황할 수밖에 더 있겠는가. 순간 필자는 많은 생각을 했다. 그때 할머니는 돌아서면서 "치료비 받으러 왔구만." 하는 것이 아닌가. 순간 어떻게 처신을 해야 할 지 몰랐다. 돌아갈까 하다가 오기가 생겨 다시 중학생을 찾아서 손 씨 집을 정확히 물어서 찾아갔다. 집안에 들어서니 마당에서 타작하느라 모두들 분주히 움직이고 있었다. 손씨를 찾아 인사를 하니 '누구십니까?' 하였다. 필자는 속으로 '야 정말 내가 못 올 곳을 왔구나. 아무리 세상이 각박하기로서니 이럴수가 있는가?' 하고 생각을 하는데 손 씨는 재차 물었다.

"누구를 찾습니까?"

필자는 명함을 꺼내주고 돌아서서 나오려고 하는데 손 씨가 나를 잡으며

"아이고 선생님 아니십니까?" 하고는 주먹으로 자기 눈을 때리는 것이 아닌가.

"왜 이러시오?" 하며 말리니.

"선생님이 수염을 길러 몰라 뵈었습니다." 하고는 주위 사람들을 불러 모아서는 필자가 자기의 아들을 고친 사람이라고 소개를 하였다. 그러자 아이의 할아버지와 친척들이 필자를 방으로 안내하고 큰 절을 하였다.

'그러면 그렇지 이 사람들도 사람인데 그럴 수는 없지.' 하고 생각하고는

동리(洞里)에서 생긴 일을 이야기 했더니 할아버지는 다짜고짜

"이 할망구가 사람을 몰라보고 날마다 술이나 쳐 먹고." 말 중에 할머니가 들어오자 할아버지는 단숨에 달려나가 할머니를 걷어차면서 나가 죽어라고 고래고래 소리를 지르는 것이 아닌가. 필자와 손씨는 뛰어나가 싸움을 말렸다. 다시 방으로 들어와서 준비해 온 탁주를 한사발 마시고 오해할 것 같아서

"내가 돈 받으로 온 것이 아니오. **면에 왕진을 왔다가 시간도 남고, 온다고 한 사람이 안 와서 무슨 일이라도 있는가 하여 와 본 것이오. 돈에 대해서는 신경을 쓰지 마시오. 그 대신 상주 사람을 많이 소개하지 않았소. 나는 돈없는 사람에

게는 돈을 안 받고, 많은 사람에게는 많이 받는 사람이오."라고 말하고는

탁주를 몇 사발하고 집으로 돌아왔다.

그럭저럭 세월이 흘러 다음 해 입춘 경에 눈이 많이 내려 환자도 없어 오수(午睡)를 즐기고 있는데 "선생님 계십니까?" 하여

"눈 오는데 누구요?" 하고 문을 열어보니 손 씨가 정종과 떡을 해 가지고 필자를 찾아 왔다.

"선생님 죽을 죄를 졌습니다. 제가 어떻게든 10만원을 마련해볼까 했는데 올해 흉년이 들어 겨우 식구들 목구멍에 풀칠만 하게 생겼습니다. 용서해 주십시오. 약속을 꼭 지켜야 하는데." 하면서 울먹였다.

"내가 꼭 돈 벌려고 이 짓 하는 것 아니오. 없는 사람한테는 돈 한푼 안 받으니 걱정 마시오. 그리고 하늘의 뜻을 누가 막으리요." 하고 위로를 해주고 술과 떡을 같이 나누어 먹었다. 그리고 감사의 표시로 밥 그릇 한 세트 사가지고 왔는데 지금도 보관중이다.

그리고 십 수 년이 흘러 충북 영동에 왕진을 갔다가 돌아오는 길에 김천 시외버스 터미널에서 만났다. 아이는 커서 이미 고등학생이 되어 있었다.

사례 ❸

구제불능자의 하체무력

1973년의 초여름이었는데 경북 **시에서 이 씨가 하체 무력으로 필자를 찾아 왔다.

들어올 때 택시 기사는 환자를 업고 부인은 물건을 들고 방으로 들어왔다. 자리에 눕히고 살펴보니 신체는 건강한데 하체가 무력(無力)하여 굴신(屈伸)도 못하고, 안색을 살펴보니 흑청색이고, 안청(眼睛)은 청색을 띠고, 맥은 부삭(浮數)하고, 척추의 대추혈(大椎穴)에서 눌러 내려가니 아홉 번째에서 통증이 심하다고 하였다.

"주색을 좋아 했겠구만." 했더니 부인이

"아이고, 딱 맞습니다. 젊었을 때 자유당시절에 쥐뿔도 배운 것도 없는 사람이

이장(里長) 한답시고 촐랑대며 다니면서 논 다 팔아 먹었습니다." 하였다. 남편이 듣고 있다가 화를 버럭 내며

"이 여편네가!" 하면서 째려 보았다.

필자 지인(知人)중에도 이런 사람이 있었다. 할아버지가 논을 좀 물려주었는데 이장 한답시고 다니면서 논 다 팔아 먹고 나중에는 알콜중독으로 죽었다. 원래 못 배운 사람이나 덜 성숙한 사람에게 버슬 하나 주면 좋아가지고 우쭐대며 다니기를 좋아하는 것이다. 게다가 이 사람은 면(面)의 씨름 선수여서 군(郡)에서 체육대회 할 때면 합숙훈련 한답시고 한 달 가량 집을 비우고 바깥에서 주색(酒色)으로 보내곤 했다고 했다. 부모님이 물려준 재산이 논 30마지기(6천평)였는데 지금은 다 팔아먹고 7마지기 밖에 안 남았다고 했다.

"주색(酒色)으로 간(肝)에 열(熱)이 차여 오는 근위(筋痿)라고 합니다." 했더니

"중풍(中風) 아닙니까?" 하고 물어

"어디가니 중풍이라고 했던 모양이죠? 중풍이 아닙니다. 중풍으로 백날 치료해 봐야 안 낫습니다."

"병원을 세군데 가보았는데 모두 중풍이라고 하고 마을 어른들이 모두 중풍이라고 하던데요."

"그래서 그곳에서 치료 받고 나았습니까?"

"안 나아서 이렇게 찾아 왔지요?"

"그러니 중풍이 아니요."

"그런데 모두 중풍이라고 하든데 못 나수면 책임집니까?" 하지 않겠는가. 자꾸 쓸데없는 질문을 하여 약간 언짢았는데 이 말을 듣자 화가 치밀었다.

"이 양반이 보자 보자 하니 당신 당장 집으로 돌아 가시오. 중풍하고 싶은 모양이지, 그들이 다 알고 다 맞으면 왜 못 고쳐, 안 믿을 바에야 지랄 할려고 찾아 왔어, 그리고 당신 책임이라고 말 했지? 당신 세 군데 갔다고 했지? 못 고쳤는데 그곳에서 책임지고 돈으로 배상했어? 그리고 내가 다 고치면 당신 집하고 논 다 줄거야? 지금 계약서 쓰지!" 하고 고함치면서 종이를 내 놓았더니 잠시 수그러들면서

"그럴수는 없지요."

"당신 복장(마음)이 걸러 먹은 사람이요. 다른 데 가서 치료받고 하나도 못 고

쳤으면서 나보고 못 고치면 책임지라고? 그리고 내가 못 고치면 내가 당신을 책임지고, 내가 당신을 고치면 당신 재산 다 달라는데 못하겠다는 게 이치에 맞소? 그러니 나는 당신을 치료 못하겠으니 중풍이라고 했던 놈들한테 가서 치료를 받든 죽든 당신 마음대로 하시오. 쥐뿔도 아는 것도 없는 것이 헛소리에는 귀가 밝아서. 저래 가지고 이장을 하니 다 말아 먹었지, 당장 가요." 하고 야단을 쳤다. 그제서야 분위기를 파악 한 부인이 나서서 빌면서 애원하였다. 이런 환자를 더러 보았는데 신뢰하지 않으면 심령(心靈)이 불동(不動)하여 어떤 치료를 하여도 별로 효험이 없으니 고함을 치든 욕을 하든 어떤 방법을 써더라도 믿게 해야 한다.

우리의 몸에는 정기(正氣)와 사기(邪氣)가 있는데 믿음으로 정기가 살아나면 질병의 치유에 도움을 주고, 불신의 마음을 가지고 있는데 보(補)해주면 도리어 사기(邪氣)가 살아나면서 치료의 효험이 없거나 더욱 심해질 수도 있는 것이다.

환자가 수긍을 하는 것 같아 마음을 가다듬고 시술하였다. 간정격(肝正格)으로 시술 한 후 일어나서 걸어보게 하였더니 방을 걸어 다녔다. 주의사항으로 돼지고기, 닭고기, 술, 고등어, 밀가루 음식, 성생활을 금하라고 일러주고, 하루 쉬고 다시 모레 오라고 알려주었더니

"다른 데는 금하는 것들이 없던데요." 하였다.

"이 양반이 좀 어찌 되었나? 여보시오! 그곳에서 고치지도 못한 것을 낫게 했으면 감사히 생각해야지 무슨 헛소리를 지껄여! 다음에 오지 말고 그곳으로 가시오." 하고 큰 소리를 쳐서 돌려 보냈다. 이런 사람들은 피해의식이 있어 치료를 해도 잘 낫지도 않고 재발하기 일쑤이다. 3일 만에 찾아오는데 제 발로 걸어 들어오길래 '어떠냐?'고 물었더니, 많이 좋다고 하여 다시 시술 하려고 자리에 눕히고 기공을 준비하는데 다시 묻기를

"선생님 저는 중풍이 아니죠?" 하는 게 아닌가. 필자는 하도 기가 차서

"허 허! 이사람, 참!" 하고 혀를 끌끌 찼더니

"그제 선생님이 중풍이 아니라고 해서 집에 가는 길에 한의원 두 군데 들러 물어보니 중풍이라고 하여 침을 맞았습니다." 하였다. 필자는 화가 치밀어 환자의 멱살을 잡고

"이 자식이 미쳤구만! 미쳤어! 당장 일어나서 나가! 당신이 어디가서 무슨 지

랄을 하든 나를 찾아 오지 마! 이 사람이 장난치나 지금!"

"아이고 선생님 왜 이러십니까?"

"뭐? 왜요? 당신 걷지도 못해 택시 운전사가 업고 들어왔지?"

"예."

"나갈 때는 걸어 갔지."

"예."

"야이 새끼야! 그러면 중풍이라고 했는 놈이 맞냐? 내가 맞냐? 그리고 내가 다고쳐 놓은 것을 다른 데 가서 침 맞다가 일 생기면 나보고 책임지라고 할 놈 아냐? 그리고 돈 없다고 해서 치료비도 안 받고 보냈는데 너 한의원 가서 공짜로 치료 받았냐? 응? 당신같은 사람은 치료할 가치도 없어 당장 나가!" 하고 큰 소리 치고 방을 나갔다. 바깥에서 담배를 피우고 있는데 부인이 나와서는 사정을 하였다.

"선생님 저를 봐서라도 제발 치료 해 주십시오. 원래 저 사람이 덩치 값도 못합니다. 그러니 재산을 다 탕진 했지요." 눈물을 글썽이며 하소연했다.

"당신도 똑같아! 남편이 제 정신이 아니어서 저 모양이면 당신이라도 정신을 차려야지, 같이 병원이나 가고." 하고는 바깥에 있었으나 도무지 집에 갈 생각을 하지 않았다. 하는 수 없이 재시술 하였다.

이 환자는 모두 4회의 시술로 완치 되었다. 이후로 **면에서 유명세를 타서 환자가 많이 왔고, **면은 교통편이 나빠 환자가 단체로 오니 한 사람인 필자가 와 주었으면 하여 몇 번 왕진도 간적이 있고, 이 자의 집에 가보니 형편없는 초가삼간(草家三間)이었다. 마당에는 작은 송아지가 매여 있고, 방안은 천장의 서까래가 노출되어 있었다. 이 자가 젊은 날에 이장이랍시고 거들먹거리며 다니면서 흥청망청 했을 것들이 눈에 선하였다. 인간이 안 된 자에게는 재물을 물려주어서는 안 되는 것이다. 그릇이 안 되는 자에게 물려줘 봐야 사회에 혼란을 초래하고 위화감만 조성한다. 이 자의 관상을 보니 지금이라도 개과천선 한다면 가족의 목구멍에 거미줄이나 칠지 모르나 아니면 말년에 객사하거나 신고(辛苦)가 따를 상(相)이었다. 살고 싶으면 3년 간 주색을 멀리해야 한다고 주의사항을 일러 주었더니

"젊은 사람이 어떻게 여자를 두고 멀리하고 삽니까." 하였다.

"그럼 중이나 신부, 수녀는 다 죽었겠네. 살고 싶으면 조심 하시오." 하고 나왔다. 그 이후 세월이 흘러 일 년 쯤 지났을 때 다시 이 자가 찾아 왔다.

업혀서 들어오는데 작년의 증상과 똑 같아 진찰은 할 필요는 없었고, 원인을 찾아내야 할 것 같아서

"술은 먹은 적은 없고?"

"보리밭 근처도 안 갔습니다."

"여자는 가까이 한 적이 없고?"

"절대 안 갔습니다." 하였다. 대답이야 찰떡같이 하지만 믿을 수가 있겠는가.

하는 수 없이 같은 방법으로 재시술을 하려는데

"중풍이 아닙니까? 중풍은 재발 한다던데." 하는 것이 아닌가

"이 사람, 작년에 그렇게 혼나고도 아직도 그 병 못 고쳤구만, 중풍이면 중풍이라는 사람한테 가지 뭐 하러 여기까지 오느라 고생하고, 사람 화나게 만들어!" 했더니 입을 다물었다.

이 사람은 근본(根本)이 걸러 먹은 사람이다. 젊은 사람이 불구자가 되는 것이 불쌍해서 치료 해주는 것이지. 외동아들로 태어나 집에서 곱게 자란데다 너무 이기주의적인 사고(思考)를 가지고 있었다. 자기를 위해서는 술 퍼마시고 오입질하지만 남을 위해서는 한 푼도 아까워서 못쓰는 위인이다. 이런 자는 치료를 해 줘도 좋은 소리 못 듣는다.

다시 간정격(肝正格)으로 치료 하였더니 걸어 다녔다. 그리고 부인이 자신의 병도 봐 달라고 하여 안색을 살펴 보았다. 신허(腎虛) 증상이 보여 하복부를 검사하는데 생리대를 차고 있어 '생리하냐?'고 물었더니 며칠 전에 유산(流産) 했는데 지금도 약간 출혈이 있어 차고 있다고 하였다. 순간 화가 치밀었다. 남편은 여자를 가까이 한 적이 없다고 했는데 부인은 인공 유산을 했다고 하니 어찌 화가 안 나겠는가?

"나는 당신들을 치료 못하겠으니 돌아가시오. 이 사람들이 이젠 둘이 짜고 거짓말을 하는구만. 아니면 당신은 화냥년이 아니오? 남편은 여자 근처도 안 갔다고 하는데 당신은 인공유산을 했다고 하니." 벼락 같은 소리를 질렀더니.

여자는 놀래서 어쩔 줄을 모르고 울면서 남편보고 고함쳤다.

"왜 사내 자식이 거짓말을 해 가지고 계집을 화냥년으로 만들어? 아이구 잘 한다. 계집질은 자기가 하고 욕은 내가 얻어 먹는구나. 아이고 원통해!" 하고 입에 거품을 물고 쓰러지더니 기절하였다. 눈동자를 위로 치켜떠서 흰자위만

보이고 숨을 아주 가늘게 쉬고 있는데도 남편은 고개를 푹 숙이고 아무 말이 없었다.

둘 다 치료를 한 후 주의사항을 일러주고는 다음에 나 찾아오지 말고 다른 병원에 가라고 신신 당부해서 돌려보냈다. 정말 며칠이 지나도 오지 않아 다른 데로 갔는가 생각했다. 한편으로는 돈도 없는 사람이 전국을 빌빌 돌아다니다가 더 나빠져서 찾아오지나 않을까 하는 걱정이 되기도 했다. 아니나 다를까 두 달 뒤에 바짝 말라서 찾아오는데 걸음도 겨우 걸었다.

"어디갔다 이제 오시오?"

"선생은 중풍이 아니라 하고 다른 사람은 중풍이라고 해서, 누가 부산의 한 병원이 용하다고 하여 찾아 갔었는데 병도 못 고치고 돈만 날리고 돌아 왔습니다." 하였다.

필자는 참으로 기가 차서 아무 말이 안 나왔다. 인간이 불쌍해서 단지 한숨만 나왔다.

"그래 그곳에서는 뭐라고 하든가요?"

"예, 그곳에서는 중풍이 아니라 하고 선생님과 같은 진단을 내리더군요."

"그럼, 그곳에서 치료를 받지 뭐 하러 왔소?"

"진단은 맞는데 치료는 선생님만큼 못 하더군요. 게다가 소까지 팔아 치료비를 썼지만 돈이 부족하여....."

"아이고! 등신같은 사람아, 당신이 옳은 인간이면 입 달고 그런 말을 못 할 것이오. 내가 당신한테 돈 한푼 안 받았지만 그래도 인간이라면 그런 말을 하면 안 되오. 소까지 팔아 병도 못 고치고, 고쳐 준 사람한테는 돈 한 푼 안주고 무슨 낯짝으로 찾아왔소? 당신은 인간되기가 글러 먹은 것 같소. 돌아가시오. 당신은 치료해 줘봐야 국가와 사회에 도움도 안 될 것이고, 그리고 몇 달 이내에 재발할 것이니 의미가 없소" 했더니, 고개를 숙이고 한참 있더니

"선생님은 좋은 일을 하는 분이 아닙니까?" 하고 물어 보았다. 밉다 밉다 하더니 점점 미운 말만 골라서 하니 어찌 정(情)이 가겠는가.

"그걸 말이라고 하오? 집에 가서 무엇을 잘 못 하였는지 가만히 반성 해 보시오. 그리고 그때 와도 늦지 않소. 당신이 적어도 인간이 되었으면 내가 치료하여 농사라도 잘 지었으면 돈은 없더라도 가을에 떡이라도 한 바가지 해 가지고 인사

하러 왔어야 했어. 돈은 병 못 고치는 놈들한테 갖다 바치고 어디 와서 하소연이야. 내가 젊은 날에 배 곯아가며 도(道) 닦을 때 당신이 나한테 쌀 한톨 보태 주었어? 오입하고 돌아다니면서 술 한잔 사주었어? 그리고 정신상태가 삐딱한 사람은 치료해야 재발하기 때문에 치료를 못하겠으니 돌아가시오."

좋게 타일러서 돌려 보냈는데 몇 달 뒤에 그 마을 사람이 와서 물어보니 자살했다고 했다.

살아서 인간이 안 될 사람은 살려서는 안 된다. 물론 판단은 신(神)이 하겠지만, 의자(醫者) 자신이 보편적으로 생각해서 국가와 사회에 도움이 안 되고, 세상을 어지럽히는 자(者)는 죽도록 두어야 할 것이다. 인권이 뭐니 하지만 그것 다 위선이라고 생각한다. 소수의 인권도 중요하지만 다수의 인권이 더 중요하지 않은가? 한 사람으로 인해 다수가 인권침해를 당한다면 그 한 사람을 없애는 것이 다수의 인권을 보호하는 것이다. 인간사(人間事)에서 인과응보(因果應報)도 인권이라고 생각한다. 사회로부터 존경받을 일을 했으면 그에 상응하는 대우를 해주는 것은 당연한 것 아닌가? 지금 우리 사회는 약자라는 위선의 탈을 쓰고 강탈해 먹으려는 부류들이 많은 것 같다. 그런 사람이 많을 수록 정도(正道)로 가는 사람을 위축하게 만든다.

어쨌거나 의자(醫者)는 과도한 인과응보를 바래서는 안 된다. 그러나 환자는 이것을 잊어서는 안 된다. 병의 원인이 무엇인가?, 넘쳐서 오는 것이다. 근본을 모르는 자(者)가 살아서 무엇을 하겠는가?

목극토(木克土)라. 간은 힘줄을 다스리고, 비장은 근육을 주관한다. 술을 많이 먹으면 간(肝)에 열(熱)이 차고, 화를 많이 내도 간에 열이 찬다. 간에 열이 많이 차면 간이 성(盛)하여 근육을 주관하는 비장(脾臟)을 손상시켜 사지(四肢)가 무력해지는 것이다. 그리고 힘줄을 주관하는 간도 약해져서 무력해지는 것이다. 또한 비장은 후천지본(後天之本)의 장기(臟器)로서 모든 영양물질을 주관하는 곳이다. 음식을 먹으면 위장에서 분쇄한 후 소장에 보내 흡수한다. 흡수된 에너지는 혈액을 타고 전신으로 보급된다.

그러나 비장이 허약하면 그 기능이 약해 에너지를 흡수도 못하고 보내지도 못하니 피곤할 수 밖에 더 있겠는가? 간허증에는 경거(經渠), 중봉(中封)을 사(瀉)하고, 음곡(陰谷), 곡천(谷泉)을 보(補)한다. 경거는 폐경(肺經)의 금(金)에 해당되는 혈자리로 금극목(金剋木)의 기를 깎아 주는 것이고, 중봉은 간의 금에 해당되는 혈자리인데 역시 사(瀉)해주는 것이다.

음곡혈은 신경(腎經)의 수혈(水穴)에 해당되는 혈자리인데 수생목(水生木)에 해당된다. 즉 간과 신장은 모자관계이므로 어머니를 튼튼하게 해서 자식에게 젓을 많이 주게 해주는 원리인 것이다. 곡천은 간의 수혈(水穴)로 자체적으로 보(補)하게 하는 것이다.

사 례 ❹

알코올성 간경화

1973년 5월 하순 경에 배가 불룩한 남자가 산비탈 길을 걸어서 올라오는데 보니 몸이 무거워 숨이 찬지 헐떡거리며 겨우 올라온다. 어머니인 듯한 노인은 보따리를 하나 메고 뒤에서 밀고 있었다. 그 모습이 가기 싫어하는 황소를 밀고 가는 것과 비슷하였다. 배가 얼마나 부른지 필자의 방문도 겨우 통과하였고, 거의 죽기 직전인 것 같았다. 일단 자리에 눕히고 잠시 쉬게 한 다음 진찰을 해보니 전신이 다 부어있고 코, 입, 항문, 소변에 출혈이 있고, 맥은 많이 빠르고 호흡이 가쁜지 쉭쉭하고 우측 늑골 아래를 만져보니 딱딱한 것이 만져졌다. 간경화인 것이다. 폐 부위에 소리를 들어보니 이상이 없는 것 같았다. 필자가 진찰 중인데 뒤에서 중얼중얼하여 돌아보니 그의 모친이 달모도 앞에서 손으로 빌고 절을 하면서 기도를 열심히 하였다.

"천지신명이시어 청춘에 혼자되어 자식 둘을 믿고 살고 있는데 큰 아들이 이 모양이니 어찌 살겠습니까? 모든 것이 전생에 저의 업이니 나를 잡아가고 아들은 좀 살려 주이소."

필자가 한참을 보았는데도 아랑곳하지 않고 열심히 정성을 다하여 기도를 하였다.

이 자(者)는 충북 영동군 용산면에 사는 정**(당시 49세) 씨 인데 서울에서 아주 큰 술 대리점에서 일을 하였단다. 그때는 소주를 항아리에 넣어서 판매 하였다. 술을 공장에서 대리점으로 가지고 오면 항아리의 종이 포장 위에 물수건을 놓은 후 1시간쯤 지나면 풀로 붙인 종이가 흔적없이 떨어진다고 했다. 그리고 코르크 마게가 파손되지 않게 뺀 다음 소주를 1되 빼내고 물을 한 되 넣은 다음 다시 재포장하여 판매하였다고 했다. 또한 빼낸 것은 빈 독에 넣어 재포장하여 판매하였다고 했다. 그리고 환자는 그때 날마다 술을 많이 마셨다고 했다. 적게는 하루에 1되, 많게는 2되까지 마셨다고 하였다. 이 환자는 병이 발생하자 죽어도 고향에서 죽는다고 영동으로 내려왔고, 옥천의 큰 병원에 갔는데 입원은 안 시켜주고 집에서 외래로 다니며 약을 타먹으라고 하였단다. 그 병원이 지역에서 큰 병원이어서 마을사람들이 많이 찾아 가는데 의사에게 물어보니 며칠 못가서 죽는다고 입원을 안 시켰다고 했단다. 병원 치료가 별 효험이 없자 어느 유명한 사찰에서 질병을 잘 치료한다는 소문을 듣고 갔는데 날마다 죽만 약간 주고 하루 종일 부처앞에 앉아서 '나무대비 관세음 보살' 만 외치고 기도를 하라고 하여 사기인 것 같아 도망쳐 나와 집에 있는데 누가 필자를 소개해서 찾아 왔다고 하였다.

술은 적게 마시면 보약 중에 보약이지만 과(過)하면 독(毒)이 되는 것이다. 간(肝)뿐만 아니라 대장, 위장, 뇌까지 손상을 시키는 것이다.

"예끼 이 사람아! 벌을 받았구만! 남의 돈을 부정으로 모았으니 벌 받은 것이야, 사필귀정(事必歸正), 인과응보(因果應報)라는 말을 안들어 보았는가?"

"아닙니다. 사장님이 다 시켜서 했습니다."

"자네가 앤가? 사장이 시킨다고 나쁜 짓을 하게, 두고 보게 사장도 벌을 받을 걸세."

그런데 필자는 그때까지 간경화를 치료해 본 적이 없어서 걱정이었다. 영동에서 필자의 집까지 오려면 100리 길인데 그 시절에는 거의 하루 거리였다. 그렇다고 자신없다고 하기에는 모친의 정성이 너무 지극하고, 증상으로 봐서는 너무 위험한 상황인 것 같았다. 골똘히 생각을 했으나 답이 없었다. 필자가 주저하고 있는 동안에도 정성을 드리고 있는 모친을 보자 돌연 용기가 생겼다. 자식을 위해 저렇게 지극정성인데 하늘인들 돌보지 않을까하는 위안을 삼으며 간정격(肝正格)으로 시술 하였다. 정성을 다해 보사(補瀉) 하니까 환자가 머리가 맑아오고 전신이 시원한 느낌이 있다고 하였다. 발기공(拔氣功)을 한 후에 일어나서 좀 걸어 보라고 하였더니 올 때보다는 몸이 훨씬 가볍고 호흡이 덜 가쁘다고 하였다.

"조약(助藥)은 없습니까?" 하고 모친이 물었다.

필자가 직접 뒷산에 올라가 용담초를 캐 와서 환자와 보호자에게 보여주고는

"이런 풀을 집 근처에서 구할 수가 있겠습니까?" 하고 물었더니 모자지간에 한참을 보더니

"예, 구할 수 있을 것 같습니다."

"이것을 건조한 것은 2g씩, 생것은 10g씩 식후에 하루 3번을 복용하고, 식사 시에는 다슬기를 약간 삶아 내부의 살을 꺼내 다시 실파를 넣고 국을 끓여서 밥을 먹도록 하시오." 라고 하고, 절대 술을 못 먹게 당부해서 돌려 보냈다.

3일 뒤에 다시 필자를 찾아 왔는데 부종이 많이 빠졌고 걸음걸이가 많이 가벼워 보였다. 이날은 그의 부인과 같이 왔다. 문을 들어서면서 충청도 사투리로 "안녕하셨시우?" 하고 인사말을 건넸다. 그리고는

"선생님, 이 동네 여편네들 버릇을 들여야겠시우."

"갑자기 그게 무슨 말인가?" 의아해서 물었더니, 도로에서 필자의 집까지는 약 700m가 되고 중간에 작은 개울을 건너는 다리가 두개 있다. 안쪽의 다리에서 모심기하다가 쉬는 마을 여인들과 마주쳤는데 여인들이 '어떻게 오냐?'고 물어 치료 받으로 온다고 하였더니 여인들이 '기공 받을 돈 있으면 집에서 밥이나 잘 먹겠다' 하고 비꼬는 말을 하고 갔다고 하였다.

"여편네들이 남은 살겠다고 100리 길을 오는데 재수없게시리."

"미안하네, 내가 아직 이름을 못 날려 그랬는 모양이네, 자네가 다 나아서 다음에 버릇 좀 고쳐주게."

"내가 반드시 나아서 버릇을 고쳐 주겠습니다."

사람은 언제나 남에게 희망을 주는 말을 사용하는 것이 좋다. 교육적으로도 좋고, 사업하는 자에게도 당연하고, 환자에게는 더욱 그렇다. 설령 내가 모르는 사람일지라도 그 말 한마디가 사람에게 많은 영향을 미치는 것이다. 의자(醫者)는 기술적으로 약간 도움을 주고 나머지는 환자의 정신상태인 것이다. 그것이 다 덕(德)을 쌓는 것이다. 1차 시술 후 집에 가서 어머니와 아내가 살려보겠다고 온 산을 다 다니며 용담초를 캐고, 도랑은 다 헤집고 다니며 다슬기를 잡아서 국을 끓여 주었다고 하였다. 몸을 자세히 보니 눈썹 윗 부위, 팔꿈치 아래, 무릎아래 부위만 부종이 남아 있고 복부는 약간 줄었는 것 같고 대소변의 출혈은 없어졌다고 하였다.

3일 뒤에 다시 찾아 왔다. 환자의 신체를 살펴보니 부종은 거의 다 없어졌고, 손목아래 발목 아래만 약간 남아 있었다. 다리를 좀 보려고 바지를 걷어 올리니 다리 전체가 검고 끈적끈적한 액체가 묻어 있어

"몸이 좀 괴롭더라도 씻지, 이게 뭔가?"

"오다가 차안에서 바지에 똥 쌌시우, 중간에 처리 못해 그냥 왔구만유, 죄송해유"

전에 옳게 먹은 게 없어서인지 대변이라지만 아무런 냄새가 없었다. 바지를 벗기고 탈지면으로 똥을 닦아내고 다시 물을 데워 수건을 빨아 대충 닦아낸 다음, 제3 차 시술을 하였다.

그 다음날 필자가 시내에 볼일이 있어 버스 타고 가서 종점에 내렸는데 갑자기 한 사람이 필자를 따라 오더니 이리저리 살펴보고는

"혹시, 기공하는 선생님 아닙니까?"라고 물었다.

"그렇소만? 누구시오?" 했더니, 바로 식당 안으로 들어가자면서 필자를 당기는 것이 아닌가. 그리고는 식당의 방안으로 들어가더니 필자의 명함을 내 놓으며 명함에 박힌 사진을 보고 필자와 대조 하는 것이었다.

"아니, 왜 이러시오?" 의아하게 되물으니

"선생님이 영동의 그 배불뚝이를 치료하셨죠?"

"그렇소만."

"야아! 대단 하십니다." 하고는 다시 상하로 훑어 보면서 탄성했다.

이야기인즉, 이 환자가 치료를 받으러 올 때 먼 곳에서 오다보니 식사를 옳게 못해 차에서 내리자마자 이 식당에서 식사를 했다고 했다. 그때 주인이 '뭐 하러 다니냐?' 고 물었더니 '간경화인데 기공 받으러 다닌다.' 고 하더란다. 그래서 자신은 '간경화를 어떻게 기공으로 고치냐?' 고 웃었는데 10일 만에 보니까 많이 좋아져서 도저히 믿어지지가 않아 치료자가 누구인지를 상세히 물었고, 명함을 받아 두었다고 하였다. 그리고 이 환자가 영동 사람들을 많이 데리고 와서 자기도 밥 장사를 아주 잘 했다고 하였다.

그리고는 필자에게

"선생님 제가 식사 한끼 대접하겠습니다." 라고 하면서 식사를 주방에 시켰다. 필자는 방금 식사하여 못 먹겠다고 하였으나 주인이 막무가내로 권하는 통에 앉아서 몇 숟갈 입에 넣는 시늉을 하였다.

이 환자는 4차, 5차 시술 후에는 거의 완치가 되었다.

그런데 5차 시술 받을 때 복부를 보니 선이 죽죽 그어져 있어 이상해서 다른 곳을 보니 역시 전신이 다 그물처럼 그어져 있고, 부인을 보니 이마에 반창고를 붙이고 있고 출혈 흔적이 있었다. '어찌 된 일이냐?' 고 물어 보았더니 어젯밤에 잠을 자려는데 전신에 가려움증이 아주 심했다고 했다. 부인에게 긁어 달라고 했더니 옳게 안 긁어주어 화가 나서 재떨이를 던졌는데 이마에 맞아 피가 났다고 하였다. 그 이야기를 듣고 나니 화가 은근히 나서

"이놈이, 어디 가서 나쁜 행실을 배워 가지고, 불철주야(不撤晝夜)를 너 살리려고 온갖 고생을 마다 않고 정성을 다하여 섬기는데 재떨이를 집어던져!" 하고는 머리를 몇 대 쥐어 박았더니 몸을 움츠리면서

"잘못했시우, 저도 어제 피나는 것 보고 마음이 아파서 많이 뉘우쳤시우."

"그래. 안 뉘우치면 인간이 아니지.."

손톱에 힘이 없어 병뚜껑으로 긁어서 전신에 그물처럼 선이 생겼다고 하였다. 대변도 잘 나오고 부종도 없어졌는데, 우측 늑골 아래를 만져보니 여전히 딱딱한 덩이가 있었다. 간경화가 된 것은 수술하지 않고서는 어쩔 도리가 없었으나 7차 시술로 증상은 다 없어져서 주의사항을 일러주고 돌려보냈다. 특히 술은 절대 마시지 못하게 일렀다. 그 후 영동 일대에서는 필자의 명성이 대단하였고, 날마다 충청도 사투리가 집안에 끊이지 않았다.

그럭 저럭 3개월이 지났는데 처음보다는 심하지 않지만 다시 재발을 하여 찾아 왔다. 이놈이 필히 술을 마셨을 것인데.

"너 술 먹었지?"

"한 모금도 안 마셨시우."

"거짓말 하면 안 돼! 병을 고쳐야지, 자 바른말을 해봐라." 했더니 여전히 '한 모금도 안 마셨다.' 고 우기는 것이었다.

"그래? 그럼 청진기로 진찰을 해보자." 하고는 청진기로 폐(肺)도 대 보고 복부에도 갖다 대면서 "오늘 아침은 무엇을 먹었나 돼지 고기인가? 닭고기인가?" 그리고는 대뜸 "술 먹었는 소리가 나는데 거짓말하고 있어?" 했더니

"안 마셨시우, 청진기로 어찌 술마시는 것을 알아유?"

"야 이놈아! 남들이 나를 뭐라고 부르더냐?"

"도사님이라고 부르지유."

"도사가 그것 모르면 어찌 도사냐? 다시 한번 들어보자."

다시 듣는 척 하다가 물어보나 절대 안마셨다고 하여 다시 듣는 척 하다가

"이놈이 도사를 속일려고 해!!"벼락 같은 큰소리로 고함을 치고 째려보니 고개를 숙이더니

"3일전에 마시는 것도 나오나유?" 하였다. 필자의 유도심문에 걸려든 것이다.

필자는 이 자(者)의 얼굴을 주먹으로 두 방을 때리고는 멱살을 잡고

"이놈이 누구를 속이려고 들어! 큰 병원에서 며칠 밖에 못 산다는 놈을 살려놓았더니 또 술을 쳐 먹어! 너 때문에 네 안사람과 어머니가 저 고생을 하는데. 이놈은 이제 죽어도 돼! 병원에서 며칠밖에 못산다고 했는데 3개월이나 더 살았으니 한(恨)도 없지!" 하고는 멱살을 잡고 밖으로 끌어내려고 당기니 발을 문기둥에 바치고 있어 당겨 나오지가 않았다.

그리고 부인을 보고는

"당신은 뭐하는 사람이오? 명색이 안사람이 되어서 같이 다시 살아 보려면 죽어도 못 마시게 해야지." 했더니 눈물을 글썽이면서

"예, 명심하겠습니다." 하였다. 그때 방안에 많은 환자들이 있었는데 술을 끊어야지 하고 수군수군하면서 이 환자보고 잘못 했다고 빌라고 하였다. 일단 다른 환자를 다 치료하고 일부러 치료를 안해 주었더니 방 귀퉁이에서 얼굴을 가리고 누워 있었다. 다 끝나고 조용해 지자 일어나더니

"선생님 안 되겠시우?"

"안되기는 왜 안 돼! 그러나 다 고쳐 놓으면 또 술 쳐 먹을라고? 오래 살아서 안사람과 어머니 고생시키지 말고 죽어라." 했더니 환자의 어머니도 설움이 북받치는지

"그래 이놈아! 선생님이 정성을 다해 고쳐 놓았더니 몰래 술이나 쳐 먹고 죽어라 죽어!! 산 사람 고생 시키지 말고." 하고 대성통곡을 하였다.

이 정도로 창피를 당하고 이야기 했으면 말을 알아들었으리라 생각하고 재시술을 하였다.

독자가 읽으면 필자가 구태여 그럴 필요가 있겠냐고 생각 할지 모르나 내가 돈만 벌려고 한다면 구태여 그럴 필요가 없다. 진정으로 구제하려면 이런 쇼맨쉽도

필요하다. 그 자에게 깨우침을 주어야 병을 고칠 수가 있고 인간을 만들 수 있기 때문이다. 의자(醫者)는 단순히 질병만 치료하는 사람으로 생각한다면 착각이다. 많은 병은 마음에서 오는 것이다. 그 사람의 마음을 개정(改正)시키지 않으면 재발한다. 비정상적인 마인드를 정상으로 인도하는 것이 진정한 의자(醫者)라고 생각한다. 지금 세상이 어지럽고 이상한 범죄가 많은 것도 모두 정신, 심리에 이상한 놈들이 많기 때문이다. 이런 이상한 놈들을 만든 것은 일차적으로는 부모의 책임이지만, 사회의 구성원도 책임이 없다고는 할 수 없다. 특히 교육자와 의사들에게도 책임이 많다고 생각한다. 학교에서 인성을 가르치지 않고, 의사가 질병 치료 시 심리적인 모순을 치료하지 않고 껍데기 치료에만 그치면 사회는 혼란을 더 가중할 것이다.

이 환자는 필자보다 불과 네살 적다. 필자는 어떤 환자를 막론하고 처음 시선을 마주치면 영(靈)이 통(通)하여 예지(銳智)되기 때문에 대부분이 반말을 사용하여 사귀심(邪鬼心)을 제압하고자 한다. 오래된 병으로 이곳저곳 다닌 사람들은 의자를 믿지 않는다. 이런 사람에게 의자가 약한 모습 보이면 기(氣)가 역전된다. 그렇게 되면 치료 효과가 없거나 절감된다. 현재 많은 의사들은 친절로 구걸하는 사람들이 많은 것 같다. 친절과 기선 제압을 오해하는 것이 아닐까 생각한다. 그러나 쥐뿔도 능력도 없으면서 기선제압한답시고 설치는 것은 만용에 지나지 않는다.

필자는 환자 볼 때 접영(接靈)되기 때문에 나 자신도 모르게 말문이 트여 반말이 흘러나온다. 또한 쏘아 보듯 강하게 주시한다. 그때 환자가 고개를 숙이고 살려달라고 하면 백발백중 완치 시킬 수 있다. 많은 환자들이 필자를 도사(道士)라고 부르고, 어떤 자는 필자보고 귀신 든 사람이라고 하고 신기(神氣)로 병을 고친다고 한다. 즉 무당이란 말이다.

도사와 무당은 약간의 차이가 있지만 둘 다 신(神)과 령(靈)을 다스리는 사람이다. 신과 영은 한마디로 정의 하기는 힘들다. 이 힘은 자연적으로 얻어지는 경우가 있고, 수련(修練)으로 얻어지는 것도 있다. 필자는 후자(後者)에 포함된다.

여기서는 통령법(通靈法)에 대해서는 저술을 하지 않겠다. 영(靈)을 다스린다는 것은 절대 함부로 수련 해서는 안 된다. 몇 해 전에 중국에서 **기공을 잘 못 수련하여 많은 사람들이 정신병자가 되거나 자살하는 경우를 본 적이 있다. 기공이나 도를 잘못 수련하면 사기(邪氣)나 잡귀(雜鬼)가 들어 폐인(廢人)이 된다. 잘

만 수련 한다면 자신은 만수무강을 할 수 있고 중생(衆生)을 구원할 수 있다.

일본의 송전정상(松田定象), 고도곡상(高島谷象), 중국의 하몽, 인도의 달마대사 등은 영(靈)에 통달한 사람으로, 중생구제로 유명한 사람들이다. 이 사람들은 사람을 보면 언제, 어디에서, 누구와, 어떤 일이 발생한 지를 알고 어떤 원인으로 질병이 왔는지 아는 것이다. 현대에도 많은 질병들이 있고, 진단용 온갖 기계가 있지만 이런 기계들은 영통술(靈通術)에 비하면 아무것도 아니다.

고대의 유명한 스님이나 도인(道人)들의 이야기를 읽어보면 허구 같지만 대부분이 진실이다. 또한 필자가 다 경험을 해 보았기 때문에 진실이라 믿는다. 환자들이 필자를 도사라고 하는 것도 말하지 않아도 다 알아 맞추기 때문이다. 필자는 사실 진찰 시 맥이고 뭐고 다 필요 없다. 얼굴 보고, 목소리만 들어도 감이 온다. 그러나 환자들에게 신뢰감을 주기 위해서 일부러 뭐 하는 척 하는 경우가 많다.

필자를 찾아 심심산골까지 찾아오는 자들은 대부분이 만성병이고, 5년 혹은 십 수 년 이상 되었고, 심지어 20년 이상 된 자들도 보았다. 이런 자들이 주위에 병원이 없어 필자를 찾아 오겠는가? 교통도 아주 불편한 산속까지. 필자를 찾아 오기 전에 이미 집 주위의 큰 병원에서 첨단장비로 해볼 것은 다 해보았지만 해결을 못해 찾아 오는 것이다. 현대의학은 병의 결과는 잘 찾아 내지만 근본적인 원인은 잘 못 찾아 내는 것 같았다. 아니 잘 못 찾아 낸다기 보다는 접근하는 방법이 다른 것 같다. 근본을 알아도 치료법에 있어서 약간 문제가 있지 않은가 생각을 한다.

필자의 치료법은 한의학적인 것도 있지만 영(靈)과 기공을 결합한 것들도 많다.

이 환자를 치료하고 돌려 보냈는데 영동의 본가(本家)에서는 난리가 난 모양이었다.

부인은 보따리를 싸고는, 인간답게 한번 살아보지도 못하고 자식마저 못 낳고 이제 산 송장마저 치우게 생겼으니 나는 이제 더 이상은 더러운 꼴 안본다고 집을 나섰다고 했다. 문을 나섰다가 시어머니가 너무 불쌍하여 되돌아가서는 동네 모든 사람들한테 자기 남편한테 술 권하거나 술 팔면 원수지고 어차피 청상과부될 판인데 같이 죽자고 할 터이니 두고 보자고 으름장을 놓았다고 했다. 그리고 이 환자의 삼촌은 술 마시고 재발했다는 소리를 듣고는 찾아가서 어차피 살아서 인간 안 될 놈 살아서 산사람 고생 시키지 말라고 죽으라고 두들겨 패 주었다고 하였다.

그 후 2차, 3차 치료 받으러 올 때는 아주 고분 고분 말을 잘 듣고 사람이 많이 바뀐 것 같았고, 완치되어 한동안 오지 않았다. 늦가을에 '계시유.' 하여 문을 열어보니 이 환자가 어깨에 큼직막한 궤짝을 메고 찾아 왔다. 방에 들어와서는 큰 절을 올리더니 궤짝에서 물건을 내놓는데 보니 곶감, 대추, 밤 등 각종 과일과 찹쌀떡을 내놓았다. 돈의 가치야 얼마나 하겠는가마는 그래도 정성이 얼마나 갸륵한가. 그리고는 마을 집집마다 다니면서 영동에서 배불뚝이가 다 나아서 이젠 멀쩡하다고 인사하고 다닌다고 하였다. 필자도 이 환자가 가지고 온 떡들을 골고루 분배하여 집집마다 한 접시씩 돌렸다. 그해 설날 아침에 영동에서 급한 환자가 있다고 필자를 데리러 와서 갔더니 환자는 이미 죽어 있었다. 그 집을 나와 정씨에 갔더니 설날이라고 술을 한 잔하고 있어 딱 한 잔만 마시도록 신신당부하고 내려 왔다.

그 후 7년 뒤에 어느 날 그의 모친이 필자를 찾아왔다. 또 재발하여 왕진을 요청하러 왔는가 했는데 자식의 죽음을 전하러 왔던 것이었다. 이 환자는 그 후 완치되어 도로공사에서 막노동을 했는데 한 잔 두 잔 마셔보니 큰 탈이 없자 자꾸 마셔 댄 모양이었다.

"초기에 데리고 오시지요?"

"어차피 살려 놓아야 또 술 마실 것이고, 또 선생님을 더 이상 뵐 면목도 없어 그만 두었습니다."하며 눈시울을 붉혔다.

필자의 마을도 40여 집이 되는데 지금까지 술로 죽은 자가 9명이나 된다.

그리고 알콜중독자나 알콜성 간경화 등을 많이 치료를 해 보았는데 대부분 술의 유혹을 뿌리치지 못하고 몇 년 안에 결국에는 술로 죽고 말았다. 환자 당사자로 봐서는 몇 년 동안 술을 더 마셔서 좋을지 모르나 보호자들에게는 고통일 것으로 생각한다. 환자가 완치되어서 정신 차리지 않고 다시 술을 마신다면 술값이 더 나갈 뿐만 아니라 재발하면 다시 병원비가 지출되어야 하니 보호자들에게 있어 몇 년의 생명연장은 별 의미가 없을 것이다. 그렇다고 안 고쳐주려니 불쌍한 것 같기도 하고. 필자는 내가 판단해서 인간이 정말 안될 자는 시술하지 않는다. 그 자의 가치에 대해서는 신(神)이 판단하겠지만 필자의 보편적인 판단으로 살아서 타인이나 사회에 해악을 끼칠 사람은 절대 시술하지 않는다.

환자 당사자는 좋을지 모르나 더 많은 사람에게 피해를 주기 때문이다.

사례 ❺

당뇨병

1979년도 추석 경에 신상철(가명)이라는 남자(59세)가 찾아왔다. 이 사람은 **시에 있는 대구무진이라는 금융사에서 이사로 재직 중이었다.

이 자는 소갈병(당뇨병)이 있어 간정격(肝正格)을 사용하였다. 당뇨병이란 한방에서는 입이 잘 마른다고 소갈병(消渴病) 또는 조갈병(燥渴病)이라고도 하며, 현대의학에서는 소변에 당성분이 섞여 나온다고 당뇨병이라 한다. 여러 명을 치료해 본 결과 간정격(肝正格)으로 안 되는 경우도 많이 있었다. 소갈병은 상소(上消: 갈증이 심함), 중소(中消: 기아감이 심함), 하소(下消: 빈뇨)로 구분한다.

이 환자는 증상으로 미루어 봐서 중소에 해당되었다. 중소 환자는 대략 보면 신경질적이어서 화를 잘 내는 사람이 많고, 또 침을 놓거나 주사를 맞을 때 신경이 예민하여 통증을 못 참는다. 상, 하소에 비해 피부도 예민하여 침맞은 자리가 잘 아물지 않고 염증을 잘 일으키는 사람도 있다. 양의학에서는 이것을 면역이 떨어져서 그렇다고 하는데 필자는 그렇게 생각하지 않는다. 그래도 겁내지 말고 계속해서 몇 번 치료하면 좋아진다. 환자가 기공치료를 거부하면 복부에 지압을 해 주거나 장압(腸壓)을 해 주면 역시 효과적이다.

이분도 다섯 번 기공을 받고 나더니 효과는 있는 것은 분명한데 기공 시술이 불편해서 못 받겠다며 대체할 수 있는 방법을 찾아 달라고 주문했다. 그래서 하단전이 강해지는 방법을 고안해 냈다.

바로(천장보고) 누워서 상체를 25도쯤 일으킨 다음 배꼽과 치골 사이를 주먹으로 강하게 치는 것이다. 1회에 3번을 치고, 5-10분 간 휴식 후 다시 시술한다. 1번에 총 3회를 실시하여 모두 9번을 중복해서 치고, 하루에 조석으로 두 번 실시한다.

6개월 뒤에 통장 정리하러 갔다가 이사(理事)를 만나 차(茶) 한잔 하면서 '어떠냐?'고 물었더니, 지금은 혈당도 정상이고 증상이 없어 식이요법도 안 해도 될 정도로 좋다고 하였다.

"김 선생님 덕분에 거의 다 나았습니다. 그때 김 선생님이 아랫배를 때리라고 가르쳐 주었지요?"

"예, 그랬지요."

"집에 와서 시키는 대로 조석으로 십 여 일을 하였는데 며느리와 손자들이 있어 좀 부끄럽더군요. 그래서 원리를 곰곰이 생각해보니 하복부에 힘들어가게 하는 것 같아 국궁(鞠躬)을 하였습니다. 몇 개월 간 하였더니 식욕도 좋아졌고 아무거나 가리지 않고 먹어도 괜찮습니다."

어떤 의사는 당뇨병이 심한 환자가 성교하면 위험하다고 하는데 필자는 달리 생각하고, 오히려 성교를 해야 좋아진다고 생각한다. 필자는 당뇨병 환자들을 증상에 맞게 기를 뚫어준 후 성교를 하게 했다. 여러명에게 실험한 결과 대부분이 호전되었다. 또한 단전호흡으로 당뇨병을 고친 사람도 있다.

단전호흡은 신장(腎臟)의 기능을 증강시켜 기(氣)의 흐름을 원활하게 하는 것이다. 그리고 생성된 것들은 강물이 흐르는 것과 같이 자연스럽게 흘러야 한다. 흐르지 않는 물을 보라. 썩지 않는가?

사 례 ❻

고친 종창(腫脹)

필자와 인연이 되어 병만 있으면 찾아오는 마니아가 많다.

불교에서는 인연(因緣)이라고 하는데, 이런 자들은 병이 생겨서 다른 병원에 가면 잘 낫지 않는다고 한다. 필자한테 찾아오면 돈도 적게 들고 빨리 치료되어 고생을 덜 한다고 멀리까지 찾아오는 것이다. 필자가 사는 인근은 물론 섬지역만 제외한다면 서울, 부산, 인천, 대전, 광주, 강원도, 경기도, 전라도, 충청도 등 전국에서 찾아온다.

경북 칠곡군 북삼면에 거주하는 55세(2005년), 김영민(가명) 씨도 그런 사람 중의 한 명이다. 이 자는 젊었을 때 교통사고로 우측뇌를 다쳐 중풍처럼 반신불수가 되었다. 신체장애 때문인지, 배필을 못 만나서 인지 몰라도 아직 독신이다. 어느 날 필자를 찾아오는데 원래 장애와는 달리 걸음걸이가 아주 이상하였다.

"또 다쳤는가? 걸음걸이가 왜 그래?"

"아닙니다. 아무 일도 안 했는데 좌측 고환이 부었고, 힘없이 축 늘어져 있습니다." 라고 하여 만져보니 좌측 고환이 딱딱한 감이 있고 만지니 아프다고 입을 쩍 벌렸다. 좌측 고환이 부종한 것은 간정격(肝正格)이고, 우측 고환 부종한 것은 폐정격(肺正格)이다. 한번 시술 후 다시 고환을 만지니 거의 안 아프다고 하고 주물러도 괜찮다고 하였다.

어떤 사람은 차량사고로 좌반신불수(左半身不隨) 되어 찾아 왔는데, 병원에서는 우측뇌의 작은 혈관의 파열로 인한 뇌출혈이라 진단하고 치료 하였으나 반신불수는 아무런 호전이 없었다고 했다. 필자에게 몇 번 간정격(肝正格)으로 시술 후에 정상과 같이 회복한 자도 보았다. 좌측 반신불수가 있는 중풍(中風)에는 간정격(肝正格)을 사용하고, 우측에 있으면 폐정격(肺正格)을 사용해보라. 효험이 있는 자가 있을 것이다.

사 례 ❼

옆구리 통증

1995년 5월 9일이었다.
사십대의 한 남자가 문을 들어서는데 좌측 옆구리에 왼손을 대고 겨우 들어왔다.

방안에 들어와서는 '아이고 아이고' 하는 신음소리를 연발하였다. 숨을 크게 쉬어도 뜨끔, 기침을 해도 뜨끔, 약간 움직여도 통증이 있다고 하였고, 움직일 때는 도둑질 하듯이 살살 움직이고, 호흡할 때도 숨을 쉬는지 안 쉬는지도 모르게 살살 쉬고 있었다. 필자가 물끄러미 보고 있자.

"선생님, 제발 좀 살려 주십시오." 라고 하였다.

이 자는 대구시 동구에 사는데, 몇 달 전에 갑자기 좌측 옆구리 아파 양방병원에 갔으나 특별한 이상이 없다고 하고 물리치료를 시키고 진통제만 줘서, 다시 한방 병원을 찾아 갔다고 하였다. 그곳에서는 나쁜 피가 있다며 침으로 사혈(瀉血)한다고 피를 많이 뺐다고 했다. 그러나 여전히 통증이 있고 아무런 차도(差度)가 없어 필자를 찾아 왔다고 하였다.

이 환자는 간허증에 해당되기 때문에 경거(經渠), 중봉(中封)을 사(瀉)하고 음곡

(陰谷), 곡천(谷泉)을 보(補)했다. 6일에 걸쳐 총 2회 시술하였더니 완치 되었다.

필자는 이런 환자를 많이 보았다. 최근 많은 한의원에서는 어디가 아프다하면 어혈이라 판단하고 사혈시키는 모양인 것 같다. 어떤 환자는 얼마나 강하게 뺐는지 환부주위가 검게 멍들어 있었다. 필자는 이것은 잘못된 시술이라고 생각한다. 어혈(瘀血)이라는 것은 외상(外傷)으로 인한 것이나 혹은 피가 혼탁하여(고지질 혈증) 잘 돌지 않는다면 몰라도 무조건 나쁜 피가 있어 그렇다고 진단하는 것은 잘못된 것으로 본다. 그들이 말하는 나쁜 피의 정의가 무엇인가? 이런 사람은 외상도 없는데 아무런 이유없이 국소부위만 어혈이 생길 리가 있는가? 어혈이란 피가 뭉친 것인데 부항으로 빼면 어혈된 피만 나오겠는가? 상식적으로 생각해 보면 뭉친 것보다 안 뭉친 정상적인 피가 더 잘 빠져 나오지 않겠는가? 나쁜 피만 고여 있다면 혈액 순환이 안 되는 것을 말하는데 어느 조직이든 혈액 순환이 안 된다면 조직이 살았다고 할 수가 있는가? 서서히 나쁜 피를 뽑아야 한다면 얼마나 빼서 그 피를 다 빼낼 것인가? 상당히 모순적인 이론이라고 생각한다. 양의학적으로나 한의학적으로도 어느 장기(臟器)에 병이 있을 때 그 장기가 주관하는 부위의 피부에 어혈이 생긴다는 이론은 어느 곳에서도 찾아볼 수 없다. 전신에 어혈이 있다면 피를 다 뽑을 수도 없는 노릇이고, 게다가 피가 검은 것은 정맥혈이거나 진공상태에서 빠져 나와서 색이 변한 것이 아닐까 생각한다.

필자의 몸에 실험 해 보니 아프지도 않은데 검은 피가 나오고 게다가 여러 군데 해보니 모두 검은 피가 나왔다. 환자에게 아픈 곳과 안 아픈 곳의 피를 뽑아보니 모두 검은색이었다. 사혈 후에는 환자들이 일시적으로 시원하다고 하는데 그것은 사혈로 인한 순환과 자침(刺針)으로 인한 기(氣)의 순환으로 인한 것으로 생각한다. 완치란 일시적인 것이 아니고 일정기간까지는 재발하지 않아야 완치라는 단어를 사용할 수 있을 것이다. 그리고 어혈을 빼내기 위해 강한 압력으로 빨아들이면 그곳에 혈액이 몰려 또 다른 어혈을 만들지 않는가? 그럼 그것으로 인해 더 심해지지는 않겠는가?

남과 싸웠거나 남녀 간의 애정문제로 인한 협부통증, 식욕부진 등 일명 '화병' 등의 증상에 간정격(肝正格)으로 시술하면 효능이 있다. 상기의 증상은 간의 소설(疎泄) 작용의 장애로 인한 기체(氣滯)인 것이다. 심한 사람들은 옆구리에 손도 못 대게 아프다고 하고, 극도의 분노 시에는 구토하기도 하고, 심지어 경련을 일으키거나 기절까지 하기도 한다. 그러나 X-ray를 찍어보면 아무런 이상이 없다. 환자는 아픈데 아무런 진단 근거가 없자 그냥 진통제만 투여한다. 진통제 복용하면 그 당시에는 효능이 있으나 약효만 떨어지면 다시 아프다. 이것은 극도의 노화(怒火)로 인한 것이기 때문에 진통제 따위로 치료할 병이 아니다. 이혼이나 어떤 배신으로 인한 분노의 기체(氣滯)이기 때문에 마음의 엉어리를 풀어줘야 한다. 특히 이런 환자들은 괴로워서 그 분노를 술로 풀려고 한다. 술은 간에 열이 차게 하므로 마시면 마실수록 더 심해질 수 있다.

　과거 20년 전만 해도 정신과 상담하는 자체만 해도 거부반응을 일으켰는데 지금은 정신과가 사회적으로 많은 공감을 얻고 있다. 양방의사들은 옆구리 통증과 간의 상관관계를 부정하겠지만 한번쯤 참고 해보기 바란다. 자신들이 배운 것이 아니라고 무조건 부정하지 말고 객관적으로 효과가 입증된 것을 참고한다면 한 단계 더 업 그레이드 되는 것 아닌가? 그것이 또한 그대들이 좋아하는 보건향상과 의료 발전이고, 환자를 위하는 진정한 길이라는 것을 알기 바란다.

　또한 전형적인 기체성(氣滯性) 협부(脇部) 통증이 있어 소개하고자 한다.

　이 환자는 나이가 30대였는데 약혼녀와 파혼 후 옆구리가 아파서 찾아왔다. 약혼녀가 다른 남자와 바람나서 도망가는 바람에 파혼한 것이었다. 차였다는 것에 심리적으로 극복하지 못한 것이다. 필자를 찾아 왔을 때 거의 반 실성상태인 것 같았고, 밤에는 그 여자를 죽인다고 여자 집 앞에서 기다리기도 하고, 낮에는 술만 마시고 이빨만 부득부득 갈고 있다고 하였다. 그냥두면 폐인이 되거나 살인 사건이라도 날 것 같아 보호자가 데리고 온 것이었다. 이런 환자를 시술할 때는 심리적인 변화를 유도해야 한다.

　애정관과 결혼관에 대해서 한참 들려 준 다음 상기의 방법으로 시술하고, 작약, 당귀, 진피, 박하를 사다가 차로 만들어 먹으라고 일러 주었다. 총 3회 시술 후에 다시 왔는데, 보니 사람꼴이 났다.

　고대 방약 중에서 소요산(逍遙散)이라는 것이 있다. 이 방약은 화병 치료에 탁월한 효과가 있다. 첫사랑에 실패하여 방황하는 사람이 있다면 한번 먹여 보기 바란다. 속이 시원해 질것이다.

2. 정형외과 질환

사 례 ❶

마라톤 선수의 하체 경련

1 99*년 2월 날씨가 제법 쌀쌀한데 K시에 있는 큰 호텔 사장이 필자에게 전화했다.

"김 선생, 우리 호텔에 K그룹의 마라톤 선수들이 유숙(留宿)하고 있는데 다리 아픈 선수들이 많다는구만. 정 감독하고 같이 보낼 테니 선수들 잘 치료하여 좋은 성적이 나오게 해주시오." 라고 하였다. 전화를 끊고 기다리니 잠시 후에 도착했다. 승용차와 승합차에서 십 여 명이 내리는데 그 중에는 텔레비전에 자주 나오는 H선수, L선수도 같이 왔다. 그 중에 K선수는 28세인데 양다리가 당기고 아파서 옳게 굴신(屈伸)도 못하고 타인의 부축을 받으며 방안에 들어왔다. 다리를 걷어 올리고 보니 보라색 선이 죽 그어져 있었다. 필자는 놀라 '무엇이냐?'고 물었더니, 관절 삐었을 때 사용하는 스프레이가 있는데 너무 가까운 거리에서 뿜어서 생긴 것이라고 하였다. 진찰을 하기 위해 안청(眼睛)을 살펴보니 청색을 띠고, 얼굴은 날마다 태양 아래 운동을 해서인지 검게 타 있었다. 복부를 눌러보니 좌측 협부(脇部)에 약간의 통증이 있다고 하였다. 전에도 가끔 이런 증상이 있었는데 그때는 지압하거나 스프레이를 뿌리면 괜찮았다고 했다. 지금은 심해서 그런지 스프레이를 뿌려도 낫지가 않는다고 하였다.

"자네는 간(肝)이 허약하여 생긴 것 같구만." 했더니

"예, 제가 간염이 있습니다. 치료는 안 됩니까?"

"안 되기는." 하고는

경거(經渠), 중봉(中封)을 사(瀉)하고, 음곡(陰谷), 곡천(谷泉)을 보(補)하였더니 즉석에서 일어나서 걸어 다니다가 옆방에 있는 감독에게 갔다. 감독은 환자를 이리저리 살펴 보더니 필자에게 와서 어깨를 두드리며

"영감님 대단합니다. 수염값은 하는데요." 하면서 좋아했다.

그러자 선수들이 모두 '저요, 저요.' 하면서 서로 기공 받으려고 하였다. 필자가 구미시청, K대학 등 마라톤 선수를 치료한 결과, 마라톤 선수는 장거리를 뛰다보니 근육에 이상이 있는 자가 많았는데 근육통은 간정격(肝正格)이 최고인 것 같았다.

여기서 구분을 잘 해야 하는데 당기면서 아프면 간정격(肝正格)을 사용하고, 저리면서 아프면 방광정격(膀胱正格)을 사용하고, 차(冷)면서 아픈 것은 신정격(腎正格)을 사용하고, 그냥 무력하면 폐정격(肺正格)을 사용한다. 그리고 손발에 쥐가 잘 나면 담정격(膽正格)을 사용하고, 피부가 청색이 비치고 피부에 닿기만 하면 통증이 있고 슬관절에 통증이 있으면 담정격을 사용하고, 양방에서 퇴행성 관절염이라고 하고 관절이 아프고 붓거나 저린 증상이 있으면 방광정격을 사용하면 좋은 효험이 있을 것이다.

그리고 다른 K선수는 좌측 발목을 삐어 부종이 있어 우측의 태백(太白), 태연(太然)을 보(補)하고 곡지(曲池)를 사(瀉)하여 완치 시켰다(瘀血治療法). 타박상이 있으면 이 방법으로 환측의 반대편에 기공한다. 만약 통증이나 부종이 심하면 환부를 사혈법(瀉血法)으로 출혈시킨다. 필자는 마라톤 선수가 남자만 있는 줄 알았는데 여자도 있었다. 여자 선수인 L양은 양다리가 아파서 굴신(屈伸)도 못하고, 뒤꿈치가 땅에 닿지도 못하여 부축해서 들어왔고, 얼마나 아픈지 질질 울고 있었다. 운동선수는 모두 울그락불그락 한 줄 알았는데 L양은 상당한 미인이었다. 들어와서는

"**월 **일날 경주 동아 마라톤 대회가 있는데 이번에 금메달 못 따면 선수생활이 끝납니다. 제발 1등 하게 고쳐 주세요" 라고 하소연 하면서 울먹였다.

"그래? 이번에 금메달 못 따면 끝이다? 그러면 금메달 따고 못 따고, 죽고 살고는 나에게 달려 있구나. 만약 내가 병을 낫게 해서 금메달을 따면 그 메달 나에게 줄래? 약속하면 내가 따도록 만들어 주지, 나도 네 덕에 목에 금메달 한번 걸어 보자. 그 대신 내가 네 병을 못 고치면 네가 기공책을 가져 가라. 나는 기공쟁이 그만두마." 했더니

"좋아요. 우리 약속해요." 하고는 새끼 손가락을 내밀며 약속하자고 했다.

간정격(肝正格)으로 기공하였고, 5번을 보사(補瀉)한 후에 일어나서 걸어보라고 하였다. 일어나더니 '괜찮다'고 팔짝팔짝 뛰면서 좋아했다.

이 광경을 지켜본 정 감독은

"야! 영감, 정말 명의다 명의! 정말 대단하데, **월 **일 **시 텔레비전 꼭 보고 계시오. 우리선수가 얼마나 잘하는지."

"그래. 내가 응원하러 그 곳까지는 못 가더라도 여기서 응원을 할 테니 열심히 해서 금메달을 따도록 하게나." 하고 선수들을 위로하고 돌려 보냈다. 그리고 달력에 붉은 펜으로 크게 표시해 두었다. 시간이 흘러 그날이 와서 필자의 집사람과 텔레비전 앞에 앉아 보기 시작했다. 경기가 시작하자 얼마나 애가 타는지, L선수가 내 딸도 아니고 금메달을 딴다고 정말 나를 주겠는가마는 L선수가 앞서면 박수를 치고 뒤로 처지면 얼마나 안타까운지. 한참 지나자 환자들이 찾아와서 바쁘다고 기공해 달라고 아우성인데도 아랑곳 하지 않고 텔레비전만 보고 있으니

"아이고, 선생님 마라톤 그것 뭐 볼 것 있다고 그러십니까? 딸이나 손자라도 나왔습니까?"

"자네들은 오늘 기공을 받느냐, 못 받느냐는 저 선수에 달려 있네, 며칠 전에 기공을 받고 갔는데 그때 나랑 약속 했다네, 금메달을 못 따면 나는 기공쟁이를 그만 하기로 했네. 이기면 금메달을 내 목에 걸어 준다고 했고, 그러니 응원이나 열심히 하게나."

수십 여 명이 모두 텔레비전 앞에서 응원을 하였다. 환자가 자꾸 밀려와 할 수 없이 환자를 보면서 텔레비전을 보았는데, 결국에는 L선수가 우승하여 금메달을 땄다. 환자들 모두 "축하 합니다."하고 박수를 쳐 주었다.

그래서 그런지 그날은 모두 치료가 잘 되었다.

지금도 L선수와는 연락이 되고 자주 필자의 집을 방문한다. 지금은 K시청 소속의 공무원인데 아직 시집을 못 갔다고 중매 좀 서 달라고 졸라댄다. 금메달은 구경도 안 시켜주는 놈이...

사 례 ②

경추 디스크

1 99X년 4월 어느 날 칠곡군 왜관읍에 거주하는 권상기(가명, 남, 43세)라는 사람이 찾아왔다. 이 환자는 두정부(頭頂部)에 통증이 있고, 경추 뒤쪽의 근

육이 딱딱하게 굳어 있고, 아파서 좌우로 돌아볼 수 없고, 전후굴신불능(前後屈伸不能)하여 양방병원엘 갔더니 경추 5-6번이 튀어 나왔다며 '목디스크'라 진단하였고, 물리치료를 처방하여 며칠동안 받았으나 불치(不治)였고, 한방병원엘 갔더니 역시 그분들도 '목디스크'라 하면서 어깨(肩井穴)에다 침을 놓고, 아픈 부위에 침을 수십대 놓는데, 며칠 간 치료하여도 무효였다고 하였고, 그동안 침 맞느라 병원다니느라 죽으라고 고생만 했다고 하였다.

필자가 진찰해 보니 간장허(肝臟虛)인지라.

"술 잘 먹지?" 물으니.

"예!"

"술 마시면 신경질 잘 내지?"

"예! 술을 안 마셔도 신경질이 나도 모르게 잘 날 때가 있어요. 목 디스크가 맞지요?" 하고 물어 필자가 싱긋이 웃으면서

"그 양반들 진찰은 딱 맞게 했네!"

"아, 그럼 목 디스크가 맞습니까?"

"목 뒤가 아프니까 목 디스크 아닌가." 하니까

"에이! 설마 목 뒤가 아프다고 목 디스크라 하겠습니까?"

"그래, 앞이 아프면 앞스크, 옆이 아프면 옆스크 아닌가!"

"에이, 그러지 말고 잘 진찰 해서 꼭 낫게 해줘요! 정말 괴로워 죽겠어요."

"그래? 오늘 여기서 낫기는 어렵지 않네마는 뒷날 도지는 것(재발)은 책임 못 지네."

"왜요?"

"아무리 잘 치료해도 자네가 날마다 술이나 마시고 신경질이나 내면 언젠가는 또 재발하고 말 것이야. 신경질을 많이 내면 간(肝)에 열(熱)이 차면서 허약해 지고 근육이 딱딱하게 굳고 목뿐만 아니고 팔, 다리, 근육도 잘 당기거나 굳을 때도 있다네." 했더니

"아~ "하고 탄성을 내고는 자신의 다리(어복근)를 만져 보면서

"자주 피로하고 아플 때가 있어요."

"그래 바로 그것이야. 나중에는 눈 시력도 일찍 가게 되네, 그러니 낫게 해줘 봐야 재미가 없을 것 같네."

"왜요?"

"오늘 낫게 해주면 내일에는 또 주태백(酒太白)이 되어 동네 방네 싸우고, 신경질이나 내고 돌아 다닐 것인데 뭐."

"선생님 절대 안 그럴 것을 맹세하니 낫게 해 주십시오." 하여

"좋다. 그럼, 대라 보자." 하고는 환자를 눕히고 바지를 무릎까지 걷어 올리게 하였다. 그리고 간정격(肝正格)을 사용하였다. 기공 후 잠시 뒤, 즉석에서 목 통증이 경감하고, 목을 좌우로 돌리고 앞뒤로 끄덕여도 통증이 없다고 했다. 5회를 보사(補瀉)하고 기공을 마친뒤 일어나게 해서 운동을 시켜 보니 괜찮다고 하였다. 1회에 완치된 것이다.

대구의 한 여인도 이와 동일한 증상으로 찾아 온 적이 있었다.

이 여자는 교사인데 필자를 찾아오기 몇 달 전에 억울한 일을 당하여 크게 분노한 적이 있다고 하였다. 그 후 두통, 경추부위와 어깨부위의 통증이 심해서 고생을 많이 한 모양이었다. 억울한 일이 당해 법정소송까지 준비했으나 몸이 너무 아파서 포기했다고 했다. 인근의 양, 한방병원을 찾아 갔으나 모두 경추디스크로 진단하고 물리치료와 진통제만 처방했다고 했다. 약 1개월 간 치료 받았으나 아무런 효험이 없다고 하였다. 필자를 찾아 왔을 때는 거의 폐인이 되어 있었다. 초기에는 억울한 일 때문에 많이 울었는데 지금은 그 일은 간데 없고 어깨와 경추가 아파서 날마다 운다고 하였다. 이것 역시 간허증이므로 간정격을 사용하였다. 간과 담(膽)은 표리(表裏) 관계의 장기이다. 간의 병증이 있으면 담에도 영향을 미칠 수 있다. 담경(膽經)이 머리와 경추, 어깨부위를 통과하기 때문에 아플 수 있다.

이 환자도 기공 1번으로 그 자리에서 완치 되었다.

술! 그놈의 술이 대관절 무엇인가?

필자가 본 환자 중에서 술로 인해 병이 초래된 자를 많이 보았다. 필자가 살고 있는 부락은 아주 작은 마을인데 술로 인해 요절한 사람을 무수히 보았다. 이 작은 부락에도 이 모양인데 큰 도회지는 환자가 얼마나 더 많을 것인가? 게다가 요사이는 세상살이가 쉽지 않은데다 인정마저 메마르니 술 마실 일이 더 많을 것 아닌가. 세상의 행태로 봐서 대충 상상이 가고 또한 필자를 찾아오는 환자들을 보아도 알 수 있다. 요사이 텔레비전을 보니 국민의 건강을 위하여 술, 담배값을

올린다니 참으로 웃기는 일이다. 진정으로 국민의 건강을 생각한다면 생산을 안하면 될 일을, 생산하고 가격만 올린다는 것은 돈 벌겠다는 욕심으로 밖에 더 보이는가? 세상 인심이 야박하고 메마르니 상호 간에 스트레스를 주는 것이다. 그 스트레스를 이겨려고 술, 담배나 향락에 의존하는 것이다. 내가 후(厚)하면 타인도 후해질 것이고, 모두가 후해지면 스트레스가 줄어 질병도 많이 감소할 것이다. 남을 탓하기 전에 나를 돌아보기 바란다.

술은 간장병을 일으키기도 하나 그 외 다른 질병들도 많이 일으킨다. 그러나 술은 적당히 마시면 보약 중의 보약이다. 필자의 환자 중에 혈압이 낮아 일상 생활마저 힘든 자가 있었다. 이 환자에게 매 식사시 막걸리는 250cc정도나 소주는 50cc정도를 한달 간 마시라고 했는데 1개월 후 혈압이 정상으로 회복하였다. 필자가 몇 사람에게 실험을 해 보았는데 모두 효험이 있었다.

과거 먹고 살기 힘들 때의 인사는 "식사했습니까?"였다. 그 시절에는 손님에게 식사와 술을 대접하는 것이 아마 최고의 대접이었을 것이다. 그런 습관이 남아 있어서 인지 아직도 먹는 것 가지고 남에게 권하는 버릇이 남아 있다. 이제는 시대도 바뀌었고 풍요로워졌으니 그런 습관은 버렸으면 한다. 사람마다 술 마시는 양이 다른데, 모든 사람이 자기 주량과 같은 줄 알고 권한다. 술을 못하는 사람에게는 고역이다. 자기가 알아서 적당히 마시면 얼마나 좋은가? 우리가 술을 얼마나 많이 마셨으면 지구에서 판매량이 일, 이등이라나?

술잔에 술이 만(滿)하면 과(過)이니 어찌 탈(脫)이 없으리,

과유불급(過猶不及)이라. 무엇이든 과(過)한 것은 조금 모자라는 것 보다 못한 것이다.

3. 신경외과 질환

사 례 ❶

점쟁이 딸의 와사증

1 99*년에 나이 18세인 여고생을 어머니가 데리고 왔다. 입이 좌측으로 돌아
갔고, 오른쪽 눈은 감지 못해 눈물이 줄줄 흐르고, 우측 입가에서 침이 질질
흘러 연신 손수건으로 닦아 내고 있었다. 방에 들어오더니

"이 병 못 고쳐봐라 나는 죽을란다. 간판(얼굴)이 이 지랄인데 살면 뭐 하노!
씨팔!" 하였다. 여고생의 입에서 쌍욕이 거침없이 쏟아져 나왔다. 필자가 기가 차
서 쫙 째려보다가

"이놈의 자식이 누구 앞에서 씨팔! 씨팔이야! 그리고 누구 앞에서 죽는다고 해!
입이 더 삑 돌아가도록 해 줄 테니 죽어 봐라." 하고는 뺨을 잡고 흔들고는 다시

"너의 입이 돌아가고 돌아오고는 침이나 약에 달려 있는 것이 아니고 다 너의
마음에 달려 있다 이놈아!"

"누가 입 돌아가기를 바래요, 씨발!"

"이놈의 자식이 누구한테 씨발이야! 아직도 정신을 못 차렸구나. 입이 뒷통수
까지 홱 돌아가게 해줄까? 응?"

"누가 선생님보고 씨발 했습니까?" 하면서 달려들 기세였다.

얼굴을 보니 악사귀(惡邪鬼)가 가득 차 있었다. 이럴 때는 일반적인 치료를 해
봐야 아무런 소용이 없다.

어머니의 말에 의하면, 자신은 K시 P동에 살고 있는데 결혼한 후 신기(神氣)
가 있어 이혼하고, 혼자 이 학생을 데리고 살고 있다고 하였다. 어느 날(사춘기)
부터 애가 삐뚤어지기 시작 하더니 인사도 안하고 반말을 해대고 욕도 잘한다고
하였다. 몇 달 전에는 하교 후 집에 들어와서는 집안에 모시고 있는 신주(神主)
단지를 마당에 집어 던지고, 벽에 걸어둔 신화(神畵)들을 모두 태워 버렸다고 하
였다. 그러면서 자신의 딸이 신기(神氣)가 있는지 봐 달라고 하였다.

"그거야 신(神)을 모시는 사람이 더 잘 안 알겠소?"

"아이구, 선생님 잘 치료를 해 주십시오. 애를 못 고치면 우리는 정말 둘 다 죽습니다." 하는데 얼굴 표정을 보니 눈물이 고여 있었다. 필자는 학생을 보고

"네가 지금 하는 꼬라지를 보면 입이 뒷통수에 걸리게 하고 싶으나 어머니의 정성이 갸륵하여 너 인생을 다시 살도록 기회를 한번 줄 테니 앞으로 말을 잘 들을 것이냐?"

"예!" 하고 대답은 잘 하였다. 책을 펼쳐 구안와사증편(口眼渦斜症編)을 보여 주었다.

"너 엄마가 점쟁이 하는 것이 싫지? 그리고 친구들이 알까봐 걱정되고 창피하지?"

"예."

"점 치는 것을 보면 화가 나고 다 부수고 싶지?"

"예!"

"다 부수고 태우고 나니 속이 시원하지?"

"예."

"잘했어! 미신(迷信)은 없어야 하지." 하고 일부러 구슬려 주었다.

속에 그동안 쌓여 있는 응어리를 풀어주지 않으면 병이 낫지도 않고, 일시 나아도 다시 재발하기 때문이다. 이 학생의 입이 돌아가자 집주위에서, 대구, 부산까지 좋다는 곳은 다 다니면서 치료를 받았지만 효험은 없었고, 도리어 점점 더 심해졌다고 했다. 당연하다. 마음의 응어리는 안 풀어주고 일반적인 치료를 하니 효과가 있을 리가 있나. 그리고 한참 예민한 나이인데 속으로 얼마나 상심했겠는가?

어머니에게 아이의 교육을 위해 한 마디 했다.

"정말 유명한 점쟁이는 아무것도 안 차리고 합니다. 못 할수록 거창하게 온갖 잡동사니 걸어두고 하지, 그리고 애의 장래도 생각해야지, 점쟁이 팔자라면 해야겠지만 어떻게 해야 할지를 곰곰이 생각해 보시오." 그리고 학생에게

"너 남자 친구 있었지? 그런데 점쟁이 딸이라고 싫어하지?" 했더니

학생은 "앙" 하고 큰 소리로 울기 시작했다.

남자 친구가 있었는데 어머니가 점쟁이 줄 알고 잘 안 만나 주더니 최근에는 입 돌아간 줄 알고는 아무리 삐삐를 쳐도 아무런 응답이 없다고 하였다.

"걱정하지 마라. 내가 그 남자친구를 돌아오게 할 테니." 하고는 시술 하였다.

우측에 구안와사(口眼渦斜)가 있으니 좌측에 소해(小海)를 보(補)하고, 연곡(然谷)을 사(瀉)했더니 그 자리에서 우측 귀 뒷부위의 통증이 멈추고 우측뺨이 부드러운 느낌이라고 하였다. 양의(洋醫)에서는 안면 신경마비라고 하는데, 수백 명을 치료한 결과 대부분이 화를 잘 내는 사람들이 많았다. 이 환자는 3차 시술 후 거의 완치가 되었는데, 또 찾아 왔다.

핸드백에서 파이프 담배를 내놓으며 재발을 방지하는 차원에서 다시 한번 더 시술 해 달라고 하였다. 시술을 마치고는

"너 남자 친구 데리고 와 봐라." 했더니 인상이 시무룩해지며

"전혀 안 만나주는 데 어떻게 데려와요?"

"삐삐를 계속치면 귀찮아서 한번은 연락을 할 것 아니냐? 그때 내 이야기를 해라. 그리고 과거, 현재, 미래를 잘 알아 맞힌다고 구슬려서 데리고 와 봐라. 일단 여기까지만 데리고 오면은 내가 처리 해 줄게."

"할아버지 참말로요?" 하면서 좋아했다. 그 말에 방긋 웃는 것을 보니 아이는 아이였다.

그 후 며칠 뒤에 정말 남자 친구를 데리고 필자를 찾아 왔다.

"나이가 몇 살인고?"

"예, 20살입니다."

"성씨는 무엇인고?"

"예, 연안 이씨입니다."

"**면 **리가 고향인가?"

"예, 맞습니다."

"누구 누구를 아는가?"

"예, 사촌 형님입니다."

"자네는 형제가 삼형제인데 그 중에 한명이 죽어 두명이겠구만!"

"예, 맞습니다."

"아버지한테는 재산이 없으니 돌아갈 것이 없을 것 같고, 아버지가 생존해 계시는가?"

"예."

"정말인가? 자네는 조실부모(早失父母)할 상(象)인데."

"정말입니다. 아버지는 생존해 계십니다."

"그럼, 자네는 나를 어떻게 생각하는가?"

".....?" 무엇을 말하는지 모르는 것 같았다.

"나는 의사도 아닌데도 의사도 못 고치는 병을 이상한 방법으로 고치지 않는가?"

"......." 여전히 대답이 없었다.

"그것은 그렇다 치고, 자네는 점쟁이를 어떻게 생각하는가?"

"고대(古代)나 지금이나 천한 직업이라 생각합니다. 선진국에서도 마찬가지고."

"그럼, 고대나 지금이나 왜 점쟁이가 존재하는가? 고대의 어느 정권이나 점쟁이 안 낀 역사가 있는가? 잘 모르겠거든 역사책을 잘 읽어보게. 대부분의 점쟁이들은 일반적인 점쟁이 지나지 않지만, 소수는 국운(國運)을 좌지우지 할 수도 있다네, 잘 나가는 권력 안에 있는 점쟁이에게 자네는 점쟁이니 천한 직업이니 할 수 있겠는가?" 한참을 이야기를 했더니 수긍이 가는지 고개를 끄덕였다.

그날은 그렇게 돌아갔는데 몇 달 뒤에 다시 필자를 찾아 왔다.

아버지가 갑자기 사고로 돌아가셨는데 필자가 말했던 '조실부모(早失父母)'라는 말이 생각이 나서 인생 상담을 하러 다시 찾아 온 것이다.

"지금은 나를 어떻게 생각하는가?" 물었더니

"......." 아무 대답이 없었다.

"다 그런 것은 아니지만 그래도 점으로 밥벌이를 하는 사람이라면 일반인 보다는 한수 위일 것이야. 적어도 신(神)을 알고 미래를 알거든. 자네는 자네의 아버지가 어떻게 될 것인가를 몰랐지만 나는 알지 않았는가?" 이렇게 이야기 했더니 여러 가지 자신의 인생에 대해서 물어 보았다.

고대의 관습적으로 신분을 구분하는 습관은 버려야 할 것이다. 과거에는 광대나 의사, 백정 얼마나 천대 했는가? 지금은 연예인, 의사 못되어 환장한 나라가 아닌가? 점쟁이도 한 직업이다. 세상에 그들이 필요하지 않다면 이미 소멸했을 것이다. 세상이 어지러운 것을 보니 점쟁이는 더 늘었을 것이다. 그것은 그들이 필요하기 때문이다. 그들이 헛소리 하면서 돈을 뜯어 먹는 것 같지만, 다 그런 것은 아니다. 그들 역시 인간에게 심리적인 안정을 줄 수도 있고, 정말 정통한 사람들은 필요한 사람에게 질병 치료는 물론 많은 도움을 줄 수 있다. 과거에 비해 교육수준이 많이 높아졌는데도 여전히 점집 찾아 가는 것을 보면 필요한 사람이 많은 것을 의미한다. 점(占)은 무조건 미신이라는 현대 교육도 문제가 있다고 생각한다. 그런데도 국가에서 최고 중요한 일이라 할 수 있는 대통령 선거 때에 점쟁이 말을 인용하는 것을 봐라. 미신이라면서 조장하는 것을, 모순되지 않는가? 그리고 대학교 평생교육원의 프로그램중에서 최고 인기 강좌가 사주명리학이라 한다.

점쟁이도 사꾸라 점쟁이가 문제지, 정통한 점쟁이는 입을 함부로 놀리지 않는다. 말 많고 폼 거창하고 돈 요구가 많으면 반(半)은 허풍이라고 보면 되고 잡신(雜神)이 들었다고 생각하면 된다. 진짜 점쟁이는 자신의 그릇을 잘 알기 때문에 그릇에 넘치는 대가를 요구하지 않는다.

종교계에서 오랫동안 종사하면 반 점쟁이가 된다. 어느 신(예수, 부처 모두 포함)을 모시든 진실로 믿고 수도(修道)하면 경지에 오를 수 있고, 자신이 모시는 신(神)과 접신(接神)이 가능하기 때문이다. 종교계에서는 자신의 신(神)을 우아하게 논리적으로 포장했을 뿐이다. 길거리에서 이상한 행동으로 포교 활동하는 것은 다 잡신(雜神)이 들었기 때문이다.

어느 교리에도 가정과 직장을 다 팽개치고 포교하라는 종교는 없다. 있다면 그것은 100% 사이비일 것이다. 그리고 너 자신이 수련을 해 봐라. 종교는 이미 한 다리 건너 뛴 것이다. 너 자신이 옳게 체험한다면 신(神)이 무엇인지를 알 것이다.

사 례 ❷

스님의 와사증

몇 년 전 진달래가 피기 시작하는 어느 봄날 오후에 머리를 박박 깎은 스님이 환자복 같은 것을 입고 필자를 찾아왔다.

몇 년 전부터 알고 지내는 "양처사" 라는 사람이 데리고 온 것이다. 양처사는 대구시 북구에 있는 한 제재소의 기사인데 나무를 자르는 기술이 아주 좋아 이 사람이 없으면 공장 문을 닫을 지경이라 하였다. 이 공장의 사장이 아파서 필자를 찾아 올 때 모시고 왔다가 필자를 알게 되었다. 필자가 이 업을 하는 것을 보고, 이 자도 그날부터 도(道)에 미쳐 가정과 직장을 팽개치고 전국의 유명한 사찰을 다니며 구도(求道)한 모양이었다. 이런 사람들이 몇 사람 있었는데 성공한 사람은 극소수에 불과하다. 이 사람들은 필자의 수련 과정은 생각하지 않고 단지 결과만 보는 것 같았다. 도(道) 그렇게 쉬울 것 같으면 쥐나 개나 다 도사하게? 그리고 도사가 너무 많으면 세상이 망한다. 필자는 득도하는 것이 서울대 졸업하는 것 보다 힘들다고 생각한다. 서울대는 그나마 일 년에 몇 천명은 졸업하지만 구도해서 성공한 사람은 십년에 한두 명 있을까 말까 한다. 지금 구도를 생각하는 사람이 있다면 일찌감치 포기하고 공부하기 바란다.

양처사는 어느 날 충북 **군 미*사에 갔다가 총무 스님이 구안와사(口眼渦斜)로 대구의 모 한방 병원에 입원을 하였다는 소식을 듣고 바로 병원에 찾아가서 스님을 모시고 온 것이다.

이 스님은 한 달 째 병원에서 치료를 받았으나 아무런 차도(差度)가 없었지만 종교적인 문제로 다른 병원이 유명하다고 해도 가지 않았던 모양이었다. 양처사는 필자가 스님은 아니지만 반(半) 스님이니 가서 경문(經文)이나 설법(說法)을 들어 보자고 속이고 데리고 온 모양이었다. 병원에서는 입원 환자가 못 나가게 하는데 무슨 일이 있는 것처럼 속이고 나왔다고 했다. 필자는 환자의 심리에 안정과 믿음을 주기 위해 반야심경과 천수경을 낭송 한 후 진료에 들어갔다. 병원에서 환부(患部)에 얼마나 자침(刺針)을 많이 하였는지 붉고 푸르게 어혈(瘀血)이 생겨 안색을 살피기가 힘들 지경이고 맥(脈)을 짚어보니 너무 뚱뚱해서 맥이 잡히지가 않았다. 안청(眼睛)으로 진단을 해보니 간허(肝虛)였다.

"간허로 인해 오는 것입니다." 했더니

"오래전부터 병원에서 지방간이 심하다고 하였습니다."

환측(患側) 반대측의 소해(小海)를 보(補)하고, 연곡(然谷)을 사(瀉)하고 나서 '어떠냐?' 고 물었더니, '시술 전에는 환부위(患部位)에 통증이 심했는데 바로 통증이 멈춘다' 고 하였다.

필자가 본 구안와사 환자 중에서 어떤 환자는 귀 뒷부위(風池穴, 完骨穴, 竅陰穴, 浮白穴)에 통증이 있고, 어떤 자는 없는데, 통증이 있는 자가 치료가 잘 되었다. 이 스님은 3회에 시술로 완치되자 같이 자신의 절에 가서 신도들에게 봉사활동을 좀 해달라고 신신당부 하였다. 며칠 뒤에 이분이 계시는 절에 가서 10여 일간 약 300명의 환자를 시술하고 돌아 왔다. 부처를 믿는 사람들이 허욕으로 믿는지, 왜 그리 환자가 많은지 모르겠다.

자신들이 믿는 경전의 반(半)만 행(行)해도 경지에 도달할 것인데 입으로만 떠들고 행동하지 않으니 신(神)이 벌을 내리는 것일지도 모른다.

4. 안과 질환

사 례 ❶

빙의성 시력상실

1 977년 8월 중순 경에 한 부인이 남편의 손을 잡고 왔다.
들어오는 남편의 자세를 보니 몸이 많이 불편한 지 걸음걸이가 불안정하였다. 중풍인가 생각했는데 심한 시력장애로 앞이 안보여서 그랬던 것이었다. 양안(兩眼)을 자세히 살펴보니 완전 불명(不明)인 청맹(靑盲)이었다.

"이런지 얼마나 되었습니까?"

"한 달 남짓 됩니다. 몇 군데 병원엘 가 보았는데 가는 곳마다 눈의 신경이 바짝 말라서 안 된다고 합니다." 하기에 필자가 "허~허." 웃으면서

"신경줄이 바싹 말랐다? 그러면 좋은 방법이 있지." 하니까

"어떻게 하는데요?!" 하고 급히 되물었다.

이 양반이 '급히 묻는 것을 보니 성질이 급하구나, 그렇다면 신경질도 잘 내겠군.' 생각하고 한번 성격을 시험해 보았다.

"당신네 집에 큰 독이 있지요?" 하니까 또 급히 대답하였다.

"예, 있지요! 열 말 들어가는 큰 단지가 있습니다."

"그곳에 물을 가득 채워 넣고...." 하고 잠시 중단을 하였더니 궁금해서

"다음은요?" 라고 급하게 물었다.

"그 단지에 머리를 거꾸로 푹 담가 두면 되겠네요." 했더니

"어, 이 양반이 무슨 싱거운 소리를 하고 있노!" 하고 화를 벌컥 냈다. 필자가 또 웃으면서

"신경줄이 바싹 말랐다면 물에 푹 담가 놓으면 팅~팅 불어서 보일 것 아니요?" 하니 이 환자는 화가 치밀어 견딜 수가 없는지

"어디 있노! 어디 있노! 안 그래도 앞이 안 보여 복장(마음) 터져 죽겠는데 싱거운 소리로 화만 돋구고 있어, 잡기만 잡아 봐라!" 하면서 필자를 잡겠다고 방바닥을 더듬었다.

필자가 요리조리 피해 다니니 잡힐 턱이 있나! "헛 그 양반" 하면서 손가락으로 또 이마를 손가락으로 살짝 누르면서

"맹인이 무슨 성한 사람을 잡겠다고 야단이야! 그러니까 눈이 보이지 않지."

화나게 약은 올리는데 잡을 수 없고, 성질대로 안 되니까 그만 방바닥 구르면서

"니기미 씨부랄! 의사라는 게 뭐 저래! 남의 병 낫개해 줄 요량은 안하고, 사람이 복장 터져 죽게 골이나 지르고, 씨발." 하면서 대성통곡을 하였다.

"그 양반 누가 때리나, 아이처럼 울기는 왜 울어!"

"가뜩이나 앞을 못 봐서 복장 터져 죽겠는데, 골을 지르는데 안 울어!"

"맹인은 일평생을 못보고 살아도 당신처럼 안 그러던데. 신경질을 자꾸 내니까 신경줄이 점점 더 빨리 말라가지."

"자꾸 옆에서 골을 지르고 하는데 안 그래요?"

"그렇다면 당신네 마을 사람들은 어찌 남의 복장 터지는지 모르고, 실~실 남을 비꼬기나 잘 하고, 비웃기나 잘 하고 그래요?"

"누가 그래요?"

"누가 그래요? 그 동네가 **면 **동이고 주변동네에서는 다 소문 났습니다."

"소문은 그래 났어도 나는 안 그랬어요?"

"동네 전체가 다 그런데 당신만 안 그렇다? 흰옷과 검은 옷을 같이 솥에 넣고 삶으면 흰옷이 검은 물들기 쉽지 검은 옷이 흰옷은 안 되는데." 했더니 묵묵부답이었다. 한참 있으니

"못 나수겠습니까?" 하고 물었다.

"나술 수는 있는데 기공만 받아서는 안 되겠는데요."

"왜요? 그러면 무엇을 어떻게 해야 됩니까?"

"당신 최근 산에 가서 묘지 근처의 큰 나무를 베다가 집에 무엇을 고친 일이 있지요?"

"예? 어떻게 그것을 압니까?"

"그러니까 도사지!"

"예, 30여 일 넘었습니다! 우리 집이 초가집인데 갑자기 대마루가 부러졌어요. 그래서 뒷산에 올라가 소나무 두 그루 베서 껍질을 벗겨 하나는 대마루 옆에 대고, 하나는 고이는데 사용했습니다. 그리고 나서 삼일 째 되는 날 들에 가려고 집을 나서는데, 갑자기 목이 말라 부엌에 들어가 물 한 그릇을 마시고 부엌문을 넘어서는데 갑자기 머리가 핑~ 돌고 어지러워서 그만 쓰러졌고, 마신 물을 모두 다 토했어요. 정신을 차려 일어서는데 눈이 캄캄하게 아무것도 안 보이더군요. 벽을 더듬어 겨우 방에 들어가서 잠시 누워 있었지만 계속 눈이 안 보여 다음 날 인근 안과병원에 가 보았더니 정확한 진단을 못해서 대구의 큰 병원 몇 군데 다 가보았지만 역시 치료를 못 하더군요. 가는 곳 마다 안신경(眼神經)이 바짝 말라 안 된다 합니다. 우리 마을에서 선생님은 이름 났습니다. 더구나 김복길 씨가 류마티스 관절염으로 큰 병원으로 다 돌아 다녀도 안 되는 것을 선생님이 다 고치지 않았습니까? 사람들이 모두 병원에 헛돈 뿌리고 다니며 고생하지 말고 선생님을 찾아 가라고 하여서 왔습니다. 선생님, 좀 살려 주십시오." 라고 길게 설명하였다. 필자가 모레에 환자집에 가기로 약속을 하였더니 굿이나 하는 줄 알고

"음식이나 뭘 차려놓고 준비 해야 되는 것 아닙니까?"

"목신(木神)이 먹긴 뭘 먹어! 다 필요 없어요!" 하고는 환자를 돌려 보냈다.

약속 당일 이 집을 찾아갔다. 당도하여 가세(家勢)를 보니 산 아래 초가집이고, 노부모가 살아 계셨다. 몸체가 초가삼간인데 부엌, 큰방, 마루로 되어 있고, 마루의 대마루가 부러져 있었다. 그래서 임시조치로 새 나무를 대마루 옆에다 받쳐 놓았다. 나무를 자른 지 며칠 안 되었다보니 송진이 나오고 있고, 껍질을 덜 까서 붉은색이었다. 마당에서 집을 둘러보고 있는데 부친이 손에 보리개떡을 들고 나와서 안 먹는다 해도 멀리 오느라고 시장할 텐데 먹어 보라고 손에 자꾸 손에 쥐어 주었다. 그래도 노인은 이런 정(情)이라도 있는데 부인이란 사람은 자기의 남편을 구(救)하러 온 사람한테 '식사는 했느냐?' 둥 하는 아무런 인사말도 없었다.

조금 쉬었다가 경면주사(鏡面朱沙)로 백지에 크게 대왕목(大王木)이라 써서 새로 깍아 세운 기둥과 대마루에 써 붙이고, 종이 세장 위에 쑥으로 구(灸)하면서 주문을 외웠다.

"오작(烏鵲)도 유소(有巢)하고, 루의(螻蟻)도 유실(有室)커늘 당차(當次) 인간에 수무목석동토(隨無木石動土) 호(呼)아! 고(故)로 금일차후(今日此後)로 목신(木神)은 이유 불문하고 순리방(順理方)으로 이사(移舍)가 의당사(宜當事)라, 엄급급 예율령(唵 急急如律令)."

세 번을 암송하고 세 군데 뜸을 했다. 그때 환자는 방안에 있었고, 필자는 그 집 마루에서 대마루에 쑥뜸을 하자 방안에 있는 환자가 쑥뜸 할 때마다 "앗 뜨거워! 앗 뜨거워!" 하면서 몸을 꿈틀거리며 피하듯이 움직이자 부인이 이상하다는 듯 멍하게 바라보고 있었다. 이것이 바로 통령(通靈)이 되기 때문이다. 그리고 한참 쉬었다가 방에 들어가 환자에게 간정격(肝正格)으로 시술하였다. 시술을 마친 후 돼지고기, 닭고기, 술, 밀가루 음식, 찬 음식과 구운 음식을 금하라고 알려주고, 여섯 시간 안에는 찬물이나 찬바람 맞지 말 것을 일러주었다. 집 형편이 곤란한 것 같아 출장비도 옳게 안 받고 돌아 왔다. 삼일 후에 환자가 다시 찾아왔다.

"어떠냐?"고 물었더니

"어, 목소리만 듣고 젊은 애인줄 알았는데, 수염이 났네요!" 하였다. 이제는 필자의 수염이 보이는 모양이다. 간(肝)이 목(木)이고 눈을 다스리나 이러한 시력불명에는 간정격(肝正格)을 그냥 사용하면 아무런 효험이 없다. 이 사람의 잠재의식 속에 산에서 나무를 베어서 이 병이 발생했다는 것이 박혀 있으니 경(經)이 어떻고 해 봐야 안 통한다. 귀(鬼)에는 신(神)이 있어야만 통(通)한다. 바로 이것이 신출귀몰법인 것이다.

침구대성(鍼灸大成)이나 허임(許任) 선생의 침구요결(鍼灸要決)에 나와 있는 침사비요법(針邪秘要法), 십삼귀혈(拾參鬼穴), 손진인법(孫眞人法)이 바로 이것이다. 이런 병들은 현대의학으로는 아무리 치료해 봐야 안 된다. 이전(以前) 의사가 말한대로 신경줄이 바짝 말랐다면 이 사람은 영원히 맹인이 되어 남은 여생을 눈 없이 살아야 할 것이 아닌가?

가시적인 현실만 보고 직관적으로 무엇이 어떻다는 유물론(唯物論)적인 것 보다 보이지 않는 다른 세계를 볼수 있는 유신론(有神論)은 어떠할지 모르겠다. 우리 인간은 사물을 판단할 때 각종 감각기관을 이용하는데, 눈으로 보고, 귀로 듣고, 손으로 만져보고, 혀로 맛보고, 코로 냄새를 맡고, 즉 오각(五覺)으로 판단한다. 고도의 수도(修道)를 하게 되면, 또 다른 하나의 감각을 발전시킬 수 있다. 즉 영감(靈感)을 발전시켜 신통력(神通力)을 가지게 된다. 사람의 오각(五覺)은 불과 몇 십 미터 밖에 존재하는 것을 알 수 없다. 첨단장비를 다 동원해서 진찰할지라도 최후에 결론을 내리는 것은 인간이고, 게다가 그 범위는 교과서에서 배운 내용들이다. 영(靈)은 시간, 공간을 초월하여 알아 낼 수 있다. 몇 십 년 전의 일이나 몇 백리 밖의 일을 알아낸다면 첨단 기계보다 더 우수하지 않을까?

우주를 비행하는 현시대에 뜬 구름잡는 듯한 이야기해서 의아하겠지만, 고대의 책을 보면 제갈공명이나 달마대사 등 무수히 많은 도(道) 통한 사람들이 있었다. 지금은 서구의 과학이라는 미명아래 터부시하여 점점 소멸하였지만, 이것은 실제로 수련하지 않으면 어떻게 설명을 할 수 없는 것이다.

지금 속세에서 금리를 목적으로 도(道)를 팔아먹는 사람은 대부분이 도를 덜 터득한 사람이라 볼 수 있다. 함부로 도(道)를 수련해서는 안 되고 위험할 수 있다. 도(道)의 이름이 다르고 약간의 방법 차이는 있을 수 있으나 결론은 같은 것이다. 통령법에는 이보통령(耳報通靈), 계안통령(乩眼通靈), 구심통령(口心通靈), 심신통령(心身通靈)등 여러 가지 통령법술(通靈法術)이 있다.

원시적인 진단기인 청진기, 혈압기에서, 첨단인 X-ray, CT, MRI, 초음파, 내시경을 이용하면 병리적인 물체는 잘 찾아내겠지만, 그 병의 진짜 원인과 근원을 모르니 불치(不治)의 원인이 된다. 여기서 병의 원인은 양의(洋醫) 병리학적인 개념이 아니다.

이분은 50남짓한 나이에 영원히 맹인이 될 뻔 했지만 지금은 다 나아서 농사도 잘 짓고 있다. 통영술이 없었더라면 이 사람이 묘에서 나무를 베다가 집 대마루를 수리했다는 것을 어떻게 알았으며, 또 어떻게 치료했겠는가? 이런 것은 현대의학으로는 절대 불가능했을 것이다.

목속간(目屬肝), 간장속목(肝臟屬木), 간모(肝母)는 수(水)라, 눈의 신경(神經)이 바짝 말랐다는 의사의 말도 맞다. 그러나 물이 왜 안 도는 지는 몰랐던 것이다. 양의(洋醫)적인 개념으로는 염증이나 노환으로 안 돈다고 하겠지만 그 근본은 다른 곳에 있었던 것이다.

타인의 선산에 도리솔(묘지 주위에 심은 소나무) 나무를 베고 나서 원인불명의 병으로 5~6년이나 고생하다가 필자에게 완치된 사람이나, 산소에 좌판석(座板石), 망두석(望頭石) 같은 것을 설치하고 원인 불명으로 류마티스 관절염으로 7년 간이나 고생하다가 완치된 사람도 있다. 이런 환자를 간혹 치료하지만은 이런 병은 영법(靈法)을 모르고는 치료할 수 없다.

천령보국(天靈保國)이라. 의학의 발전을 위해서는 첨단기계도 필요하겠지만 이런 영적(靈的)인 방법도 절대 무시해서도 안 될 것이다.

사 례 ❷

강봉사와 영계 마누라

1 975년 만춘경(晚春頃)인데, 하루는 오십 여 세의 부인이 칠십 세의 영감을 데리고 오는데, 그 모습이 뺑덕어미가 심봉사 데리고 가는 것 같았다.

눈을 뜨지도 못하고 앞을 전혀 못 보는 맹인이었다. 주소를 물은즉 **시 **면에 살고 성씨는 진주 강씨라 하였다.

부부간 연령 차이가 이십 여 세로 부녀(父女)같은 부부(夫婦)였다. 필자가 웃으면서

"이렇게 부부 간에 만나면 싸움 잘 안 해서 좋겠네?" 하니까 부인이

"싸움을 잘 안 해요? 말도 마십시오. 우리 부부보다 더 많이 싸운 사람은 없을 것이오. 만난 이후로 다투어서 싸움소리 끊일 날이 없었습니다."

"그럴 수가 있소! 부인이 뭘 좀 잘못해도, 나이가 어려서 그렇겠지 하고 참아야지, 그리고 딸 같은 여자 데리고 살면서 뭘 싸워! 젊은 여자 데리고 살면 그 영광으로 참고 살아야지." 라고 하니까 부인이

"참는 것이 다 뭡니까? 내가 시집올 때만 해도 옛날이라 선도 옳게 안보고, 중매장이가 나이차가 좀 나면 더 호강해서 좋다고 하여 그 말만 믿고 결혼을 했는데, 나이 차가 20살이나 날 줄은 꿈에도 몰랐습니다. 지금은 자식까지 낳아서 그냥 살지만 호강은 얼어 죽을 호강! 하루도 안 싸운 날이 없었는데, 만약 누가 나이 차이가 많이 나는 사람과 결혼한다고 하면 도시락을 싸가지고 가서 말리겠습

니다." 라고 하자 이때 영감이 가만히 듣고만 있다가

"내가 할 말 지가 다하고 있네, 젊은 여자와 결혼한다고 좋아했더니 철이 없어도 이렇게 없을 줄은 꿈에도 몰랐소. 나도 누가 젊은 여자와 결혼한다면 그 집에 자 가면서 말리겠소." 라고 답을 했다. 필자는 두 사람 말을 들어보니 참으로 우스웠다. 그때 부인이 자기가 살아온 이야기를 하였다. 배운 것도 없고 친정도 못 살아 결혼예물도 없이 결혼을 하였고, 결혼 후부터 연일되는 싸움에 지쳐 30세 쯤에는 가출도 하였으나 자식도 보고 싶고, 영감도 철이 좀 들었을 것 같아 돌아 왔는데, 그 후로는 더욱 심해졌다고 했다. 그리고 요사이는 차라리 더 좋다고 했다. 영감은 눈이 멀어 자신이 없으면 밥도 못해 먹고 화장실도 못가니 고분고분 말을 잘 듣고 싸울 일이 별로 없는 모양이었다. 필자가 듣고 있다가 영감에게 말했다.

"그렇다면 안 고쳐 줘야 겠구만! 고쳐놓으면 또 가정이 불안할 터인데, 가정의 평화와 행복을 위해서 영감님이 좀 답답하더라도 봉사로 지내시오." 라고 말하고 영감의 표정을 살펴보니 다급한 목소리로

"선생님, 그러지 말고 제발 나수어 주쇼. 이제는 치료돼서 눈이 보여도 절대 안 싸우겠습니다." 하면서 애걸복걸하였다. 필자가 진료를 하기 위해

"눈이 갑자기 어두어 지는 것은 간(肝)에서 오는데, 어디에서 크게 놀랜 적 없습니까?" 하고 물어보니

"용합니다." 하고는 앞도 못 보는 눈을 휘둥구레하게 떴다가 감았다가 하더니

"아주 크게 놀란 일이 있지요!" 하면서 무릎을 탁 치더니, 이야기 했다.

작년 늦가을에 크게 놀랐다고 하였다. 딸 결혼 때문에 소를 팔았고, 그돈을 농협에 저금해 두었는데, 소판 그날 밤 강도가 들었다고 했다. 강도가 '돈을 내놓으라' 고 하여 '없다' 고 하니 '오늘 소 판 돈 내 놓으라' 고 하여 '농협에 맡겼다' 고 하였더니 강도는 이불을 뒤집어 씌우고 집안을 뒤지기 시작하였단다. 이때 노인은 이불을 살짝 들어 살펴보니 한 놈은 자신의 옆에 서있고, 한 놈은 농짝을 뒤지고 있어 일단 한 놈을 처치하고 칼을 빼앗아 싸우려고 자신의 다리를 구부렸다가 힘껏 자신의 옆에 있는 놈의 발목을 걸어찼더니 강도가 넘어졌다고 했다. 노인은 재빨리 일어나 칼날을 잡고 '강도야!' 하고 소리 쳤더니 농짝을 뒤지는 놈이 도망 갔다고 했다. 이때 칼날을 양손 꽉 쥐고 있는데다 동료가 도망 가니 이놈도 놀라

서 칼을 버리고 도망갔다고 했다. 그때 손에 생긴 흉터를 필자의 코앞에 내밀며 자랑스럽게 말했다.

그날 밤 파출소에 신고했는데, 다음날 아침에 범인이 잡혔다고 파출소에 오라고 해서 갔다고 했다. 대질 중에 어떤 여자가 파출소 들어와서 소장(所長)과 한참 동안 이야기하고 난 후 소장은 갑자기 물증이 없어 구속하기 힘들다고 하였고, 선거 중이라 이런 신고가 많으면 자기들 잘린다고 사정을 하여 억울하였지만, 앞으로 파출소와의 관계를 생각하여 고소를 취하하였다고 했다. 그때부터 눈이 점점 어두워지기 시작하였는데 지금은 아예 아무 것도 안 보인다고 했다.

필자가 검사하기 위해 손전등을 눈에다 대고 불을 깜박깜박해도 전혀 안 보인다 했다.

"병원엔 가본 일 없습니까?"

"눈이 이 모양인데, 어디를 안 가보고 무엇을 안 보았겠습니까? 여러 군데 가 보았지요."

"뭐라고 하든가요?"

"어떤 곳에서는 신경이 어쩌고저쩌고 하고, 어떤 곳에서는 노환(老患)이라 하는데 결론은 안 된다고 하더군요."

이 자(者)는 평소에 부부싸움으로 자주 화를 내어 과노상간(過怒傷肝: 화를 많이 내서 간을 손상시킴)인데다가, 간(肝)의 모(母)인 신장(腎臟)이 과공상신(過恐傷腎: 놀라서 신장이 허약해 짐)을 하였는데다, 강도를 당했고 범인을 잡았으나 모종의 힘으로 처리를 못하였으니 얼마나 억울하겠는가? 이로 인해 간(肝)이 소간(疏肝: 간을 풀어주는 것)을 못해 기체(氣滯)로 인하여 이 병이 발생 한 것이다. 고(故)로 간정격(肝正格)을 시술한 것이다. 3일 후에 재진(再診)을 하기 위해 작은 손전등으로 눈앞에 빛을 비추면서 '어떠냐?' 고 물었더니 시술 전에는 전혀 안보였는데 지금은 눈 앞에서 번개 치듯이 번쩍번쩍한다고 하였다.

"그런데 선생님, 기공 받고 그 이튿날, 그러니까 어제 새벽녘에 요강에 소변을 보려는데 나오질 않아 힘을 주었습니다. 아랫배는 소변이 차서 묵직한데 안 나와서 한참 동안 힘을 주었더니, '찍' 소리가 나는 것 같더니 소변에서 무엇이 나오기 시작했습니다. 그런데 평소 소변 볼때와는 느낌이 달랐습니다. 고추 내부가 꿈틀꿈틀하는 것이 이상한 느낌이어서 마누라에게 보게 하였더니 핏덩이가 나왔다고 하더군요. 소변이 많아 요강에 반 정도 찼는데 아주 붉다고 하더군요. 날이 밝아서 마누라가 다시 요강 안을 보니 붉은 순두부 같은 것이 소변과 같이 있다고 했습니다. 어제는 몇 번 혈뇨를 보았는데 지금은 소변에 피가 안 나온다고 합니다."라고 하였다.

필자의 소견으로서는 기체(氣滯)로 인한 것 같았다. 〈황제내경〉에 '기능행혈(氣能行血)', '간장혈(肝臟血)'이라는 말이 있다. 기(氣)는 신체의 혈액을 돌리는 작용이 있다. 기체(氣滯)로 인해 돌지 않고 어혈(瘀血)된 것이 소변으로 빠져 나온 것이 아닌가 생각한다. 환자에게 궁금증을 풀어주기 위해서 몸의 나쁜 피가 소변으로 다 빠져 나왔다고 설명해 주었다. 설명을 듣고 좋아 했다. 만사성패(萬事成敗)는 오직 심리에 있다. 이날도 역시 간정격(肝正格)으로 치료한 후 돌려 보냈다.

2차 시술후 사흘 만에 와서 '어떠냐?'고 물으니 필자를 이리저리 쳐다 보더니
"당신이 기공 했소?" 하고는 필자를 다시 이리 살펴 보았다.
"그렇소, 왜 그러시오?" 라고 대답하니까
"목소리만 듣고 아직 젊은 사람인줄 알았는데, 허~허." 하고 웃었다.
"보입니까?"
"똑똑하지는 않는데 희미하게 얼굴 형태는 보겠네요!"
필자도 "하~하"하고 기분 좋게 웃었다. 이 환자는 다섯 번의 시술로 거의 완치되었지만 젊었을 때처럼 밝지는 않다고 하였다. 연세가 이미 칠십여 세로 시력도 떨어질 나이이고 하니 완전 회복은 어려운 것 같았다. 그래도 혼자서 농사일도 할 수 있으니 얼마나 다행이가?. 마지막 시술 시에는
"영감님 성질 잘 내는 것 봐서는 꼭 눈이 멀어야 되는데 그래도 젊은 사람 둘을 살려준 덕분에 눈을 뜬 것 같소이다." 하였더니
"젊은 사람 둘을 살려주다니요?"
"그때 강도라는 애들 말이요! 끝까지 그놈들을 용서치 않고 잡아 넣었으면 그애들은 전과자로 낙인 찍혀 평생을 낙오자로 살지 않겠소?".
"허~허 그렇게 생각하니까 그렇네요. 나도 며칠 전 까지만 해도 그놈들이 괘씸했는데, 남의 잘못을 용서 해준다는 것이 쉬운 일은 아닙니다."
"그렇지요! 다 그것이 다 도량관계 아니겠습니까! 남을 용서하면 나중에 다 복

이 되어 돌아옵니다. 그리고 부부지간에 싸울 일도 줄어 들 것입니다."

어느 누구라도 남과 싸우기를 좋아하는 사람은 없을 것이다. 모든 것은 생각의 차이이다. 항상 양보하는 마음을 가지면 그리 싸울 일이 없을 것이다. 우리는 좁은 땅에서 살다보니 마음의 넓이가 적은 것 같다. 모든 국민이 수양을 좀 하여 마음의 넓이를 넓히면 좋지 않을까 생각한다. 불교에서는 아무리 날고 기어도 부처님 손바닥이라고 하지 않는가? 그 손바닥의 넓이를 생각해 보고 행동한다면 싸울 일이 거의 없을 것이로다. 우리도 대국(大國)이 되려면 국민들의 스케일을 넓혀야 할 것이다. 교육에서도 전 세계를 다스릴 수 있는 인재를 양성하기 위해서는 배포를 키워야 한다. 지금 이런 스케일로는 통일이 된 들 제대로 화합해서 살아갈지 의문이다.

Chapter 03

심경(心經) 질환

🍪 **원 인**

1. 과도한 상심(喪心)
2. 신체 허약

🍪 **증 상**

1. 내과: 저혈압, 심박동수 감소, 파킨슨병, 신경성 구토
2. 신경내과: 언어장애, 중풍후유증

🍪 **치료법**

1. 중풍성 언어장애: 대돈(大敦)을 보(補)하고, 태백(太白)을 사(瀉)한다.
2. 울화증: 음곡(陰谷), 소해(少海)를 보(補)하고, 대돈(大敦), 소충(少沖)을 사(瀉)한다.
3. 편풍유동: 소해혈(小海穴)를 보(補)하고, 태백혈(太白穴)을 사(瀉)한다.
4. 구강궤양: 액문, 중저를 보(補)하고, 노궁, 승장을 사(瀉)한다.

해 설

심장은 "군주지관(君主之官)"의 장기로 혈액 운행과 맥박조절, 그리고 영혼을 주관하는 작용을 한다. 주관하는 정지(情志: 심리)는 기쁨(喜)이고, 다스리는 액체는 땀이고, 기(氣)가 모이는 장소는 맥(脈)이고, 얼굴에 상태가 나타나고, 담당하는 구멍은 혀이다. 고대 〈황제내경〉에 보면 '심주혈맥, 신명(心主血脈, 神明)'이라는 말이 있다. 혈은 혈액을 말하고, 맥은 혈관, 심장을 의미하고, 신명이란 심리상태를 말한다. 심주혈맥(心主血脈)은 혈액이 혈관내에서 잘 돌게 하고 심장이 잘 뛰게 하는 것을 의미한다. 심장은 모든 영혼을 주관하는 중요한 장기로서 정신, 심리에 이상이 있으면 심장 박동에 영향을 미친다. 혈액이 혈관을 통과하므로 심장에 이상이 있으면 혈관에 그 증상이 나타난다. 과도하게 신경을 많이 쓰면 심장에 영향을 미쳐 심리상에 이상을 초래하여 비실비실 웃게 된다. 얼굴에 병변의 상태가 나타난다는 것은 혈액의 상태와 순환을 의미한다. 혈액상에 문제가 있거나 순환에 장애가 있으면 얼굴색의 변화가 있다. 고대에는 심장의 신명(神明)작용에 대해 현대의 뇌활동으로 인식하였다. 넓은 의미에서는 인체의 모든 기능과 사유능력을 심장에서 관할한다고 보았다. 이것은 심장이 혈액순환과 관련있기 때문으로 분석한다. 즉, 혈액 순환부전이 있으면 바로 빈혈증상이 유발하기 때문이 아닌가 생각한다. 그리고 정신, 심리분야의 이상은 교감신경의 변화가 심장기능에 영향을 미치기 때문에 이렇게 인식했을 것이다. 심장이 혀를 주관한다. 과도하게 신경을 쓰면 교감신경이 항진된다. 교감신경의 항진은 부교감신경을 억제하는 것을 의미한다. 혀를 주관하는 신경에 부교감신경섬유가 혼합되어 있음으로 억제된다. 그러므로 혀의 운동이 억제되어 혀가 굳어 언어 장애가 나타나는 것이다.

오행에서는 화(火)가 토(土)를 낳는다.

화(火)인 심장이 건강해야 토(土)인 비, 위장이 건강하다. 즉, 심장에 병변이 있으면 위장에 영향을 미치는 것을 의미한다. 심장은 인간의 모든 심리를 주관하기 때문에 심리상에 문제가 생기면 위장장애가 발생한다. 즉 식욕부진, 구토, 위장경련 등이다. 또한 심근경색이나 협심증이 발병하여도 위장장애가 출현할 수 있다. 화극금(火剋金)이 되서 심장의 열(熱)이 폐를 극(剋)하면 폐(肺)의 음(飮)이 부족하게 된다. 폐는 신장의 모장(母臟)이므로 폐의 음기가 부족하면 신장을 생(生)할 수 없다. 또한 폐와 대장은 표리(表裏)관계의 장기로서 상호 영향을 미친다.

폐가 심장의 열로 건조하게 되면 대장에 영향을 미쳐 변비나 치질을 유발하게 되는 것이다.

● 혈자리 설명

혈자리 이름	위 치	사 진
대돈 (大敦)	엄지발가락 발톱의 내측, 발톱기시부의 상부로 0.1촌	
태백 (太白)	발 내측면, 엄지발가락, 중족골 하부의 측면, 발바닥과 발등의 경계 부위	
음곡 (陰谷)	무릎뒤쪽의 주름단 내측, 봉공근과 반건양근 정지점 사이	
소해 (少海)	팔꿈치 관절 내측부위, 팔을 90도로 굴곡했을시 상완골 내과와 주름끝단 사이의 오목한 부위	
소해 (小海)	팔꿈치 관절 내측, 상완골 내과와 척골주두의 연결선상에서 중간 부위	
소충 (少沖)	손등, 새끼 손가락의 손톱 내측 부위, 손톱기시점의 상부로 0.1촌	
연곡 (然谷)	발의 내측면, 주상골과 설상골 사이 오목한 부위, 발등과 발바닥의 경계부위	
액문 (液門)	손등부위, 4번째와 새끼 손가락이 갈라지는 곳	
중저 (中渚)	손등부위, 4번째와 새끼 손가락 중수골의 하단부, 대략 액문혈에서 위쪽으로 1촌 부위	
노궁 (勞宮)	손바닥부위, 2번째와 3번째 손가락의 중수골 사이, 주먹 쥐었을때 3번째 손톱앞부위	
승장 (承漿)	얼굴의 정중앙 부위, 입술에서 턱아래부위 사이에 오목한 부위	

1. 내과 질환

··

심박동수 감소

이 환자는 10년 전에 한국에서 최대 병원이라는 H병원에서 심장부종, 부정맥으로 치료 받다가 스님의 소개로 필자를 찾아왔다. 그때 H병원에서는 6개월 넘기기 힘들다고 하였다. 처음에 스님이 이 환자에게 전화해서 필자를 찾아오라고 했을 시에는 거절했다고 하였다. 한국 최대의 병원에서 6개월 밖에 못 산다고 하였고, 병원을 나가면 위험하니까 절대 퇴원불가라고 했다고 하였다. 스님이 답답해서 직접 차를 몰고 서울까지 가서 6개월 더 사나 덜 사나 별 차이 없으니까 일단 필자에게 보이기나 하자면서 데리고 온 것이다. 그때는 신장이 아주 허약하여 물이 없고 불(火)만 있어 심장병이 생긴 것이었다. 기공시술로 호흡 가쁜 증상과 부정맥이 없어지니 살만하다고 하였다. 그 후 3회 시술한 뒤에 다시 H병원에 찾아가서 진료를 했더니 심장부종이나 부정맥이 다 없어졌다고 하였다.

그 뒤로 이 환자는 필자의 팬이 되었고, 대전에서 얼마나 나팔을 불었던지 100명은 족히 왔을 것이다. 이 분은 대전에서 중소기업의 사장이다 보니 찾아오는 환자들도 대전에서 내놓으라 하는 명사들이 많았다. 필자가 사는 마을회관 주차장에는 한 때 대전 번호판으로 가득찼다.

필자에게 치료 받은 후 10년 간 잘 살았는데 연세가 많아지니 다시 증상이 나타나기 시작하였다.

"대한민국에서 최고의 병원에서 6개월밖에 못 산다고 했는데, 10년을 더 살았으니 이젠 원(願)도 한(恨)도 없을 것 같은데?"

"선생님의 은혜로 10년 더 살아 이젠 팔순이 다 되어 갑니다."

"옛날로 치면 천수(天壽)를 살았는데."

"옛날 말로는 맞지요. 그런데 요사이는 천수가 바뀌어서 100살이랍디다."

"허허허, 나는 그런 통보를 못 받았는데 언제 그렇게 바뀌었는고?"

필자와 연배가 비슷하니 서로 농담을 하면서 웃었다. 이젠 죽어도 여한은 없는데, 손자 결혼식은 꼭 보고 싶다고 하였다. 사람의 욕심은 한도 끝도 없는 모양이다. 그리고 자식들도 팔순잔치나 하도록 해달라고 간절히 부탁했다.

처음 필자를 찾아 왔을 때는 죽기 전에 모든 것을 정리 할 시간 정도만 살면 된다고 하였는데, 십년이 지나도 아직 정리를 다 못한 모양이다. 그 정리가 손자 결혼식인지 몰라도...

이번에 증상은 혈압이 80/50mmHg정도이고, 심박동수가 45회쯤 되고 부정맥이 연이어 나타났고, 힘이 거의 없고 어지러워서 활동을 못하겠다고 했다. 병원에서는 입원하지 않으면 급사(急死)할 수 있다고 빨리 입원하라고 난리라고 하였다. 이 환자는 자신이 10년 전에 직접 경험하였기 때문에 현대의학을 불신하고 필자를 찾아 온 것이다.

일단 심장을 보(補)하는 혈자리에 3회 기공하고 혈압과 심동수를 체크하니 혈압이 95/65mmHg로 올라갔고 심박동수가 65회로 증가하였고, 어지러운 증상이 없어졌다고 하였다. 그 후 1달간 시술 후에는 정상으로 회복되었다. 지금은 한 달에 한 번 정도 필자를 찾아와 시술을 받는다. 사람의 삶은 모든 것이 인연대로 돌아가는 것 같다. 내가 병을 잘 낫게 하는 것이 아니고 다 인연따라 가기 때문이다. 다 하늘이 정해준 극본대로 돌아갈 뿐이다.

이 환자는 필자를 전용주치의로 여긴다. 가족중에서 누구라도 아프면 일단 필자에게 보인다. 이 환자집에서 필자집까지는 가까운 거리는 아니다. 그런데도 찾아오는 것을 보면 손익분기점으로 봐서 이득인 모양이다. 지금은 양가(兩家) 간에 대소사를 챙길 정도로 가까운 사이가 되었다.

요사이 밥벌이도 못하는 의사나 한의사들이 수두룩한 모양이다. 인생은 새옹지마라고 하지 않는가? 100년 전만 해도 의사는 한갓 평민에 지나지 않았던 직업인데, 이 정도 혜택을 누렸으면 다시 복고할 때도 되었지 않은가? 처음에 자전거가 나왔을 때는 대 인기였고, 고급 교통수단으로 자리 매김을 했는데, 자동차의 발달로 자전거는 형편없이 추락하지 않았는가? 그러다 다시 건강에 좋다고 하고, 올림픽과 도박으로 성행하니 부활하지 않는가? 인생도 이와 같은 것이다.

복록(福祿)을 쌓으면 인연이 늘어갈 것이니 헛짓하지 말고 진정한 공부를 해보기 바란다.

배가 고프면 돈에 눈이 멀기 마련이다. 그럴수록 더 복록을 쌓아야지, 주린 배만 채우려고 하면 복을 깎아 먹는 꼴이 되리라.

스님이 필자에게 치료 받은 후 효험을 보자 신도들 중에서 병이 있으면 무조건 필자에게 데리고 온다. 지금까지 데리고 온 환자만 해도 수 백 명에 달하고, 지금도 홍보를 얼마나 열심히 하는지 찾아오는 환자가 많다. 특히 이 스님이 중견급 절의 주지인데다 각종 예언으로 매스컴에 몇 번 오르락 내리락하자 신도도 꽤 많다. 적극적으로 홍보하는 것은 환자를 위한 것도 있지만, 신도를 관리하기 위한 것이기도 하다. 그러나 자신이 못하는 것을 타인에게 양보해서라도 중생을 구제하면 그것도 다 복록이니라. 중견급 이상되는 절의 주지쯤 되다보니 아는 사람도 많고 사회에서 출세한 사람들도 꽤나 데리고 온다.

사 례 ❷

● 떠키는 병

날씨가 서서히 더워지는 6월에 필자의 집안으로 차가 들어왔다. 차가 큼지막한 것을 보니 또 누가 차 자랑이라도 하고 싶어서 들어오는가 해서 밖을 보니 높은 사람들이 하는 행동과 유사하였다. 운전사가 내려 뒤로 돌아가 뒷좌석의 문을 열어주니 사람이 내렸다. 그런데 이 사람은 차 자랑하려고 들어온 것이 아닌 것 같았다. 좌우에서 사람들이 붙들어 주었는데도 걷는 것이 아주 불안하고 낡은 로봇이 겨우 가는 것 같았다.

대기실 입구가 좁아서 부축하는 사람들과 동시에 들어갈 수 없는지 고생하는 소리가 기공 시술실까지 들렸다. 모든 사람들을 다 시술 후에 마지막에 이 사람이 들어오는데 걸어서 못 들어오고 앉은 상태에서 운전자와 보호자가 끌고 들어왔다.

"나이도 얼마 안 된 것 같은데." 하고 물었더니

"예, 62세 입니다."

말을 하는데도 아주 어눌하고 답답한지 손으로 표현하려고 하자 손도 덜덜 떨려서 옳게 표현을 못 하였다. 그 모습을 본 아내가 답답한지 대신 대답을 하였다.

다시 필자가

"여기까지 올 것 같으면 안 해본 것이 없을 것 같은데, 다른 곳에서는 뭐라고 합디까?"

"예, 파킨슨병, 전립선염, 우울증 등 없는 것이 없습니다."

"허허, 없는 것이 없으니 죽을 때가 된 것 같소이다."

"늙으면 죽는 것은 당연한데 이렇게 죽기는 좀 섭섭합니다. 아직 시부모님도 생존해 계신데 자식이 먼저 죽어서야 되겠습니까?" 하고 아내가 대신 대답하였다.

"사업할 팔자가 아닌 것 같은데, 크게 놀라거나 신경을 많이 써서 생긴 병인 것 같소."

"사업하는데 팔자가 어디 있습니까? 돈만 잘 벌면 되지." 하는데 말을 거의 알아듣기가 힘들었다.

"그래 돈은 많이 벌었소? 돈 몇 백만원에 덜덜 떨 사람이 무슨 사업을 하겠소?"

"그래도 한 때는 돈 깨나 만진 사람이오."

"통 큰 사업가는 돈 벌 때보다도 망했을 때 이겨낼 만한 배짱이 있어야 하는 것이오."

파킨슨병은 뇌에 이상이 있는 병이다. 신주뇌(腎主腦)라. 신장의 기능을 확인하기 위해서 환자를 눕히고, 배꼽 옆 1촌 부위를 눌러보니 아픈지 입을 딱 벌렸고 하복부를 만져보니 서늘하였다.

"양기(陽氣)가 싹 죽었구만!" 했더니

"양기와 파킨슨 병이 관계가 있습니까?"

"있지"

"뇌에 이상 있어서 온다고 하던데."

"그럼 뇌의 영양물질은 누가 만드는고?"

"........ ?"

"인체의 모든 것을 뇌가 담당하지만 뇌의 물질들은 하부(下部)의 각종 장기(臟器)에서 만들지 않소? 하부의 장기에 고장이 나면 역시 뇌도 병이 되는 것이지요. 양의(洋醫)에서는 이 병을 뇌의 병변으로 보지만 나는 뇌를 주관하는 장기의 병변으로 보오."

"어떻게든 낫게만 해주십시오. 지금 약을 보따리로 먹고 있습니다."

"치료기간 중에 양약(洋藥)을 끊어 보십시오." 이렇게 말하자 부인이 옆에 있다가

"우울증 약도 있는데 끊으면 혹시 이상한 생각이 들어서 상해(傷害)나 자살이라도 하면."

"그래 양약먹고 확 낫기라도 했소? 지금 행색을 보니 오늘 죽으나 내일 죽으나 별반 차이가 없을 것 같은데." 힐책하고 표정을 살펴보니 좀 의아해 하는 표정이었다. 그리고 다시

"내가 보기에는 놀랬거나 아니면 신경을 과도하게 써서 장기가 허약하여 생긴 병 같은데, 장기가 허약한데 양약만 보따리로 먹고 있으니 더 나빠질 수 밖에는."

"그리 놀랜 적은 없는데, 최근에 부도나서 신경은 많이 썼지요."

이 자는 종업원이 300명이나 되는 타일 공장의 사장이다. 최근 불경기에 접어들면서 자금 때문에 고생 꽤나 한 모양이었다. 부도가 난데다가 물품대금을 받지 못해 생긴 화병이다. 사업하느라고 진을 다 빼서 신장의 기(氣)가 다 떨어졌고, 신경을 많이 써서 심장이 허약해진 것이었다. 게다가 최근에는 이런 병마저 생기자 더 안달이 나는 것은 당연한 것이고, 안달이 나면 날수록 병은 더욱 심해지는 것이다. 심장은 영혼을 주관하는 장기인데, 심장이 약한 사람이 신경을 많이 쓰면 견딜 수 없고, 한계가 넘어가면 정신적인 장애가 나타난다. 특히 심장은 혀를 주관하는데 그 역치가 넘어가면 대부분 언어장애가 많이 나타난다. 또한 신장과 심장은 상호 밀접한 관계가 있는 장기(臟器) 이다. 심장은 불을 주관하는 장기이고, 신장은 물을 주관하는 장기로서 음양의 근본이 되는 장기인 것이다. 상호 균형이 이루어져야 인체 음양의 균형을 이루는 것이다. 또한 심장은 영혼을 주관하는 가장 중요한 장기이고, 신장은 뇌를 주관하는 장기이기 때문에 두 장기가 균형을 잃어버리면 뇌의 병변이 나타나는 것이다. 일단, 이 환자는 심장을 많이 썼기 때문에 심장을 보(補)하는 기공을 시술하였다.

필자가 보기에는 놀래서 온 것 같은데 구태여 없다니 신경을 많이 써서 온 것으로 판단하고 심장을 보(補)하는 기공을 하였다. 5차례 보(補)하고 사(瀉)하는 기공을 하였으나 특별히 좋아지는 것을 모르겠다고 하였다. 병이 오래되어 효험이 늦을 것으로 판단하고 2일 뒤에 다시 오라고 하고 돌려보냈다. 2일 뒤에 다시 오

는데 자세히 보니 처음 올 때와 똑같았다.

두 번째 방문 시 환자가 말하기를 어릴 적에 아주 심하게 놀란 적이 있다고 하였다. 물에 빠져 구사일생으로 살아났다고 하였다. 의식을 잃었는데 누군가 인공호흡을 해서 살렸다고 하였다. 필자는 무릎을 치면서

"그러면 그렇지! 관상에 죽을 고비를 심하게 넘겼는데, 그리고 증상으로 봐서는 심하게 놀라서 신장의 기(氣)가 막혀서 온 것인데."

"그것이 그리 중요합니까?"

"병을 치료할 때 가장 중요한 것이 바로 진단이오. 올바른 진단을 하려면 개인적인 것까지 알면 많은 도움이 됩니다. 당신은 파킨슨병이라지만 그 원인이야 많이 있지 않겠소?"

올바른 진단이란 병명을 알아내는 것만 말하는 것이 아니다. 그런 진단이야 양방의 각종 기계를 이용하면 간단히 알수 있지 않는가? 그러나 환자의 성격, 과거를 알아야 근본적인 원인을 알 수 있는 것이다. 같은 위장병이라도 종류가 아주 다양하다. 신경성, 신장성(腎臟性), 음식성 등, 원인이 다르면 치료법이 확 달라지는 것은 당연한 이치 아닌가? 신경을 많이 써서 왔으면 신경성 위염약을 먹어야 하고, 신장성은 신장을 보(補)해야 하지 않겠는가?

다시 신장을 보하는 기공을 하였다. 기 흐름을 조절하는 기공을 5회 시술하였더니, 머리가 맑아지고 마음이 편안하다고 하였다. 그 후 20일간 총 10여 차례 시술 하였다. 환자의 떨리는 증상이 거의 없어졌고, 걸음걸이가 아주 좋아졌다. 지금은 모든 양약 투여를 중단하였다.

이 환자가 처음 올 때는 거의 폐인 수준이었는데 지금은 마당을 잘 걸어 다니고 표정도 밝아졌고, 농담도 자주 하고 웃곤 한다. 걸음도 잘 걷고 떨리는 증상은 거의 없는데, 팔에는 힘이 없고 머리가 자라 목처럼 쑥 빼고 있었다. 장강혈(長江穴)을 강하게 자극하였더니 굽은 머리가 교정되었다. 장강혈은 척추에 이상있을 시 강한 자극하면 효능이 있다.

지금은 대부분 완치되어 자립적인 생활을 할 수 있고 사업도 재기하여 바쁘다고 한다.

현대병원에서 거의 완치가 불가한 질병을 호전(好轉)시키자 친척은 물론 공장 내의 종업원까지 무수히 데리고 온다. 이 자가 올 때는 항상 떼거리로 몰려온다.

또 다른 파킨슨 병이 있어 소개하고자 한다.

구미 인근에서 농부(60세)가 사지가 덜덜 떨리고 말도 옳게 못하는 증상으로 찾아왔다. 평소 열이 위로 올라가 얼굴이 확확 달아 오른다고 하였다.

이 병에 걸린 지 4년 정도 되었고, 서울은 물론 전국을 다니며 치료하였으나 효험이 없었다고 하였다. 병원에서는 파킨슨병으로 진단하고 치료를 하였고, 한의원에서는 중풍의 일종이라고 하였단다. 양, 한방병원 여러 곳 다니면서 침도 맞고 약도 많이 먹었다고 하였다. 이 환자는 구미 인근에서 농사를 짓는 농부인데, 도시 개발로 땅 값이 천정부지로 올라 부자가 되었다고 하였다. 그런데 외동아들이 구미 시내에서 학원 한다고 해서 팔아 주었는데 학원이 쫄딱 망했고 며느리도 집을 나갔다고 하였다. 이 사람은 단돈 10만원에 벌벌 떨 정도로 소심한 사람인데 몇 억을 날렸는데다가 외동아들이 이혼까지 했으니 본 정신이겠는가? 그때부터 이 환자는 혀가 꼬이고 사지가 말을 안 듣고 떨리기 시작하였다고 했다.

"땅값이 올라 몇 배로 벌었으면 좋은 일도 좀 해야지 꾹 안고 있으면 되겠소?"

"남들은 다 꾹 안고 있는데, 뭘."

"다 그릇 나름 아니겠소? 조물주가 정해준 그릇이 있는데, 너무 차면 좀 새게 하는 것이오. 그렇게 생각하면 병도 없고 편안할 텐데."

"돈이야 그렇다 치더라도 며느리까지 집을 나가서 아들 꼴이 말이 아닙니다."

"요사이 이혼하는 것이 뭐 그리 대수요? 그리고 돈 없다고 집 나갈 년이면 돈 많이 벌면 다른 놈하고 튈 년이오. 그때 재산 들고 튀는 것보다는 낫지 않소?"

"허허~~, 듣고 보니 그 말도 일리가 있군요."

이 환자는 아들의 사업 실패와 이혼으로 상심(傷心)해서 생긴 심장병이기 때문에 일단 심장을 보(補)하는 방법으로 기공하였다.

병원에서는 파킨슨이라고 진단하였지만, 필자는 파킨병이 아니고 속이 너무 상해서 오는 증상으로 심허(心虛)로 보았다. 대돈, 소충을 보(補)하고 음곡, 소해를 사(瀉)하는 기공을 하였다. 15일 간 5회에 걸쳐 심정격으로 시술하였다. 마지막에는 정상이 되어 떨지도 않았고, 말하는 것도 정상이 되었다.

그릇이 안 되는 사람에게 과분한 부(富)는 도리어 화(禍)를 초래하는 것이다. 그릇란 마음의 넓이를 말하는 것이고, 스케일과 안목을 말하는 것이다. 구멍가게 겨우 운영할 사람에게 대기업을 맡기면 결과가 뻔한 것처럼, 단돈 몇 십만원에 덜덜 떠는 사람이 수 억을 날렸으니 정신이 온전하겠는가? 사람마다 심리적인 충격에 견디는 역치가 다르다. 자신이 견딜 수 없는 경지에 도달하면 정신적인 이상을 초래한다.

공자가 40세를 불혹의 나이라 하였고, 50대를 지천명이라 하지 않았는가? 참으로 심오한 말이라 생각된다. 50대이면 하늘이 자기에게 주어진 모든 것을 깨닫는다는 뜻이다. 그런데 환갑이 넘어도 그 뜻을 모르고 방황하는 자들이 있으니 어찌 세상이 안 어지러우리. 모두 다 선각자의 명언을 곱씹어 보기 바란다.

사 례 ❸

신경성 구토증

7년 여름에 상주군 공성면의 '장돌리'라는 마을에 왕진을 갔는데, 당시 24세인 처녀가 아무것도 먹지 못하고 물만 먹어도 토(吐)한다고 찾아 왔다.

구(嘔)와 토(吐)는 구분을 하는데, 토할 때 소리내며 음식을 토해내면 구(嘔)이고, 음식물이 있으나 소리가 없으면 토(吐)인 것이다. 음식을 잘못 먹지 않고, 위장에 특별한 병변이 없는데 토하는 것은 심리적인 원인으로 발생하는 것이 많다. 그래서

"요사이 뭐 신경 쓰는 일이 많습니까?" 하고 물었더니

처녀는 고개를 푹 숙이고 눈물만 뚝뚝 흘리고 아무 말이 없었다. 처녀의 신체는 건강하나, 최근에 먹지도 못하고 얼마나 토했는지 거의 탈진 상태였다. 재차(再次) '어찌 된 일이냐?'고 물었더니 처녀는 대답이 없고 보호자가 말해주었다.

이 처녀의 오빠는 대구에서 모 고등학교 교사인데, 이 처녀를 시집 보내려고 중매하여 일이 다되어 가면 오빠가 나타나서 남자 쪽의 집안 사정을 다 알아보고는 그런 사람을 매제로 삼을 수는 없다고 반대하여 좋은 남자를 몇 번이나 놓쳤다고 했다. 이제는 중매쟁이들한테 소문이 안 좋게 나서 중매 설 사람이 없어 부모들이 나서서 중매쟁이에게 신신당부 하여 선을 보였단다. 당사자 두 사람과 양가(兩家) 부모도 만족해서 결혼식을 오빠 몰래 올리려고 하였는데 어떻게 알았는지 집에 와서, 그 총각의 호적을 조사 해보니 친척 중에 한 사람이 6.25사변 때에

인민군에 노역을 한 사실을 알고는 결혼을 결사 반대하였다고 했다.

그러자 총각은 처녀 집에 찾아와 방에 누워 죽어도 못 나간다고 하니 어쩔 수 없이 며칠간 밥도 같이 먹고 지내자 인근 동네까지 소문이 쫙 나서 처녀가 스트레스를 많이 받아서 이 병이 발생했다고 하였다.

울화증(鬱火症)이어서 음곡혈(陰谷穴), 소해(少海穴)를 보(補)하고, 대돈(大敦), 소충(少沖)을 사(瀉)하였다. 두 번 보사(補瀉)를 실시하자 붉은 얼굴이 서서히 흰색으로 변했고, 몸의 발열감이 없어지고 시원해 온다고 하였다. 나이가 어리고 감수성이 예민한 사람이 이런 병에 잘 걸리고, 상기의 방법으로 시술하면 대체로 즉석에서 효험이 있다.

필자가 수많은 환자들을 치료하면서 환자들로부터 이야기를 들어보니, 이 세상에 존재하는 치료법 중에서 최고 효과가 빨리 나타나는 것이 침이나 기공이라고 하였다. 필자의 생각도 그렇다. 진단과 시술이 딱 맞으면 단 몇 분만에 효능이 있고, 30분 이내 완치 되는 경우가 허다하다. 기공이 아무것도 아닌 것 같지만 진단 착오로 잘못 시술하면 증상을 악화 할 수도 있고 죽을 수도 있다. 차라리 아무것도 모르고 아무 곳이나 시술하면 별탈 없다. 선무당이 사람 잡듯이 어중간하게 배워 잘못 흉내 내면 도리어 위험 할 수 있다. 시술 후 간혹 기절하거나 혹은 갑자기 토(吐)할 수도 있다. 이 원인은 공복(空腹)이나 식후에 바로 시술하거나 혹은 환자가 심한 공포감이 있을 때 많이 발생한다. 가능한 한 상기의 사항에는 금기를 하고, 만약 기절하면 백회(百會)에 시술해주고, 토(吐)하면 족삼리(足三里)에 보(補)하는 기공을 실시하면 회복된다.

기공이란 수련을 통하여 내공(內功)을 키우는 것을 말한다. 내공이 강(强)해지면 내 몸의 질병은 물론, 타인의 질병도 치료할 수 있다. 혈자리에 기(氣)를 넣기도 하고 빼기도 하여 몸의 균형을 맞추어 주는 것을 기공 치료라 한다. 기공치료도 침구 치료와 똑같다. 그러나 기공치료가 한 수 위이라고 볼 수 있다. 똑같은 혈자리에 침을 놓더라도 기(氣)를 불어넣고, 안 넣고에 따라 효과의 차이는 아주 크다. 기공 수련을 하지 않은 제자들이 단지 혈자리에 자침하여 효과가 없는 것을 기공으로 치료한 적이 많다.

2. 신경외과 질환

사례 ❶

중풍후유증의 언어장애

1 99X년도 늦은 봄, 어느날 대구시 동구에 사는 박순호(가명, 남, 63세)라는 자가 말이 어눌하여 찾아 왔다.

이전에 좌측 반신불수(半身不遂)가 있어 대구의 모 대학병원에 입원하여 2개월 간 치료를 받는데 반신불수는 거의 다 나았으나 말이 어눌한 증상은 아무리 치료를 받아도 효험이 없어 필자를 찾아 왔다고 했다. 이 자(者)는 대기실에서 기다리다가 차례가 되어 필자의 방으로 들어오는데 얼굴에 웃음이 가득하였다.

"무슨 좋은 일이 있어서 그리 웃으시오?"

"선생님 만나서 반갑습니다. 이제는 제 병 고칠 분을 만난 것 같습니다." 라고 하여 필자가 의아해서

"병도 보지도 않았는데 어찌 병을 고친다고 장담 하시오?"

"옆방의 벽에 '초능료달, 오행리, 천지조화, 일장중(超能了達 五行理 天地造化 一掌中: 오행의 이치를 통달하면 천지조화는 한 손에 있다.)'이라고 쓴 액자가 걸려 있고, 선생님의 방에는 '촉수회생(觸手回生: 손만 닿으면 낫는다.)'이라는 글이 걸려 있는데 어찌 병이 안 낫겠습니까?" 라고 대답하였다. 이 글들은 서예가 친구가 선물한 것인데 어지간한 사람들은 알아보기 힘든 초서체다. 이글을 알아보는 것을 보니 학식이 꽤나 되는 것 같아 직업을 물어보니 초등학교 교장까지 지냈다고 했다. 진찰을 해보고 나서

"심장(속상한 일)을 너무 많이 써서 이 병이 온 것 같습니다."

"맞습니다. 맞아요. 제가 아들이 하나 있습니다. 그런데 교통사고 나서 겨우 생명만 구했고, 지금은 폐인이 되었습니다. 손자가 둘이고, 며느리가 먹여 살리겠다고 직장을 다니고 있는데 어찌 신경을 안 쓸 수가 있어야지요. 결국 저마저 쓰러져 이 지경이 되었습니다."

"욕심이 과(過)하여 하늘이 잠시 쉬라고 한 것이구료, 이젠 어느 정도 쉬었으니 때가 되면 낫기도 하겠지요."

"예, 그나마 수족(手足)이 나아서 생업에는 지장이 없으나 어딜 가나 말이 잘 안 되니 불편하고 답답해서 죽을 지경입니다."

설속심(舌屬心)이라. 대돈혈(大敦穴)을 보(補)하고, 태백혈(太白穴)을 사(瀉)하였다. 언어가 어눌하면서 반신불수가 있을 때에는 이 방법으로 기공을 하면 효험이 있다. 혈압이 높을 때에는 십선혈(十宣穴)을 통(通)하게 한 후에 다시 대돈혈을 보(補)하고, 태백혈을 사(瀉)함이 좋다. 십선혈은 혈압을 낮추는데 아주 좋은 작용이 있고, 침을 질질 흘리는 데에는 팔사혈(八邪穴)을 기공하는 것이 좋다.

이 환자는 몇 번의 시술로 어눌한 것이 거의 완치 되었다.

사 례 ❷

빙의성 와사증

K시 K면 **리에 거주하는 40여 세의 부인이 필자를 찾아 왔다. 환자가 마스크를 끼고 필자의 방을 들어 와서 '왜 그러냐?'고 물었더니 마스크를 벗고 환부(患部)를 보여주었다. 우측입과 볼, 눈주위가 씰룩씰룩거리고, 우측 눈의 안쪽이 적색(赤色)을 띠고, 맥이 빠르고 자나 깨나 씰룩 거려 고통이 아주 심하다고 하였다.

"심장(신경)을 많이 썼군요." 했더니

"심장 쓴 일이 없습니다."

"그래요? 이 병은 심장을 많이 써서 오는데." 하면서 혀를 살펴보고 맥을 집어 보고 다시

"거짓말 하면 안 됩니다. 제 진찰로는 심장을 많이 썼습니다." 했더니

"저는 심장 쓴 일이 없습니다." 하였다.

그때 건너편에서 듣고 있던 같이 온 환자들이 이구동성으로

"지랄하네, 니가 무슨 심장을 안 썼노?" 하니

"내가 무슨 심장을 썼단 말이고." 하면서 화를 냈다.

"병을 치료하려면 원인을 알아야 합니다. 원인을 모르면 치료할 수 없고 도리어 엉뚱한데 기공해서 사람 잡을 수도 있습니다. 아줌마들은 심장을 많이 썼다고 하고, 본인은 안 썼다고 하니 누구의 말을 믿어야 할지, 그럼 아주머니가 기공 받기를 거부하는 것으로 생각하고 다른 사람이나 하도록 하겠습니다." 하고는 슬쩍 눈치를 살펴보니. 환자는 고개를 숙이고 있고, 다른 사람들이 말을 하였다.

내용인즉, 이 환자의 남편은 면사무소 호적계장(당시)이고 경제적으로도 그럭저럭 살만하다고 했다. 이 여인은 사대독자인 집에 시집와서 딸만 둘을 낳고, 아들을 못 낳았다고 했다. 이 환자가 사십대를 넘기자 대(代) 이을 남자 아이를 낳으라는 집안 어른들의 압력으로 남편은 면사무소 앞에 있는 식당의 과부와 관계를 가져 사내아이를 낳아 호적에 슬쩍 올려 두었단다. 몇 년 동안 몰랐는데, 환자의 딸이 학교에 입학하기 위해 호적을 떼보니 다른 사람이 등록되어 있어 따지고 물었더니 남편이 자초지정을 다 이야기 한 모양이었다.

그때부터 이 여인은 남편을 믿지 못하고 아침에 출근할 때 같이 오토바이 타고 면사무소에 가고, 오후에는 퇴근 시간에 맞추어 면사무소에 가서 바로 집으로 데리고 오곤 한 모양이었다. 1년을 이렇게 살았다니 그 마음이야 오죽하겠는가? 게다가 집안의 어른들이 어차피 대(代) 이을 자식이 있어야 하니 자식을 데리고 와서 기르고, 첩에게는 먹고 살도록 재산의 일부분 떼어 줘서 멀리 가도록 하라고 종용(慫慂) 하였는데, 이 환자는 아들만 데리고 오고 돈은 안 주니 여인은 계속 면사무소 앞에서 식당을 한 모양이었다. 이야기를 듣고 보니, 이 여인이 살아온 날들이 눈에 훤하게 보였다.

"질투 역시 욕심이오. 마음에 욕심을 버린다면 이 병에 안 걸렸을 텐데." 했더니

"그럼, 남편이 계집질 하는 것을 두고 보란 말입니까?" 하고 화를 버럭 내면서 물었다.

"그럼 자식을 낳아주면 되겠네." 했더니

"자식을 낳을 수만 있다면 백 명이라도 낳겠습니다." 하는데 눈에 독기가 보였다.

"개나 소나 사람이나 다 종족보존에 대한 욕망이 있는 것이오. 사대 독자라니 얼마나 갈망하겠소? 이것 역시 다 팔자라고 생각하고 첩과도 인연이라고 생각하

면 뭐 그리 어려운 일도 아닐 텐데. 내 것이라는 욕심이 앞서니 내 몸만 망가지는 것이오. 앞으로 당신의 마음속에 타오르는 그 질투심을 못 버리면 죽거나 큰 낭패를 볼 것이오." 했더니 아무 말이 없었다.

"앞으로 병 치료를 위해서는 절대 심장 쓰는 일을 삼가하시오. 그렇지 않으면 치료가 힘들고 치료가 된들 계속 재발할 것이오." 라고 신신 당부하고 시술하였다.

1차 시술 후 많이 호전을 하였고, 4차 시술 후에는 거의 완치되었다.

그 후 10여 일이 지나서 다시 찾아 왔는데 처음과 같이 재발하였다.

"또 신경을 많이 썼군요." 했더니, 이번에도

"안 썼어요." 하면서 톡 쏘듯이 내뱉었다.

"허허, 참 이 사람, 다 나았는데, 어찌 재발한단 말이오." 하고 혀를 찼더니 같이 온 아낙들이 며칠 간에 발생한 일을 일러 바쳤다.

며칠전은 시아버지 첫 번째 제삿날이라 마을 여인들이 환자의 집에 모여 제사 준비를 한참하고 있는데 첩(妾)이 화려하게 차려입고, 한 손에는 정종 한 병, 다른 손에는 쇠고기 한 근을 들고 찾아 왔더란다. 첩은 들어오자마자 인사를 마치고는 바로 옷을 걷어 부치고 전(煎)을 부치고 있는 아낙들을 찾아 다니며 수고한다고 인사도 하고 술도 한 잔씩 돌리고 하니 이 환자는 바로 방 안으로 들어가 버렸다고 하였다. 첩이 부엌 살림을 잘 몰라 안방에 있는 환자에게 밀가루나 기름을 내 놓으라고 소리를 쳐도 아무런 말이 없어 방문을 열어보니 집안 어른들과 문중일을 상의 중인 남편 옆에 딱 붙어 앉아 나올 생각을 안 하더란다. 그리고 제사를 지내고 잠을 자는데 첩은 시어머니와 좁은 방에서 자게 하고 자기는 넓은 방에서 신랑과 같이 잤다고 하였다. 집안의 어른이나 마을의 여인들도 싫어하는 눈치이고, 여인들이 너무 질타해서 이 여인이 바보로 만들어 버리는 것 같았다. 필자가 말리고 나서, 이 여인의 인당혈(印堂穴)을 한참 동안 쳐다보니 형상이 보이기 시작하였다.

"당신은 기공이나 약으로는 안 될 것 같습니다. 당신은 그러고 싶지 않은데 귀신이 당신에게 이런 행동을 하게 만드는 것입니다."

"왜요?"

"당신을 보니 귀신이 한 마리 앉아 있구료."

"귀신이라니요?"

"예쁜 한 할머니가 머리에 흰 수건을 쓰고 작대기를 지팡이로 짚고, '아이구~ 아이구~' 하고 울고 있습니다. 조상 중에서 이승에 한(恨)이 많아 저승에 못가고 구천을 떠도는 것 같은데, 아마 절손귀(絕孫鬼)가 아닌가 싶습니다." 했더니 이 여인은

"우리는 그런 귀신은 없습니다." 라고 딱 잘라 부정을 하는데 같이 온 여인들은

"아이구 용하다! 딱 들어 맞네." 하고는 다시 이 환자를 향해서

"자네는 왜 그리 거짓말만 하는가? 그래 가지고 어떻게 병을 고치겠는가? 말 하나 마나 다 알아 맞추는데 거짓말 해도 소용도 없겠네, 뭐." 하였다.

이야기인즉, 이 환자의 친정 어머니가 아들하나, 딸 둘을 두었는데 아들이 요절하여 오갈 데가 없어 이 환자의 옆집으로 이사 와서 살았는데 평소에 머리에 흰 수건을 쓰고 지팡이를 짚고 다녔다고 하였다.

"당신도 당신의 친모처럼 죽어서 자식의 밥도 못 얻어 먹고, 저승에 못가고 구천을 떠돌지 말고 살아서 처신 잘 하시오."

"제가 어째서요!" 하고 항변하였지만 눈에는 두려움이 비쳤다.

"당신이 지금 이렇게 대답하는 것도 당신의 본 마음이 아니고 아마 귀신의 마음 일 것이오."라고 말하고 다시

"당신의 모친도 남의 자식을 양자로 입양해 키울 도량이 안 되었을 것이오. 당신은 내가 귀신이야기 하니 우습죠? 내가 당신을 본 적도 없는데 당신의 집안 내력을 다 알지 않소? 당신도 죽어 귀신이 되면 알 수 있을 것이오. 그러나 그때는 늦었소. 당신도 죽어서 극락왕생 하려면 첩 자식일지라도 올바르게 키우시오." 했더니.

"제가 친정 어머니의 제사상을 차리는데요." 하면서 애써 구실을 갖다 부쳤다.

"허-허, 참! 당신은 박씨 집안으로 시집 온 이상 당신은 박씨 문중의 사람이고, 당신이 차린 음식상은 박씨들이 와서 먹지, 박씨의 귀신들이 당신의 모친을 좋아 할 것 같소. 밥 먹기는 커녕 근처도 못 갈 것이오. 그리고 시아버지의 제사를 정성없이 그 모양으로 했으니 어찌 조상들이 가만히 있겠소. 당신이 개과천선하지 않으면 당신은 물론 당신의 딸에게까지 영향을 미칠 것이오." 했더니, 눈물만 글썽이고 한동안 가만히 있더니

"제가 아들(첩의 자식)보고 '내가 너를 낳은 어머니다' 라고 하고 데리고 있었

는데 제사 때 그 년이 와서 아이를 뭐라고 구슬렸는지 아이가 제 어미를 따라 가려고 기를 써서 딸려 보냈습니다."

"아이가 말랐습니까? 살 쪘습니까?"

"말랐습니다."

"당신이 옳게 거두어 먹이지 못해서 그런 것이지요?"

"만들어 줘도 안 먹는데 어쩝니까?"

"내가 보기에 당신의 눈빛에는 사랑이 없습니다. 미움으로 가득한데 어찌 밥에 사랑이 들어 있겠습니까? 미천한 개나 소도 미워하면 압니다."

필자의 이야기를 듣던 한 여인이 말하기를,

어제 부엌에서 제 애미(첩)가 제사 음식을 준비하는데 아이(첩의 자식)가 전(煎) 굽는 부엌문에서 보고 있으니 제 어미(첩)가 전(煎)을 주면서 나가 놀라고 하였는데 먹고 나서 다시 문에 기대어 보고 있으니 애미가 애가 달아 다시 전(煎)을 하나 주자 덥석 받아들고 먹는 것을 보고는 '아이를 얼마나 굶겼으면...' 하더란다.

제사를 마친 다음 날, 애미가 돌아가려고 하자 아이가 애미의 치맛자락을 붙들고 '아줌마 같이 가요' 하더란다. 4살 된 아이가 무엇을 알겠는가? 본처가 낳았다고 하였지만 얼마나 잘못 해주었으면 아줌마(첩)를 따라 나서겠는가?

"당신은 기공이나 약으로는 치료가 안 되니 다른 방법을 찾아야 할 것 같소."

".........." 대답이 없어 여러 아낙들을 돌아보고는

"집에 가시거든 남편에게도 전해주시오."

"친정 어머니의 혼을 저승으로 보내려면 절에 가서 100일 간 정성을 다하여 기도를 올리도록 하십시오. 그 방법 밖에 없습니다. 그래야만 가정의 평화는 물론, 당신의 병도 좋아지고, 자식들도 다 잘 될 것입니다."

그 후 소문을 들어보니 남편이 마땅한 절을 찾아 쌀 두 말과 같이 절에 데려다 주었으나, 이 환자는 일주일을 못 견디고 집으로 내려 왔다고 하였다. 필자는 이 환자의 영혼은 평생을 다람쥐 쳇 바퀴 돌 듯 업의 굴레에서 못 벗어날 것이고 병마에 시달리다 죽었을 것으로 생각한다.

질투는 일종의 기체(氣滯)이고 심실(心實)하여 심장(心臟)에 열(熱)이 찬 편풍유동(偏風蠕動)이므로 소해(小海)를 보하고, 태백(太白)을 사(瀉)하였다. 이런 환자는 마음을 치료하지 않으면 절대 치료가 불가능하다. 천작얼(天作孽)은 유가애

(猶可矣)이요. 자작얼(自作蘖)은 불가피(不可彼)라. 세상에는 이런 일들이 흔히 있다. 질투없는 사람이야 있겠는가? 질투는 자기 발전에 도움이 되지만, 과(過)하면 자신을 구렁텅이에 빠트릴 것이다. 질투도 종류가 많은데, 그 중에 사랑에 대한 질투가 가장 강한 것 같았다. 많은 사건들이 질투로 인한 것들이 아주 많다. 사물을 조금만 더 넓게 생각해 보라. 모든 것은 생각하기에 달려있다. 첩을 둔다고 하면 집안에 일꾼이 하나 더 들어 온다고 생각하면 될 것이다.

최첨단시대에 이런 이야기 하면 건성으로 듣고 흘려버린다. 그러나 이런 환자가 무수히 많다. 빙의성 환자에게 일반적인 치료 해 봐야 아무런 효과 없다. 이런 병에는 무당이나 종교적인 치료하는 것이 더 효과적 일 것이다.

사례 ❸

인간 안 된 사람은 중풍에 잘 걸린다

8 3년 여름, 충북 영동에 왕진을 갔다 오면서 집으로 가는 시내버스를 탔다. 좌석이 없어 서 있는데 학생이 자리를 양보하여 앉았고, 옆자리의 사람이 마침 이웃마을에 사는 자(者)라 대화를 나누었다. 병에 관해 이야기를 한참 나누자 아까 필자에게 자리를 양보한 학생이 '자기 아버지가 중풍에 걸렸는데 치료할 수 있는가?' 물어 일단 집으로 데리고 오라고 하였다.

삼일 후 정말 이 학생이 아버지를 모시고 필자의 집을 찾아 왔다. 진찰을 하려는데 이 환자가 필자에게 묻기를

"치료 받으면 돈은 받습니까? 안 받습니까?"

"그것은 왜요?" 라고 필자가 되물으니,

"돈 받으면 치료 안 할 랍니다." 하여 필자가 이 자(者)를 가만히 보고 있는데 다시 이 자가 말하기를

"저는 돈도 없고 김 선생님은 좋은 일을 하시는 분이라 들었는데 돈은 무슨 돈을 받습니까? 한 푼이라도 받으면 저는 치료 안 받을 랍니다." 하고 진찰을 거부하였다.

"허허~, 당신 아직도 철이 안 들었구만, 당신이 이 병이 걸린 것이 그 동안 공

짜로 얻어 먹어 그 욕이 이 병을 만든 것이요. 내가 돈 안 받고 당신을 치료 해준들 당신 몇 달 안가 또 재발하오. 자기의 병을 치료해주는 사람에게 은혜도 모르는 사람이니 다른 사람에게는 얼마나 옹색하게 했을 것이며, 또한 욕을 얼마나 얻어 먹었겠소. 민심은 천심이오. 하늘은 다 알고 있소. 당신이 남에게 피해 준 만큼 받을 것이오."라고 했더니 그래도 돈이 없다고 하였다.

이 자는 몇 달 전에 상가집에 갔다가 돌아오는 길에 친구들과 술을 몇 잔 마셨는데, 과거와 마찬가지로 술값을 내지 않고 빠져 나갈 궁리만 하자 친구들이 복수하려고 도박판을 벌려 이 환자를 끌어 들인 것이었다. 처음부터 따면 안 할 것 같아 처음에는 친구들이 조금 잃어주었자 이 환자가 점점 도박에 빠져 들었다고 했다. 이 환자가 도박에 빠져들자 따고 잃는 것을 조절하면서 이 환자의 돈을 다 땄다고 했다. 자식의 고등학교 학비마저 날려버리자 이 환자는 거의 실성(失性)하였고, 며칠 뒤에 중풍이 왔다고 하였다.

대돈혈(大敦穴)을 보(補)하고, 태백혈(太白穴)을 사(瀉)하는 방법으로 모두 5차 시술 하였더니 거의 완치되었다. 이 환자가 치료 받으러 오면 가관이고 어느 세상에도 이런 쇼는 없을 것이다. 이 환자의 어머니나 아내가 보호자로 따라 오는데, 치료 후 필자의 방을 나갈 때는 어머니나 집사람이 필자에게 돈을 줄까봐 유심히 살피고는 보호자를 먼저 방 밖으로 내보내고 나서 자신이 나가곤 하였다. 사람이 이 모양으로 인간 구실을 못하니, 이 자(者)의 어머니나 집사람은 무안해서 죽을 지경이었다.

이런 자들은 치료가 잘 되지 않고 일시적으로 효과가 있었다하더라도 대부분 짧은 시간이내 재발하고 만다. 그리고 치료를 해 준들 국가나 사회 혹은 타인에게 무슨 도움이나 될지 모르겠다. 인간이 불쌍해서 치료 해 주었으나 고맙다는 인사도 안하고 갔다.

그 후 보름 정도 지났는가 모르겠다. 다시 재발하여 필자를 찾아와서는 대뜸 하는 소리가

"내가 그때 돈 안주고 치료 하기를 잘했지, 내가 이럴 줄 알고 돈을 못주게 했지." 했다.

"또 돈 때문에 신경을 많이 썼구만." 했더니

"신경 쓴 일이 없어요."

"그럼 어째 재발을 했소?"

"치료를 잘 못해서 그렇죠."

"허허~, 이 양반 사람 잡을 사람이네. 그럼 그때는 왜 다 나았소? 다 나은 것도 치료를 잘 못해서 나은 것이오?" 하고 물었더니 아무 말이 없었다.

"당신은 살아서도 인간다운 일도 못하니 살면 뭐하겠소? 나는 치료하기 싫으니 다른 곳을 가든지 집으로 가든지 돌아가시오. 인간에게 있어 최소한의 기본적인 도리는 은혜를 아는 것이오" 하고 호통을 쳤더니 옆에서 듣고 있던 부인이

"이 영감탱이야! 뭐 잘 났다고 끝까지 속을 태우노? 또 누굴 원망하노? 공짜로 치료 해준 것만도 고마운데." 하고는 어제 생긴 일을 이야기했다.

아이가 학교에 가려고 부엌에 와서 차비 좀 달라고 살짝 이야기를 했는데 방에서 그 이야기를 듣고 돈 주지 말라고 대판 싸움을 벌렸다고 한다. 버스 시간이 촉박해서 그냥 주었더니 환자가 아이를 잡는다고 마루에서 뛰어 나가다가 마당에서 쓰러졌다고 하였다. 환자는 아이를 학교도 못 보내게 하는데 부인이 돈을 벌어 보낸다고 했다.

"아이들을 학교를 보내야지 직장을 구하든 결혼을 하든지 하지.."

"나는 학교 안 다녔어도 먹고 삽니다."

"그래서 당신은 얼마나 잘 사오? 그리고 당신 사는 것이 사는 거요? 이런 산촌에서 평생 땅만 파먹고 살면서 인간답게 살았다고 할수 있소?" 쏘아 붙이듯 말했더니 대답이 없었다.

"내가 보기에 당신은 아무리 좋은 약을 먹어도 안 될 것 같고, 어떤 치료를 받아도 아무런 소용이 없을 것 같소. 당신 병은 다 당신의 마음속에 있소. 그 마음을 고치지 않으면 일시적으로 병이 좋아져도 며칠이내 재발 할 것이니 치료 받으면 뭐 하겠소? 그리고 인간 구실을 못하는 사람을 고쳐주면 도리어 사회의 악(惡)이고 하늘에서 나에게 벌을 내린다오. 사람 약 올리지 말고 돌아가시오!" 했더니. 부인이 한번만 온 김에 치료 해달라고 하도 사정을 하여 하는 수 없이 시술해서 보냈고, 그 후 3회를 시술을 하였으나 별 효험이 없었다.

"당신은 속이 꼬여 있어 치료 해 봐야 효험이 없으니, 집에 가서 당신의 속이나 고치고 오시오" 하고는 돌려 보냈다.

이 환자를 처음에 치료 해내자 그 마을에서 많은 사람들이 왔는데 그 중 이 환

자의 친척 아저씨가 있었다. 아저씨도 중풍이었으나 10여 차례 시술 후 100% 완치되자 이 환자가 찾아와서 자기 덕분에 필자를 알게 되어 병을 치료하였으니 자기에게 소개비 형태로 돈을 달라고 하더란다.

이 환자가 지금까지 살아 있는데 폐인중의 상폐인으로 살아간다고 전한다.

사례 ❹
은혜를 모르는 중풍환자

X년 초여름, 김천시에 사는 노인이 우측반신불수(右側半身不隨)와 언어장애가 있어 보호자인 자식이 데리고 왔다.

이 환자는 4개월 전에 발병하였고, 안내자(眼內眥)를 살펴보니 적색(赤色)이고, 맥은 부(浮)하며 허(虛)하고 삭(數)하였다. 심허(心虛)로 진단하고 대돈혈(大敦穴)을 보(補)하고, 태백혈(太白穴)을 사(瀉)하였더니 그 자리에서 말이 똑똑해지고 반신불수가 많이 좋아졌다.

주의 사항을 일러주고 모레 다시 오라고 하고 돌려보냈다. 가기 전에 시술비를 내는데 부자지간에 서로 내려고 하여 보기가 참 좋았다. 3일 째는 환자 혼자왔다.

"몸도 불편하신 어른이 어찌 혼자 옵니까? 자식은 어디가고."

"예, 요사이 자두 따는 철이라 워낙 바빠서...."

이 지역은 자두와 포도를 많이 재배하는데 6월 말부터 9월 말까지는 일손이많이 달려 밤새워 일하는 사람들이 많다. 2차 시술 후, 영감이 시술비를 안주고가서

"영감님 시술비는 안 줍니까?" 하고 물어 보았더니

"아들은 자두밭에 가고 며느리는 시장가서 미쳐 돈을 못 타서 빈손으로 왔습니다. 다음에 드리지요" 하고 대답하였다.

필자는 그런가 하고 조심해서 가라 인사하고 돌려보냈고, 3일 뒤에 다시 찾아와서 시술하였는데, 역시 시술비를 주지 않아 물어보니 3일 전에 한 말을 그대로하였다.

필자는 속으로 이 사람이 병난 이유를 알 듯 했다.

"영감님 공짜 좋아 하면 안 됩니다." 라고 했더니

"아이고 공짜라니요. 다음에 한번에 가져다 주리다."

이런 자는 대부분이 몇 달안에 재발하여 다시 찾아오므로 구태여 화 내거나 싸울 필요가 없다. 그냥 다음을 생각하고 돌려 보냈다. 그 후 한달이나 되었는지 모르겠다. 증상이 아주 심하게 재발하여 자식이 다시 데리고 왔다.

"아이고 김 선생님, 치료 하실 때 뿌리를 빼주시죠. 이렇게 재발하게 하십니까?"

"예끼! 호로 자식 같은 이라고!" 하고는 큰소리로 욕을 했더니 환자의 아들은 눈이 휘둥그레져 필자를 쳐다보며

"선생님 그게 무슨 말씀입니까?"

"자네는 애비가 병들어 몸이 온전하지도 않은데, 혼자 여기까지 보내고 게다가 시술비가 그렇게 아까운가? 아비의 병을 치료하는데 시술비도 안 주려고 피해 다니고? 그 돈 벌어서 무엇 하려는고? 자네 인간 노릇도 못하며 돈은 벌어서 무엇 하려는가?" 하고 호통을 쳤다. 환자가 들도록...

"어르신 저는 무슨 말씀인지 모르겠습니다. 아시다시피 자두 따는 철이라 바쁜 것도 있지만, 아버지가 혼자 갈 수 있다고 하셔서 보냈고 시술비와 차비를 다 드렸는데."

"아 그런가? 그럼, 자네 어른에게 물어보게" 했더니 아들이 아버지에게 어찌된 일인지 물어 보니 영감님 왈

"그 까짓거 기공 몇 군데 받는데 돈은 무슨 돈을 받아."

"허허~, 영감님! 그까짓 것 기공 몇 군데? 그럼 뭐 하러 나를 찾아 왔소? 지나가는 아무나 잡고, 아무데나 꾹꾹 눌러 달라고 하지? 안 그렇소?" 했더니 그제서야 아들이 상황 파악을 대충하였는지 아버지 향해 큰소리로 나무랐다.

"제가 준 돈은 다 어떻게 했습니까? 어려운 병을 고쳐 주었는데 돈을 더 드리지는 못할망정, 그 몇 푼 때문에 자식의 얼굴에 똥칠을 해서야 되겠습니까?" 하고는 돈을 빨리 내놓으라고 닥달하였다. 처음 진료 후 서로 돈 내려고 하는 모습과는 영 딴판이었다.

"자네의 불찰이라면 환자의 병은 치료가 잘 되겠으나 영감님의 마음으로 인해

이 병이 발병한 것이네, 이런 분은 치료가 어려우니 모시고 가게. 내가 이런 환자를 여러 수 천명 치료를 해 보았네마는 당시에는 효과가 있으나 계속 재발하니, 나중에는 다 내 탓으로 생각 할 것이 아닌가? 나는 그런 원망 듣기 싫으니 돌아가게"

이번에도 손자에게 용돈을 많이 준다고 집안에서 대판 입싸움을 하여 재발했다고 하였다. 아버지가 손자에게 용돈을 주자 할아버지인 이 환자가 그 돈을 빼앗겠다고 2km를 부지깽이 들고 따라가다가 쓰러져 손자가 다시 2km를 업고 왔다고 했다. 참으로 그 할아버지에 그 손자라고 했다. 택시를 불러 타고 오면 될 것을 어린 손자가 60kg이나 되는 어른을 업고 2km나 되돌아 왔다니, 그 후 환자는 1달 만에 사망했다는 소식이 들렸다.

이런 자는 살아도 이 세상에 별 도움이 안 된다. 극도의 이기주의자로 타인이나 국가, 사회에 폐(廢)가 된다. 그리고 치료를 해줘 봐야 나에게도 도움이나 의자(醫者)로서의 가치를 못 느낀다. '공짜 좋아하면 머리 까진다.' 는 말이 있다. 이 말이 그냥 생긴 말이 아니다. 모종의 물건이나 일을 공짜로 하기 위해서 얼마나 잔머리를 굴리겠는가? 그때 열이 위로 올라가 머리가 빠지는 것이다. 예로부터 돈 버는 것보다 돈 쓰는 것이 더 중요하다고 했다. 돈을 잘 쓴다는 것은 바로 민심을 얻는 것이다. 소인배들은 버는데 치중하고, 대인배는 쓰는데 치중한다. 주머니에 들어가면 다 자기 돈이 될 것 같지만 천만의 말씀이다. 하늘이 잃은 민심만큼 나가게 만든다.

의자(醫者)도 환자를 경제적인 수단으로 치료하면, 병도 눈에 안 들어오고 집안에 우환이 생기게 만들어 악으로 번 돈을 나가게 만들 것이다.

돈에 눈이 멀어 환자 해치는 줄도 모르고 불필요한 수술이나 약을 과다 투여하여 번 돈은 하늘이 필히 나가게 만들것이니라. 명심할지어다.

사 례 ❺

고부간의 갈등으로 인한 중풍

필자의 이종사촌 누님이 십여년 전에 뇌졸중으로 찾아 왔다.
맏 며느리가 정신 이상을 일으키고, 둘째 아들은 조선소에서 일하다 사고로 사망하는 바람에 충격 받아 쓰러진 것이었다. 강한 사람도 큰 일이 한번만 있어도 견디기 힘든데 연이어 두 번을 당하자 정신적으로 이지지 못해 발병한 것이다. 발병 후 바로 양방병원에서 입원 치료를 받았으나 별다른 효험이 없어 다시 한방병원에 입원하여 치료를 받았는데 역시 별다른 효험이 없어 필자를 찾아 온 것이다. 언어장애가 있고, 좌측에 반신불수와 안구 충혈이 매우 심하였다.

현재 혈압이 높아 먼저 십선혈(十宣穴)을 통하게 기공 한 후, 잠시 쉬었다가 다시 대돈혈(大敦穴)을 보(補)하고, 태백혈(太白穴)을 사(瀉)하였더니 즉석에서 언어가 좋아지고 한참 있다가 수족을 약간씩 움직이기 시작 하였다.

"누님, 이 병은 다 마음에서 옵니다. 마음을 잘 다스리면 자동으로 낫습니다. 마음을 비우세요."

"동생, 들어보게, 아들은 죽고 보상금은 며느리가 다 가지고 갔네, 보상금이 3천여 만원 나왔는데 우리한테는 60만원만 주고 며느리가 다 가져 갔어! 이거 억울해서 살수가 있겠는가? 자식 잃은 것도 억울한데."하면서 눈물을 글썽였다.

"허허~, 참 누님도, 아들이 장가가서 분가하면 조카가 가장이고, 며느리는 부가장이 아니오? 가장이 죽으면 부가장이 가장이 되니 당연히 가져 가야지, 조카가 결혼했고 분가했으면 누님은 제3자가 되는 것이오." 했더니

"아니 처남! 처남은 누구편을 드는가? 그리고 우리 집안은 아무 힘도 없고 며느리의 집안에 좀 높은 사람이 있어 돈을 며느리에게 주라고 힘을 써서 그리 된 것이라네." 하였다.

"누님이나 자형이나 속이 그리 좁아서 뭐 하겠소? 입장을 바꿔 놓거나 집의 딸이 그랬다고 생각을 해 보시오. 그 여자의 입장에서는 시집을 잘 못 가서 청상과부가 되었는데 그 만큼의 보상은 있어야 안 되겠어요? 앞으로 어떻게 먹고 살라고? 딸이라고 생각 한다면 불쌍해서라도 60만원 그 돈도 쥐어 보내야 할 것이오. 팔자를 잘못 타고나서 그런 것이니 누구를 원망하지 말고 재혼해서 잘 살라고 위로는 못 해줄 망정, 나이 깨나 먹은 사람들이 돈 몇푼 때문에 며느리와 그래서야 되겠소?" 했더니.

"동생은 남 일 이야기 하듯 말 하네, 자네가 그런 일을 당해도 그런 말을 하겠는가" 하고 물었다.

"인명은 재천(在天)이라. 죽고 사는 것은 다 하늘의 뜻이고 팔자소관 아니겠

소. 때가 되어 하늘이 데려 가는데 누가 막을 수가 있으며 살고 싶다고 살고, 죽겠다고 죽는 줄 아시오. 세상사가 다 희노애락 아니오? 세상사가 내 마음대로 다 된다면 누가 살겠으며 무슨 재미로 살겠소? 욕심을 버리고 세상을 나의 입장에서만 보지 말고, 타인의 입장에서 객관적으로 보시오.”

“이번에 죽은 아들의 회사는 하루에 삼교대로 8시간씩 근무하는데, 아들은 돈 많이 벌겠다고 휴식하는 사람을 찾아 대신 일을 했으니 하루 16시간 일하는 것이 아닌가? 인간이 한계가 있는데 주야로 그 짓을 몇 달간 했으니 어찌 견디겠는가? 일하다 너무 피곤하여 깜빡 졸다가 죽었다네, 죽고 나니 그 돈이 무슨 의미가 있는가? 다 허욕이지, 허욕이야.”

“누님도 그 억울하다는 마음만 고쳐 먹으면 병은 저절로 치료됩니다.”

그 후 이 환자는 5차 시술로 거의 완치 되었다.

백병(百病)이 재어심중(在於心中)이라. 많은 사람들이 돈 많이 벌겠다는 허욕을 못 버려 병을 만드는데, 집안에 우환이 생기는 것 중의 하나가 자신의 재물 그릇이 넘쳐서 생기는 것이다. 그렇게 뼈 빠지게 돈 벌어봐야 한 방이면 다 까먹지 않는가? 열심히 일하는 것은 좋은 것이다. 일하는 과정을 즐겨야지 결과에 너무 집착하면 패가망신의 지름길이다. 누가 정주영이나 이병철씨처럼 되고 싶지 않겠는가? 역사 이래 그런 사람은 당대(當代)에 몇 사람으로 충분하다. 동시대에 사는 모든 사람이 고 정주영씨처럼 잘 산다면 이 세상은 큰 혼란에 빠질 것이다. 다 부자면 누가 똥치우고 누가 청소하겠는가? 그러면 결국 자신의 똥은 자신이 치우고, 자신이 먹을 양식도 자신이 농사를 지어야 하니, 다 가난한 것이 아니고 무엇이겠는가? 허욕을 부리지 말지어다.

인생일사불재래(人生一死 不再來: 인간사 한번 죽으면 다시 오지 않고),
사생유명(死生有命: 삶과 죽음은 다 명에 달려 있고)이고
희노재심(喜怒在心: 기쁨과 분노는 다 마음에 있다)이라.
희노애락(喜怒哀樂)이 윤회(輪廻)하지 않고 한쪽에 너무 치우치면 필히 병
이 되리라.

3. 기타 질환

사 례 ❶

구강염

대구에서 온 파킨슨 병 환자가 효험을 보자 그의 동서를 데리고 왔다. 동서의 이름은 박성호(가명)이고 나이는 50세였다. 이 사람은 구강염이 아주 심해서 미치겠다고 했다. 구강과 혀에 염증이 있어 통증이 심한데다 입 냄새가 심해 타인과 대화 시 상대방이 거리 두는 것을 느낀다고 하였다. 또한 식사도 옳게 못하고 음식 맛을 못 느낀다고 했다. 아무리 양치질을 해도 냄새가 사라지지 않고 아이들이나 부인마저도 기피한다고 했다. 상황이 이 정도 되다보니 심리적으로 위축되는 것은 당연하고, 요사이는 대인기피증상까지 생겼다고 했다. 이 병을 고치려고 이비인후과, 내과, 한의원 등 안 가본 곳이 없었다고 했다. 어떤 양방병원에서는 비타민 부족이라면서 비타민제를 처방하였고, 또 다른 곳에서는 세균감염이라면서 항생제를 처방하였고, 약방에 가니 구강연고제를 바르면 된다고 하여 발랐으나 모두 그때뿐이고 며칠 뒤에 재발했다고 하였다. 이렇게 몇 년 반복하니 죽을 맛이고, 날마다 병원가는 것도 일이지만 약 먹는 것이 고통이라고 하였다. 게다가 항생제를 장기간 먹으니 위장까지 불편하다고 했다.

이 사람은 사업하다가 몇 번 부도를 낸 모양이었다. 부도가 날 때마다 채무자들을 피해서 이리저리 도망다니다 보니 애간장을 태운 적인 한두 번이 아니었다고 하였다. 그 과정 중에서 놀라기도 하고, 분노하기도 하고, 속상하기도 한 것은 당연할 것이다. 그래서 상초(上焦), 중초(中焦), 하초(下焦)를 포함하는 삼초경(三焦經)에 열이 생겼고, 그것을 빼내지 못해서 발병한 것이다. 심장과 삼초의 열을 빼기 위해서 액문, 중저를 보(補)하고 노궁, 승장을 사(瀉)하는 기공을 하였다. 이 방법은 사암침법에 나오는 치료법이다. 10일 간 3회 시술로 100% 완치 되었다.

삼초(三焦)는 한의학적인 단어이고 무형(無形)의 장기이다. 삼초는 상초, 중초, 하초로 구분한다. 상초는 목에서부터 명치까지를 말하고, 중초는 명치에서 배꼽까지 말하고, 하초는 배꼽에서 치골부위까지 말한다. 상초에는 폐와 심장이 있고, 중초에는 소화기가 있고, 하초에는 간, 담, 방광, 신장이 있다. 삼초는 모든 장기를 다스리고, 좌우, 상하의 경락을 통하게 한다. 또한 영양물질의 통로이고, 체내 물을 조절하는 기관이다.

유사한 사례를 또 하나 소개하면,

40대 중반 된 여자가 입에 뜨거운 열감과 따가운 느낌이 있어 찾아 왔다.

구강궤양인가 해서 구강내부를 이리저리 살펴보았으나 염증은 없었다. 구강염은 삼초경에 열이 쌓여서 오는 것이다. 이 자의 관상을 보니 첩의 관상이었고, 평생을 전쟁으로 살아갈 상(像)이었다.

"이 좋은 세상에 무슨 홧병이 그리 많아 이렇게 되었는고?"

"도사님, 말씀도 마십시오. 남들은 다 호시절이라지만 저는 왜 이 꼬라지로 사는지 모르겠습니다."

"자기 꼬라지는 다 자기가 만드는데 누구를 탓하는고."

"여자 팔자가 어디 내 멋대로 됩니까? 치마 벗긴 놈에게 달려 있지."

사연을 물어보니 눈물을 흘리며 이야기했다. 이 자는 관상대로 첩이었다. 돈깨나 있는 영감과의 하룻밤 풋사랑에 임신을 하였다고 했다. 아이를 낳을 때 쯤 본처에게 들켜 머리채 잡혔고, 그날부터 영감은 가뭄에 콩나듯이 찾아 왔다고 하였다. 또한 양육비도 쥐꼬리만큼만 줘서 겨우 목구멍에 풀칠만 했었는데, 영감이 갑자기 죽어 한 푼도 못 받았다고 했다. 화가 나서 유산 분할청구를 했으나 본처와 그 자식들이 이미 다 나누어 가진 상태라 한 푼도 못 받은 모양이었다. 아이도 호적에 겨우 입적시켰고, 영감 제사 때 찾아가면 문전박대하고, 환자가 단독으로 제사를 지내면 본처의 자식들이 찾아와서는 귀신 헷갈린다고 못 지내게 엄포를 놓았다고 하였다. 20년을 남의 손가락질 받아가며 혼자서 이 험한 세상에 자식을 키웠다니, 그 고생은 안 봐도 눈에 선하다. 사느라 고생, 애 키우느라 고생, 본처 쪽의 시달림에 고생, 상황이 이 지경인데 어느 누군들 병이 안 생기겠는가? 이 환자도 심리적으로 갖은 고초를 다 겪어 울화가 속에 쌓여서 못 빠져나가서 생긴 것이다. 이럴 때 구강에 몇 가지 증상이 출현하는데 그 증상에 따라 치료법이 다 다르다. 구강이나 혀에 염증이 없고 단지 운동장애만 있으면 심장 허증으로 시술해야 하고, 구강이나 혀에 염증은 없고 단지 혀가 갈라지는 증상은 액문을 보(補)

하고 중저를 사(瀉)하여 치료한다. 혀와 구강 전체에 염증이 있으면 액문, 중저를 보(補)하고 노궁, 승장을 사(瀉)하는 기공을 해야 한다.

신경을 많이 쓰면 두 가지 증상으로 나타나는데, 혀의 운동에 장애가 있어 언어가 이상하면 심장 허증으로 치료를 해야 하고, 혀에 열(熱)이 있어 염증이 있으면 삼초경의 열을 빼주면 된다. 수(水)에 해당되는 액문을 보(補)하고 목(木)에 해당되는 중저도 보(補)하고, 열을 없애는 노궁을 사(瀉)하고, 임맥에 해당되는 승장은 구강의 열을 없애는 작용이 있다.

이런 방법으로 치료한 결과 대부분이 완치되었다.

■■■■ Memo

Chapter **04**

비·위장 질환

 원 인

1. 과도한 스트레스
2. 신체 허로(虛老)
3. 불규칙적인 식사
4. 자극적인 식사

 증 상

1. 내과: 위장염, 위궤양, 대변이상, 식욕부진

 치법(治法)

1. 위궤양: 양곡혈(陽谷穴), 해계혈(海溪穴)를 보(補)하고, 임읍혈(臨泣穴), 함곡혈
   (陷谷穴)을 사(瀉)한다.
2. 위암: 단전(丹田), 기해(氣海)를 영(迎)하고, 중완(中脘)을 정(正)하고 족삼리
   (足三里)와 양릉천(陽陵泉)을 사(瀉)한다.
3. 알콜중독: 비정격(脾正格)으로 소부(少府), 대도(大都)를 보(補)하고, 대돈(大
   敦), 은백(隱白)을 사(瀉)한다.

해설

비위(脾胃)는 후천지본(後天之本)의 장기(臟器)로 생명유지에 아주 중요한 장기라 할 수 있다.

특히 질병에 걸렸을 때도 비·위장이 튼튼하면 면역력이 증강되어 빨리 회복될 수 있다. 반대로 비위가 허약하면 질병에 걸리기 쉽고 또한 걸린 질병의 회복이 늦어질 수 밖에 없다. 어떤 질병에 걸렸더라도 먼저 비위를 보살피면 회복시간을 단축시킬 수 있다. 모든 음식물은 비·위장을 거쳐 흡수, 배설되는 것이다.

여기서 비장은 고대적인 개념과 현대의학적인 것이 다르다. 고대에 보았던 비장(脾臟)은 현대 해부학, 생리학에서 말하는 소장, 췌장에 해당된다. 고대에 인식했던 비장의 작용은 운화(運化), 승청(升淸), 통혈(統血) 작용이다. 운화는 운송과 변화를 말하는데, 운송은 음식을 구강에서 위장으로, 위장에서 소장으로, 소장에서 대장으로 보내는 것과 흡수한 영양물질을 조직에 보내는 것을 포함하고, 변화는 소화(消化)시켜 영양물질로 변화시키는 것을 말한다. 운화로 만들어진 영양물질을 신체의 윗부분에 보내는 것을 승청작용이라고 한다. 윗부분이란 폐, 심장, 머리를 말하는 것이다.

이것을 현대적으로 말한다면 소장의 흡수 작용과 췌장에서 생성하는 인슐린의 작용과 상관있고, 바로 에너지원인 혈당 등 영양물질이다.

통혈 작용은 혈액이 혈관에 흐르도록 하는 기능을 말하는데, 이것은 현대의학과 유사성이 있고, 면역계의 이상으로 피하 출혈을 의미한다. 비장이 허약하면 위장출혈, 치질출혈, 자궁이상출혈, 코피 등 비정상적인 출혈이 가능하다고 인식하였다.

비장이 주관하는 정지(情志)는 사고(思考)이다. 과도한 사고는 비장의 기능에 영향을 미치는데, 바로 교감신경과 부교감신경의 균형을 말한다. 과도한 사고 혹은 스트레스로 교감신경이 항진되어 부교감신경의 억제로 소화기에 영향을 주는 것을 의미한다. 특히 기(氣)를 주관하는 간(肝)과는 상극(相剋) 관계의 장기로 목극토(木剋土)가 되면 바로 신경성 위염이 되는 것이다. 신경성 위장병을 치료할 때는 간을 풀어주는 약이나 기공을 사용하면 자연히 낫게 된다. 최근 현대의학에서도 향정신성 마약을 사용하여 스트레스, 우울증 등을 풀어주기도 한다.

비장이 주관하는 액체는 구강 타액이다. 타액은 소화 효소의 한 종류로 부족하면 소화기능에 영향을 미친다. 이것 역시 소화기에서 생성한 물질로 과도한 스트레스 등이 생성에 영향을 줄 수 있다. 비장의 기(氣)가 모이는 장소는 근육이고, 비장의 상태는 입술에 나타나고, 주관하는 구멍은 입이다. 비장이 근육을 주관한다고 본 것은 바로 현대 의학적으로 본다면 혈당, 단백질 때문일 것이다. 소장에서 음식물을 잘 흡수하고, 다시 에너지로 변화시켜 전신으로 순환시켜야 하는데 그렇지 않으면 사지(四肢)의 근육에 에너지가 부족하여 무력하게 되는 것이다. 비장은 간, 신장과 상극 관계이다. 간(肝)이 강하면 비장을 극(剋)할 수 있고, 신장이 강해도 역(逆)으로 극할 수 있다. 신장은 인체의 양기(陽氣)를 주관하는 장기인데, 허약하면 비장의 양기에도 영향을 미치고 비위가 허한(虛寒)하여 위장병을 초래하게 되는 것이다. 비장은 영양물질을 운송하는 작용을 하는데 비장이 허약하여 운화(運化)를 못하면 바로 습(濕)이 되는 것이다. 습은 아주 포괄적인 개념인데, 현대의학 용어로 딱 집어서 무엇이다라고 말하기는 어렵다. 습은 액체의 일종으로 전신에 분포되어 있다. 음식물이 영양물질, 혈액, 체액, 땀, 소변 등으로 변화하여 대사를 하는데 비정상적인 체액도 해당된다.

습을 현대의학 용어로 표현한다면 콜레스트롤, 지질, 가래, 혈당 혹은 기타 체액 등이 아닐까 생각한다. 습이 비정상적으로 대사하여 체내에 많으면 기(氣)의 순환을 방해하고, 뭉치면 덩이를 만들 수 있다. 즉 종류나 암을 의미하는 것이다.

● **혈자리 설명**

혈자리 이 름	위 치	사 진
양곡혈 (陽谷穴)	손목, 척골두 바로 아래부위 오목한 곳	양곡(陽谷)
해계혈 (解谿穴)	발등의 발목 주름부위, 장무지신전근건과 장지신근건의 사이	?(?)
중완혈 (中脘穴)	복부중앙, 신궐혈에서 상부로 4촌	중완(中脘) 4촌
임읍혈 (臨泣穴)	발등부위, 4번째와 5번째 발가락 중족골이 갈라지는 곳, 장지신근건의 바깥쪽	족임읍(足臨泣) 족통곡(足通谷)

함곡혈 (陷谷穴)	2번째와 3번째 발가락이 갈라지는 곳의 오목한 부위	
소부 (少府)	손바닥부위, 4번째와 5번째 중수골의 중간지점사이, 주먹 쥐었을때 새끼 손톱 앞부위	
대도 (大都)	발 내측, 엄지발가락의 두 번째 뼈의 상단부, 태백혈의 아래부위, 발등과 발바닥의 경계부위	
하단전 (下丹田)	복부 정중앙 신궐혈(배꼽) 아래 3촌 (관원혈)	
기해 (氣海)	복부정중앙, 신궐혈(배꼽)에서 상부로 1.5촌	
중완 (中脘)	복부정중앙, 신궐혈(배꼽)에서 상부로 4촌	
족삼리 (足三里)	경골 외측과 직선 하부 3촌, 경골 외측으로 1촌	
양릉천 (陽陵泉)	슬관절 아래 비골과 경골이 갈라지는 곳	
대돈 (大敦)	엄지 발가락 발톱의 내측, 발톱 기시부의 상부 0.1촌	
은백 (隱白)	엄지 발가락 발톱의 외측, 발톱 기시부의 상부 0.1촌	

1. 내과 질환

··

사모님의 신허성(腎虛性) 위장병

8 0년대 초에 우리나라 3대 주류회사 중의 하나인 K그룹 전무이사(최씨)의 부인이 기공시술 받으러 왔다. 이전에 전무이사가 간병(肝病)으로 필자에게 치료 받아 완치가 되자, 부인까지 데리고 온 것이다.

이 부인은 고등학교 교사이고 20여년 전부터 신경성위염을 앓고 있었는데, 수십군데 병원을 가 보았지만 지금까지 완치를 못해 고생이 심하다고 하였다. 부인을 진찰한 결과, 신허(腎虛) 증상이 심했다.

"평소에 머리가 어지럽고, 자주 두통이 있고, 열이 위로 상승하는 것 같고, 가슴 두근거림, 요통, 빈뇨, 수족냉, 건망증, 무력감, 불감증 등이 있냐?"고 물었더니.

"증상은 똑같은데 병원에서 신경성 위염이라고 하고, 소화가 잘 안되고 식욕도 없어요."라고 대답하였다.

"이것은 위장병으로 치료하면 백날을 치료해도 못 고칩니다."

"왜요?"

"지금까지 위장약 아마 트럭으로 드셨을텐데 나았습니까?" 물으니

"……" 대답이 없었다.

"인간의 하단(下丹)에 양기가 있는데, 그 양기가 허약하면 냉(冷)한 기운이 위로 올라와서 위장병을 일으킵니다. 냉장고에 음식물을 넣어두면 안 썩지요? 그것과 같은 것입니다. 음식도 위장으로 들어가면 부패해야 소화가 되는 것인데 배가 서늘하니 음식이 상하겠습니까? 그 동안 먹은 약들도 모두 음식을 썩게 하기 위해서 준 것들입니다. 자연적으로 음식이 썩어야 하는데, 약기운으로 썩으니 약기운이 떨어지면 썩지가 않고 재발하는 것입니다."

"그럼 어떻게 치료 해야 합니까?"

"남편을 잘 섬기면 낫습니다." 했더니 환자가 무슨 뜻인지를 못 알아 듣는 표정이었다.

"모르긴 해도 당신은 아마 남편과 잠자리를 기피하거나 불감증이 심하여 아무런 감각을 못 느끼고, 신장(腎臟)이 냉(冷)하여 자궁줄(子供: 호르몬)이 막혔어요."

"그것과 위장병이 무슨 관계입니까?"

"허허~ 참, 당신 밑에서 배운 제자들은 전부 모두 바보로 만들었겠구만요."

"무슨 말씀을요. 제 제자 중에서 출세한 애들이 얼마나 많은데."

"말뜻을 이해를 못 하시는군요. 출세했다고 다 좋은가요? 사람이란 온정(溫情)이 있어야지, 선생의 몸이 이렇게 냉(冷)한데 어찌 온정이 있겠습니까? 온정이 없는 사람이 출세해 봐야 사회로 보나 국가로 보나 도움될 일은 아무것도 없을 것이오. 출세 이전에 먼저 인간으로서 따뜻함을 배워야 하는 것이 도리가 아닙니까? 따뜻함이란 뜨거운 것도 아니고, 찬 것도 아닌 것으로 음양의 조화를 말합니다. 그 조화가 바로 성장하는 것입니다. 사회가 폭력적이고 비인간적이고 날마다 자살하고 이혼하는 것이 다 그런 이유가 아니겠소?" 필자가 말을 마치자 부인이 한참을 가만히 있더니 자신의 과거사를 이야기하였다.

20여년 전에 산후하혈(産後下血)이 있어 병원에 찾아가 치료를 하였으나, 치료가 되지 않았고 몸은 점점 여위어 가는데 어찌 할 방도가 없어 그냥 집에서 쉬고만 있었단다.

몸이 워낙 좋지 않아 밥만 겨우 해먹을 정도여서 집 상태는 엉망이었단다. 마침 이웃집의 어떤 아주머니가 불쌍하다고 집에 와서 위로도 해주고 청소나 세탁을 매일 해주었다고 했다. 젊은 사람이 하루 종일 자리에 누워 있으면 얼마나 심심하겠는가? 하루 중에서 제일 기다려지는 시간이 남편의 퇴근시간이었을 것이다. 어느 날 오후 6시쯤 초인종 소리가 들리고 문을 열러 가는 아주머니의 슬리퍼 소리가 들렸는데도 남편이 들어오지 않아 외판원인가 하고 체념하고 다시 자리에 누웠다가 느낌이 이상해서 겨우 기어서 부엌으로 갔으나 아주머니도 안보여서 무심코 옆방 문을 열어 보았더니 남편과 그 여자가 옷을 벗고 붙어 있었다고 했다. 그때 부인은 기가 막혀 한참을 쳐다보다 화가 나서 달려들어 머리채를 잡으려다 넘어졌다고 했다. 그 후로는 도와줄 사람도 없고, 자신이 누워 있으면 다시 이런 일이 일어날 것 같아 기를 쓰고 일어나서 일을 하다 보니 몸이 점점 좋아지고 하혈도 멈추었다고 하였다.

그리고 그 일 이후로는 남편과의 성생활을 일절하지 않았고, 남편이 가까이 오기만 하면 그 일이 생각나고, 분해서 관계를 가질 수 없었다고 하였다.

"부인, 그때 집안일을 도와준 여인은 당신과 최전무를 살리려고 보낸 천사입니다." 라고 했더니

"도와주는 척하고 남편과 간통하는 것이 천사입니까?" 하고 퉁명스런 목소리로 항변했다.

"모든 것은 생각하기 나름이오. 최이사의 팔자는 재혼할 팔자인데, 부인이 첫 번째 여자라면 부인이 죽어야 하거나, 만약 부인의 명(命)이 길어 그냥 산다면 두 사람의 삶이 더욱 고달플 것이오."

"그럼 잘했단 말입니까?"

"그래서 생각하기 나름이란 말이오. 세상의 일은 항상 양면성이 있는 것이지요. 단순히 간통으로 본다면 두 사람은 감옥을 가거나 다른 벌을 받아야 겠지만, 당신을 살리기 위한 하나의 업(業)이라면 어찌 죄라 하겠소? 부인이 병으로 고생할 때 집안일을 도와준 것도 좋은 일이고, 최전무는 직장에서 업무에 시달리는데 집 안에 들어오면 부인은 날마다 아프다고 누워만 있으니 들어오고 싶었겠어요. 그 여자마저 없었다면 바깥으로 겉 돌았을 것이고, 두 사람의 관계가 깊어지자 부인에게 들키게 하여 부인의 마음을 독하게 만들어 병마를 이기게 한 것이라고 생각하면 천사가 아니겠소? 그 여인은 두 사람을 구하고저 몸까지 바친 살신성인 이지요. 그리고 부인이 성했을 때 그랬으면 남편을 용서할 수 있다고 했지요? 그 것 역시 말이 안 되는 것이오. 부인의 몸이 성했다면 최전무가 그랬을 턱이 없고, 만약 그때 부인의 몸이 성했다면 살인사건이 났을지도 모를 일이오. 그러니 모든 일은 생각하기 나름이오. 용서와 이해는 다 마음 속에 있는 것이오. 뭘 모르고 마음이 좁은 자는 잃은 것만 생각하지만, 세상의 이치를 알고 속이 넓은 자는 잃은 것의 반대편에 있는 얻은 것을 생각하는 것이오. 그래서 전자는 깨달음이 없어 일생을 그저 그렇게 살고 병마로 시달리는 것이오. 모든 것은 다 자신이 만드는 것이오." 환자는 수긍을 하는지 고개를 끄덕이고

"그렇네요."

"부처 믿는다고 절에 가서 돌에게 절하고 염불해 봐야 극락 가는 것도 아니고, 예수 믿는다고 교회나 성당가서 기도하고 찬송가 부른다고 천당가는 것 아닙니다. 자기 마음을 수양하여 만물의 이치를 깨닫고 행(行) 하는 것이 바로 천당이나 극락가는 것 입니다. 마음은 없고 껍데기만 있으면 뭘 하겠소? 불교에서 애욕삼매(愛慾三昧) 중의 하나가 진애(瞋恚: 남을 미워함)인데, 부인의 마음속에는 바로 이 진애가 가득하여 독소(毒素)가 되어 몸에 병이 된 것이오. 그래서 지금까지 이런 고생을 한 것이오. 그 여인을 부인의 집안이 어려울 때 도와준 은인으로 생각하고 찾아가서 선물이라도 해서 감사히 여긴다면 즉석에서 병이 떨어 질 것이오" 했더니

"선생님 말을 들으니 일리가 있습니다. 정말 찾아서 보은해야겠습니다."

그리고 다시

"선생님의 말씀만 들어도 병이 많이 좋아진 것 같습니다. 깨닫지를 못하고 약만 몇 가마니를 먹고, 악(惡)한 마음으로 부처 앞에서 절만 하였으니 효험이 없고 병만 계속 키웠군요. 이후로는 반드시 개심(改心)해야겠습니다." 하였다.

환자가 마음에 싸인 응어리를 모두 풀어 신정격(腎正格)으로 치료하고 임맥(任脈), 독맥(督脈)을 통(通)하게 한 후 "서방님만 잘 섬기면 병은 저절로 낫습니다." 하고 돌려보냈다.(임맥(任脈)을 통하게 하는 데는 옥문두(玉門頭)가 좋고, 독맥(督脈)들 통(通)하게 하는 데는 장강혈(長强穴)이 좋다)

이 부인은 부자집 외동딸로 곱게 자란데다, 출산 시 겁을 먹어 과공상신(過恐傷腎: 공포로 신장의 기를 손상시킴)으로 하혈을 한 것이고, 출혈로 기(氣)가 허(虛)해진 상태였는데 간통장면을 목격하고 오기로 살겠다는 의지가 생김으로 신장(腎臟)의 기(氣)가 살아나서 출혈이 멈추었으나 정신적인 충격으로 기체(氣滯)하여 부부관계를 안 맺어 도리어 신장(腎臟)의 기(氣)가 허(虛)해진 것이다. 이틀 후에 부인이 다시 왔다.

"좀 어떻소?"

"선생님 말씀이 옳았습니다." 라고 하는데 목소리가 쾌활하고 표정도 많이 밝아졌다. 그리고 다시

"그날 집에 가서 많은 생각을 해보았습니다. 제가 좀 배웠다고 잘났다고 생각했던 것들이 참으로 부끄럽게 느껴졌습니다. 이런 교만한 것들이 나를 옭아 맨 것 같습니다." 하고 고개를 숙였다.

환자는 그 날 집에 가서 밤 낚시 가는 남편을 잠시 이야기 하자고 방으로 유혹하여 거의 20년 만에 일다운 일을 치렀고, 그 후로 몸이 많이 가볍고 개운하다고 하였다.

이 날은 다시 위정격(胃正格)으로 양곡혈(陽谷穴), 해계혈(海溪穴)를 보(補)하고, 임읍혈(臨泣穴), 함곡혈(陷谷穴)을 사(瀉)하였더니 즉석에서 포만감이 없어지고 상복부가 편안하여 만천하가 아늑한 느낌이 든다고 하였다.

이것이 진정한 의학(醫學)이 아닌가?

말도 안 되는 이론으로 20여 년을 갖은 진단으로 괴롭히고, 말도 안 듣는 약(藥)만 몇 가마니를 먹게 했으니. 그리고 병의 근본적인 원인을 모르고 국소의 증상만 가지고 치료하겠다고 덤비니 치료 될 리가 있겠는가? 치료한들 가정적인 문제가 해결되지 않으면 계속해서 재발하는 것인데. 병의 원인은 개인적인 심리, 가정사, 사회적인 문제 등 여러 가지가 상관있다. 이것들을 다 알면 질병 치료에 있어 많은 도움이 된다. 심지어 조상의 묘와 집의 구조까지 안다면 첨상금화일 것이다.

부부가 완치되자, 부부는 필자의 광고 대변인 되어 남편은 그룹에서, 부인은 학교에서 얼마나 광고를 했는지 K그룹에서만 아마 약 천명은 왔을 것이다. 집안이 좋은 사람, 고학력자, 미인, 고위직자들이 부부관계가 서먹하여 병으로 발전하는 경우가 많은 것 같았다. 그것은 다 자존심 때문인 것이다. 쓸데없는 자존심은 허영이다. 그것으로 인하여 자신을 망치고, 가정과 인간 관계에 불화합을 초래한다. 쥐꼬리만한 허세로 자신을 구렁텅이에 집어 넣지 말고, 긍정적으로 생각하라. 알고 보면 정말 작은 일이니라.

요사이 TV를 보면 유명인의 결혼사, 이혼사들이 적나라하게 나온다. 이들이 상대적으로 이혼을 많이 하는 이유는, 다 자신의 욕심과 허영 때문이다. 내가 한때는 잘 나갔는데, 나를 따르는 여자가 혹은 남자가 많은데, 지금 이런 남자와 결혼해서 고생을 하고 있는가 하는 허영말이다. 어느 누구든 그 허영을 버리지 않으면 결혼 생활은 괴로울 것이고 고통이 따를 것이다.

그대의 마음이 병을 만들고(汝之中起),
또 그대의 마음가짐에서(汝之心持) 병이 낫느니라.
심기변화즉(心氣變化卽) 개오제심중야(皆悟在心中也)라.

망나니 모친의 위궤양

X X년 가을에 필자의 인근 마을에 사는 먼 친척의 회갑이어서 참가해서 보니 친척들과 축하객들이 몰려와 와자지껄하였다.

노인의 조카 사위인 X씨는 6.25사변 때에 필자와 같은 부대에서 근무하였고, 그 사람은 사단장 부관으로 근무(근무당시 소위) 하였다. 비록 소위였지만 그 시절에는 권력이 대단하였다. 이 자는 그때 쥐꼬리만한 권력을 휘두르는 것이 버릇이 되어 전역 후에도 술만 먹으면 허풍치고, 술주정을 많이 부려 원성을 샀고 인간 이하의 취급을 받았다.

그날도 술을 얼큰히 먹고 필자를 찾아 왔다.

"야! 두야! 너 위궤양 고칠 수 있냐?"

"쉽지." 했더니

"뭐 쉬워? 어떻게 하는데?"

"기공쟁이가 기공으로 치료하지 뭘 어떻게 해." 했더니

"야! 이 사기꾼 같은 놈아! 너도 사기 그만 치고 다녀라."라고 하였다. 전부터 술주정이 있다는 것을 알고 있었지만 많은 사람 앞에서 막말하고 사기꾼이니 하는 소리를 들어 기분이 영 안 좋았다.

"뭐 사기꾼? 여기가 군대인줄 아나, 어디다 대고 막말을 하고 지랄이야, 네가 의학을 알아? 뭘 안다고 술 쳐 먹고 헛소리 하고 있어." 하고 되받았더니.

"위장에 상처가 났으면 약을 먹어 발라주어야 낫지 바깥에서 기공으로 어떻게 낫는단 말이냐? 이놈아 사기를 치려면 똑바로 쳐라."

"네가 그렇게 잘 알면 뭐 하러 나한테 물어봐? 네가 고치지?"

두 사람의 말이 거칠어지니 사람들이 나서서 잔치집에서 큰 싸움이 될까하는 염려로 말렸다. 그리고 처삼촌이 필자를 다른 곳으로 데리고 가더니

"자네가 참게, 저 X서방이 술 한 잔 먹으면 술 주정하는 것은 천하가 다 아는 일 아닌가." 하며 타일렀다.

전역 후에 군대의 계급으로 사회에서 후배들에게 큰소리치는 자는 대부분이

사회에서 별 볼일 없는 자들이 많다. 인격은 탑을 쌓는 것과 같아 처음부터 하나 하나 쌓아 가야 하는데 인격 형성의 중요한 시기에 주체할 수 없는 권력을 부여 받아 남용하는 것이 습관이 되면 일생을 폼생폼사만 일삼게 되는 것이다.

그 후 몇 달이 지났는데 X씨의 마을에서 한 남자가 위궤양으로 찾아왔다. 몇 년을 고생하였고 약을 먹어도 완치가 안 된다고 하였다. 이 환자는 식사 후 2-3 시간이 지나면 속이 더부룩하고 쓰라린 통증이 있고, 심할 때에는 온 전신에 땀을 줄줄 흘릴 정도라고 하고, 병원이나 약방에 가면 아루미니겔이나 게루삼을 주는데, 증상이 있을 때에 먹으면 속이 시원한 것을 느끼고 효험이 있으나 약기운이 떨어지면 다시 재발하여 지금까지 먹은 약병이 집에 산더미처럼 쌓여 있다고 했다. 환자를 살펴보니 외자(外眥)에 핏발이 서있고, 바로 뉘인 다음 상복부를 눌러보니 통증이 아주 심하다고 했다. 이런 병을 양방에서는 위궤양이라고, 한방에서는 조잡(嘈雜)이라 한다. 이런 사람들은 대체로 성격이 급하고 신경질적이 거나 작은 일에도 생각을 많이 하는 소심한 사람들이 많다. 이 환자는 집에서 출발할 때 약을 먹고 왔는데, 몇 시간 지나자 약기운이 떨어지면서 서서히 통증이 온다고 하였다.

양곡혈(陽谷穴), 해계혈(海溪穴)를 보(補)하고, 임읍혈(臨泣穴), 함곡혈(陷谷穴)을 사(瀉)하고, 중완혈(中脘穴)을 보(補)하였더니 즉석에서 통증이 멈추고, 상복부(上腹部)를 눌러보니 압통감(壓痛感)이 없다고 했다. 이틀 후 다시 필자를 찾아와서 '어떠냐?'고 물었더니 거의 다 나았지만 약간 불편한 것 같아 완전히 뿌리를 빼려고 왔다고 하였다. 이 자는 모두 3회 시술로 완치하였다. 그 후 한달 쯤 지났는데, X씨의 모친과 그의 부인이 찾아 왔다.

'어떻게 왔냐?'고 물었더니 시어머니가 속병이 있는데 마을 사람이 기공 받고 나았다고 하여 찾아 왔다고 하였다.

"사기꾼한테 기공 받아서 낫겠습니까? 그 똑똑한 사람한테 치료를 받지 않고?"했더니

"아이구! 아저씨도 참, 그 인간 말을 아직도 속에 담아 두었어요? 그 인간 술주정은 시(市)에서는 다 아는 일인데."

"그래도 그렇지, 그 많은 사람 앞에서 나이깨나 먹은 사람이 그 따위 말을 해서 되겠어?"

"나도 속 터져 죽을 지경입니다. 군대에서 쥐꼬리만한 권력 믿고 까불던 버릇이 지금까지 남아 가지고, 남이 비웃는 줄도 모르고 술만 쳐 먹으면 온 천하를 뒤집을 듯 난리를 치니. 이미 남들도 인간으로 취급을 안 하니 아저씨도 그때 한 말을 미친 개가 짖었다고 생각하고 마음에 담아두지 마세요." 라고 하였다.

부인이 그 동안 얼마나 시달렸으면 시어머니가 있는데도 남편을 험담하였다. 그리고 그의 어머니도

"사돈, 제가 교육을 잘 못시켜 그런 것을 어쩌겠습니까. 술만 먹으면 천지 분간을 못하고 그 모양이니 양해를 해 주십시오. 애미로서 부끄럽습니다. 그리고 너무 개의치 마십시오." 하면서 미안해 하는 표정이었다. 고부간에 용서를 구하니 하는 수 없이 치료하였다. 이 환자도 위정격(胃正格)에 중완혈(中脘穴)을 기공하였더니, 그 자리에서 시원하다 하고 3회에 완치되자 다리 아픈 영감님도 모셔와 치료를 받아 2회로 완치하였다.

상기에서 이야기 했듯이 모두 목극토(木剋土)에 해당된다.

과거에 양방에서는 위궤양이나 위염을 위산과다로 보고, 제산제나 산(酸) 중화제를 투여하였다. 그러나 최근에는 스트레스 풀어주는 약을 사용하고 있는 줄 안다. 이미 이 이론은 몇 천년 전에 발견한 것이다. 또한 최근에는 헬리코박터로 인해 발병한다고 보고 그 균을 죽이는 약을 많이 사용하는데, 그 이론은 좀 무리가 있는 것으로 생각한다.

우리가 사는 공간에 균은 무수히 많다. 그러나 모든 사람이 그 균에 감염되는 것은 아니다.

즉 건강하면 그 균에 감염되지 않고, 되더라도 내가 건강하면 바로 그 균을 죽여 버린다.

헬리코박터도 건강한 사람은 충분히 물리칠 수 있을 것이라 생각한다. 감기를 보라. 사스, 신종인플루니 하지만 같은 공간에 있어도 걸리는 사람과 안 걸리는 사람이 구분되지 않는가? 병이 들어왔을 때 잡는 것도 중요하지만 못 들어오게 건강하게 하는 것이 더 현명한 방법일 것으로 생각한다. 2000년 전에는 이것을 치미병(治未病)이라 하였다. 즉 사전에 예방한다는 뜻이다.

사 례 ❸

위장병

8 0년 봄에 K시 **동에 살고, 필자와 친분이 있는 이봉수(가명)씨의 모친이 속이 아파서 필자를 찾아 왔다.

모친은 위통(胃痛)을 십여 년을 앓았고, 양방병원에서는 신경성위염으로 진단을 하였고, 많은 약을 먹었으나 여전히 위장 부위가 팽만하고, 통증이 있으며, 트림이 많이 나고, 식욕이 없다고 하였다.

이 환자의 남편은 과거 양조장을 운영하다 일찍 돌아가시고, 이봉수씨는 당시 어리고 모친 혼자 힘으로 양조장을 운영 할 수 없어 맏사위에게 경영권 맡겼는데, 사위가 장모 몰래 양조장을 자신의 이름으로 옮겼다고 하였다. 그 때부터 사위가 장모와 나이 어린 처남을 홀대(忽待)하여 고향으로 돌아 온 것이다. 여자의 몸으로 자식을 키우느라 죽을 고생을 하였고, 게다가 사위에게 재산을 다 빼앗겼으니 어디 가서 하소연도 못하고 얼마나 억울했겠는가. 그리하여 이 모친은 위장병을 얻은 것이다. 바로 목극토(木克土)인 것이다. 노(怒)로 인하여 간이 소설(疏泄)작용을 못하여 기체(氣滯)가 심해 토(土)의 비장(脾臟)과 위장을 억제하여 위장병이 된 것이다.

진단을 하니 눈의 외자(外眥) 부위에 충혈이 있었다. 노여움으로 간열이 생성되어 화병을 일으킨 것이다. 간열이 위로 올라가니 안구가 충혈한 것이다. 이런 신경성 위장병은 단순히 위장만 보하는 방법을 사용하기 보다는 간의 열을 제거하는 방법을 사용하면 효능이 더 양호하다. 그래서 양곡혈(陽谷穴), 해계혈(海溪穴)를 보(補)하고, 임읍혈(臨泣穴), 함곡혈(陷谷穴)을 사(瀉)하였더니, 즉석에서 통증이 멈추었다.

그리고 이런 환자에게는 심리치료가 아주 중요하다. 어떤 방법으로든 마음에 쌓인 응어리를 풀어 주면 약을 먹지 않아도 효능이 있다.

필자는 환자의 말을 다 듣고 나서

"사위, 그 사람 부덕(不德)한 방법으로 재물을 탐내는 것을 보니 오래는 못 살겠는데, 돈이 있어서 사회에 이로운 사람이 있는 반면에 사회의 악이 되는 사람이 있소. 사람에게 손가락질 받아 가며 악으로 돈을 모은 사람은 다 악으로 돌아 옵니다. 그 악이 자신에게 없더라도 후손에게도 영향을 미쳐 자식이나 손자에게 필히 영향을 줄 것입니다. 재산을 남에게 빼앗긴 것 역시 조상의 은덕(恩德)으로 자신이나 후손들을 바른 길로 인도하기 위함입니다. 집안의 어른이 양조장 하시 다가 술병으로 돌아가셨죠? 자식이 그 업(業)을 이어 받았다면 역시 공부를 안 했 을 것이고, 술병으로 죽을 것입니다. 우리의 인생사가 전생에서 죄가 많아 부역 하러 온 것 입니다. 가진 자나 못 가진 자나 나름대로 다 고생을 하지요. 그 고생 이라는 것은 마음먹기 나름입니다. 고생을 즐겁다고 하면 즐거운 것이고, 기쁨도 괴롭다고 하면 괴로운 것 입니다. 이미 다 빼앗긴 것을 애태우고 억울하게 생각 한다면 병은 더욱 깊어만 가고 자기만 괴롭습니다. 다 조상의 은덕으로 나와 자 식을 바른 길로 인도하기 위해서 거두어 갔다고 생각하면 마음이 편안할 것이고 병도 나을 것입니다. 천당이나 극락이 따로 있는 것이 아니고 사는 동안 편안히 살면 그것이 천당, 극락이 아니겠습니까?" 했더니

"재산을 빼앗겼을 때에는 억울했고, 마음 고생을 많이 했으나 지금 생각하면 정말 우리가 좋은 길로 가도록 빼앗은 것 같아요. 사위도 결국에는 술병으로 죽 었습니다. 그리고 늙으니까 몸 안 아픈 것이 제일인 것 같습니다."

"말씀하시는 것을 보니 마음은 어느 정도 비우신 것 같은데, 그래도 한 구석에 원망이 남아 있어 병이 낫지를 않는 것 같군요. 진심으로 비우도록 하세요."

"시간이 지나니까 사위는 그런대로 용서가 되는데, 딸년이 얼마나 밉던지."

이 환자는 3회 시술로 완치가 되었고, 이 환자는 10여년 동안 고생한 병을 기 공으로 고치니 만나는 사람마다 전국을 다녀도 김 도사보다 용한 사람이 없다고 얼마나 광고를 했던지 소개로 찾아오는 사람들이 많았다. 이 분은 그 후 오랫동 안 장수하시다 2004년에 90세의 연세로 돌아가셨고, 3회 시술로 30여년 동안 위장병은 한번도 발생을 안했다고 하였다.

신경성 위염을 한의학에서는 목극토(木剋土)로 인한 것으로 인식한다.

목(木)은 교감신경에 해당되고, 토(土)는 부교감신경에 해당된다. 이것을 다시 음양(陰陽)으로 말한다면 교감신경은 양(陽)에 해당되고, 부교감신경은 음(陰)에 해당된다. 음양이나 신경계나 균형을 이루어야 한다. 균형이 맞지 않으면 병을 의미한다.

악(惡)으로 재물을 모은 사람들이 지금은 잘났다고 까불고 다니는데 두고 보기 바란다.

자신은 그런대로 살지 모르나 자식이나 손자 때에는 그 악의 결과가 나타나리라. 지금 모두 황금만능주의에 빠져 도덕도 인륜도 없고 미쳐가고 있다. 돈이 인생의 목표가 아니고 삶을 즐길 수 있는 수단임을 깨우쳐야 할 것이다. 그것만으로도 사회의 안녕은 물론 개인의 건강에도 많은 도움이 될 것이다.

사 례 ④

의학박사 장모의 위암

X년 봄에 대구시 두류산 공원 근처에 사시는 팔순 할머니가 며느리를 대동하고 필자를 찾아 왔다. 노인은 나이는 많지만, 옷은 아주 단정하게 입었고 몸은 많이 야위었다.

"어디가 불편하셔서 오셨습니까?"

"특별히 아프다거나 불편 곳은 없는데, 식욕이 없고 소화가 잘 안되고, 늘 피곤하며, 힘이 없습니다."

환자를 눕히고 진찰을 하는데 필자의 뒷통수에 압박감이 있어 고개를 돌려보니 며느리가 필자를 쳐다보고 있었다. 필자가 보자, 나와 보라는 표시로 손짓을 하였다. 진찰을 중단하고 며느리가 있는 방을 가서 만나보니,

"시어머니는 위암입니다. 시누이 남편이 의학박사이고, 제 남편은 대구에서 큰 약방을 운영하고 있습니다. 몇 군데 가서 진찰을 받았는데, 모두 위암이라고 합니다. 말기인데다가 연세가 많으셔서 수술은 무리라고 하여 그냥 있습니다. 어머님은 모르고 계시니 비밀로 해주십시오. 그리고 어머님이 어디서 선생님의 소문을 들으시고 기공 한 번 받고 싶어해서 찾아 왔습니다. 다음에 돌아가시더라도 원(怨)이나 없도록 적당히 기공을 해 주십시오."하였다. 며느리의 말을 듣고 나서 기분이 묘했다. 자기들의 신분이나 학식이 우월하다는 것을 은근히 과시하는 것 같았고, 시골에서 기공이나 하고 있으니 무시하는 느낌이 들었다. 그리고 '적당히 기공을 하라' 니. 위암 말기이니 안된다는 판단 하에 어머니가 한 번 가보자고

하니 왔다는 표현이었다. 시어머니는 살고 싶어서 가 보자고 하였는데, 며느리는 어차피 금방 돌아 가실 것, 주위의 눈을 의식해서 모시고 온 것 같았다.

사람은 배운 것이 도둑질이라고 배운 것 안에서만 생각을 한다. 그리고 자신이 배운 것이 모든 면에서 최고라고 생각하는 것은 교만이고 위험한 발상이다. 박사라는 것은 한 분야의 박사이다. 모든 면에서 박사는 아니다. 의학박사라고 모든 질병의 박사는 아니다. 그리고 모든 의학적 수단에 대해서 아는 것도 아니고, 단지 자신이 배운 영역에서만 박사인 것이다. 자신이 배운 한계에서 벗어나면 불가능이라고 단정해 버리는데 이것은 아주 편협한 발상이 아니고 무엇인가? 필자는 인간의 수명을 인간이 좌지우지 못한다고 생각한다. 설령 나에게 치료받아 살아났더라도 그것은 단지 절대신이 필자를 만나도록 주선 해주고, 필자에게 그들을 구제하도록 했다고 생각한다. 의학박사이면 뭐하고, 약방사장이면 뭐 하는가. 그래도 어머니의 병은 어쩔 수 없지 않는가? 이것을 다 운명이라고 하는 것이다.

과욕하지 않고 자연의 순리대로 살아간다면 무병장수 할 것이다. 필자는 6.25 전쟁 참전용사인데 전쟁터에서 몇 달 지내다 보니 죽을 자와 살 자는 대충 구분할 수 있었다. 살려고 발버둥하면 죽는 것 같고, 죽기를 각오하고 용감한 자는 사는 것 같았다. 죽을 자는 꼭 죽기 전에 어떤 암시적인 말이나 행동을 하곤 했다. 이 사회에서도 더 살겠다고 악착같이 좋은 것을 찾아 다니는 자들이 도리어 오래 못 사는 것 같다. 인간의 행동이나 꿈에서 예지적(銳智的)인 행동을 찾아 볼 수 있는데, 자신의 생명이 다 되어 갈수록 삶에 대한 애착을 느껴 더 좋은 것을 찾는 것이 아닐까 생각한다.

이 할머니는 이미 팔순이고, 위암 말기라니 특별한 치료를 하기보다 필자를 찾아오는 동안 즐겁게 하여 여생을 즐겁게 살다가시게 하는 것이 좋지 않을까 생각했다.

"할머니 나한테 기공 받으면 명(命)이 길어지는데 어떡하나?"

"아이고 그러면 안 돼, 지금도 너무 많이 살았는데 더 오래 살면 남들이 욕해."

"할머니 사위가 의학박사이고, 아들이 약방사장인데 일찍 죽으면 남들이 뭐라 하겠어요? 지애미 병도 못 고친다고 욕하지, 그러니 오래 살아야지."

"그러면 좋기야 좋겠지만은 며느리나 아들이 욕해."

"오래 안 살려면 뭐 하러 나를 찾아와!"

"오래는 말고 3년만 살게 해줘, 손자놈이 27살인데 3년 내에 장가는 안 가겠는가? 3년만 살면 돼."

"내 기공은 신기공(神氣功)이라 한번 받을 때마다 10년씩 늘어나는데, 세 번 받으면 100살을 넘기지."

"안 돼, 그러면 안 돼." 손을 저으며 거절을 하여 필자가 환자의 귀에다가 대는 척 하고는

"며느리 들을까봐 그러지? 솔직히 말해 봐, 얼마나 살게 해줄까? 내가 염라대왕하고 정말 친한 친구여서 원하는 대로 해 줄 수 있어, 10년이면 되겠어?"

"그래 10년만 살게 해줘."

"알았어! 내가 10년 살도록 해 줄 테니 걱정마." 했더니 좋아하였다.

이 정도면 환자의 병은 이미 반(半)쯤은 나았다.

병을 사회에 비유한다면 강도나 도둑 같은 것이다. 이런 범죄를 잡기 위해서 힘쓰기 보다는 정치를 잘 한다면 이런 범죄는 자연히 소멸 될 것이다. 치료 시에도 병 자체를 공격하기보다 환자의 마음을 잘 다스리면 병 치료가 훨씬 수월하다.

할머니는 자신이 명(命)을 연장하는 기공을 받았다고 며느리에게는 말하지 못하게 하면서 내심 좋아하는 눈치였다. 이 환자가 필자를 찾아 올 때 이미 필자의 소문을 듣고 찾아 왔는데다 코미디 같지만 명(命)을 길게 해준다고 장담하니 희망에 차 있을 것이다. 그런 긍정적인 심리가 발생하면 병은 자연히 좋아진다. 긍정적인 사고와 부정적인 사고는 신체에 지대한 차이가 있다. 긍정적인 사고에서는 각종 유익한 호르몬 같은 것들이 활성화되어 세포를 살아나게 하고, 부정적인 사고에서는 해로운 물질이 생성되어 세포를 병들게 하는 것이다.

의학에서 암세포 생성의 일등공신은 스트레스라고 한다. 이 스트레스를 긍정적으로 풀어버리면 세포의 변형을 막을 수 있고, 반대이면 암이 되는 것이다.

이 환자에게 단전(丹田), 기해(氣海)를 영(迎)하고, 중완(中脘)을 정(正)하고 족삼리(足三里)와 양릉천(陽陵泉)을 사(瀉)했다. 정(正)은 보(補)하는 것이고 영(迎)은 사(瀉)하는 것이다.(영은 침 끝이 기가 흐르는 방향을 향해서 꽂는 것이고, 수는 영의 반대이다. 그리고 정은 직각으로 자침하는 것이다.)

임맥(任脈)은 회음혈(會陰穴)에서 시작하여 상부(上部)로 올라가 승장혈(承漿

穴)에서 끝나기 때문에 영(迎)할 때는 기공 방향이 위에서 아래로 향(向)하게 하고, 수(隨)는 보(補)하는 것인데 기공 방향이 위로 향(向)하게 한다. 시술자가 보사(補瀉)를 정확히 하지 않으면 효험이 없고, 심지어 악화 시킬 수도 있으니 유념하기 바라고, 또 시술자의 기(氣)가 약(弱)하면 효력이 떨어진다. 모든 시술자(의사, 약사, 한의사, 혹은 기타 유사 종사자)는 항상 기(氣)를 수련하여 치료에 응용하여야 극대의 효능을 낼 수 있다. 매일 아침 태양이 떠 오를 때 일어나, 정동향(正東向)으로 향해 정좌(正坐)로 앉아 하단전(下丹田)에 힘을 주고 명상을 한다. 이때 양손을 하단전에 둥글게 원(圓)을 만들어 있거나 좌수(左手)는 엄지와 식지로 원을 만들어 하단에 대고, 우측 손은 손바닥이 아래로 향한 채 우측 슬관절에 놓고 무아지경에 들어간다. 이 때 사심(邪心)이 들어 있거나, 단전으로 호흡을 하지 않으면 정신이상을 일으켜 광증(狂症)이 될 수 있으니 조심해야 한다. 수도(修道)만 잘 하면 진단기계 따위는 필요 없다. 그 기계보다 더 잘 보이니까.

이 환자는 기공 후 보사(補瀉)를 하지 않았는데도 속이 시원하다고 하였다. 그리고 5회 보사를 실시 후 일어나서 움직여 보라고 하였더니, 몸이 아주 가볍고 속이 후련하다고 좋아하였다. 그리고는

"김 선생 정말 내 명(命)이 길도록 했나?" 하고 물었다..

"그럼, 10년만 살도록 했지."

"아이고 안 되는데 우짜노."

"뭘 좋으면 좋다고 하지, 지금 와서 무슨 소리야."

"정말 오래 살면 안 되는데."

"그럼 자리에 다시 누우시오."

"왜?"

"남은 고생해서 늘려주었더니 좋다는 소리는 안하고, 다시 원상태로 해놓을 테니 누우시오." 했더니 옆구리를 쿡 찌르면서

"그래, 알았다. 그 대신 며느리에게는 비밀이다." 라고 했다.

환자는 집으로 돌아간 후 3일 만에 다시 왔다.

"좀 어떻습니까?"

"정말 좋다. 정말 좋아."

환자를 눕히고 시술하려는데, 다시 뒤통수에 중압감(重壓感)이 있어 고개를 들

어보니 며느리가 또 손짓을 하여 가 보았다.

"대관절 완전히 나았습니까? 아니면 임시로 좋아지는 것입니까?"

"왜요?"

"지금까지는 병원에서 죽만 드시라고 해서 죽만 드셨습니다. 기공 받고 나서는 식욕이 당기시는지 밥을 달라고 해서 병원에 물어 보았더니 절대 밥을 못 드리게 해서 안 드렸습니다. 그랬더니 화를 내시면서 찾아 드시겠다고 하셔서 차려 드렸는데 너무 잘 드셔서 걱정도 되고, 무슨 일이 생길까 봐 고모부 병원의 의료진이 집에 와서 대기하고 있기도 했습니다. 그런데 지금까지는 식사도 잘 하시고 놀러도 다니십니다."

"아주머니, 실례지만 학력이 어떻게 되십니까?" 하고 물었더니

"대졸입니다."

"그럼 이 책을 다 이해하실 테니, 제가 시술 할 동안 읽어 보십시오." 하고는 기공 책을 주고 시술하러 방으로 들어 왔다.

"할머니, 나는 어제 잠 한숨 못 잤어요."

"왜? 무슨 일이라도 있었는가?"

"왜는, 어제 목욕재계하고 산에 올라가서 산신기도 올려 염라대왕을 만났지, 할머니의 이름을 대고 10년만 길게 해달라고 빌다보니 새벽4시가 넘었던데."

"정말이가? 정말 수고 했네."

이런 말을 하는 것은 환자에게 주입하여 세뇌하므로 확신감을 심어주고, 자신감과 희망을 갖게 하는 것이다. 이런 방법으로 모두 5회 시술하였다.

그 이후 환자는 다시 찾아오지 않았으나 대구시 두류공원 근처에서 이 할머니의 소개로 많은 사람들이 찾아 왔다. 이 할머니를 아는 사람들은 대부분이 얼마 안 있어 할머니가 돌아가실 줄 알았다고 했다. 그러나 필자를 만난 후부터 건강을 회복하여 공원에 놀러 다니셨고, 그곳에서 노시다가 누가 아프다면 필자의 명함을 보여주고 찾아가라고 광고한다고 했다. 이 할머니는 자기가 원하던 대로 3년을 더 사시다가 승천하셨다. 병원에서는 1년 넘기기 힘들다고 했는데 3년을 사셨고, 손자 결혼식까지 보았으니 원도 없을 것으로 생각한다.

위중한 환자에게 과연 병명을 가르쳐 주어야 할 지는 환자의 정신 상태나 성격에 따라 달리 해야 한다. 어떤 사람은 죽을 병에 걸리면 포기 하는가 하면, 어떤

이는 더 살려고 애착을 가지는 자가 있다. 포기하는 자에게 '당신은 6개월 밖에 못 산다.'라고 말을 하는 순간 이 환자는 이미 영혼이 죽었을 것이고, 후자(後者)는 도리어 살아날 것이다.

병원에서 암이니 뭐니 진단하여 죽기를 기다리는 환자가 종교적인 방법이나 무속인을 찾아 완쾌하거나 병원에서 판단한 기간보다 훨씬 길게 사는 것을 흔히 볼 수 있다.

의사들은 이것을 그냥 흘려 들어서는 안 될 것이다. 자신들만이 옳은 것을 배웠다는 자존심으로 이런 것을 무시 하는데, 자신들이 죽는다고 한 사람을 다른 사람이 고쳤다면, 그 환자의 입장에서 봤을 때는 그 사람보다 못한 것이 아닌가? 그것을 인정하려 들지 않는 것은 무슨 심보인가? 배운 것이 없어서? 의사자격증이 없어서? 아니면 자신들의 잣대로는 말도 안 되는 이론이어서? 이런 발상 자체가 우습지 않은가? 당신이 고친 백사람보다 당신이 못 고치고 포기한 한 사람의 생명이 그 당사자에게는 더 중요한 것이다. 의사들은 자신들이 모든 병을 다 고칠 수 있다고 착각 속에 사는 자들이 많은 것 같다. 그것은 큰 오산이다.

당신 주위에 당신이 못 고친 병을 다른 사람이 고쳤다면 그 사람의 학력이나 지위 고하를 막론하고 찾아가서 배우는 자세로 임한다면 그대는 열린 사람이고, 더 발전 할 것으로 생각한다. 의학을 통계학적으로 많이 이야기 한다. 그러나 당사자에게는 무의미하다. 아무리 좋은 방법일지라도 내가 죽으면 0%인 것이다.

양의학에서는 암을 수술이나 방사선요법, 화학요법을 실시한다. 필자는 무턱대고 잘라내는 방법에 반대한다. 잘라낸 조직은 재생하지 않기 때문이다. 또한 원인 치료를 하지 않고 결과물이 조직만 잘라냈다고 완치라고 할 수 있는가? 만약 완치라면 재발하지 말아야 하는데 상당부분 환자들은 대부분이 몇년내에 재발하지 않는가? 진정한 치료를 위해서는 결과물 제거에 치중하지 말고, 근본적인 원인 치료에 더 열중해야 할 것이다.

지금 의학의 통합 필요성이 여기에 있다. 서로 자신들 것만 최고라고 우기는 동안 피해자는 늘어가고, 의료보험비만 낭비할 것이다. 질병에 따라 최선의 방법이 다를 수 있다. 어떤 질병은 한의학적인 방법이 좋고, 어떤 질병은 양의학적인 방법이 좋고, 또한 어떤 질병은 동서의 결합적인 것이 좋을 수 있다. 의사 한 사람이 모든 것을 다 알고 최고 적절한 방법을 선택한다면 금상첨화가 아닐까 생각한다. 이것이 가능하냐고? 물론 가능하다. 중국에서는 이미 오래전부터 이 방법으로 진료하고 있다.

지금도 많은 난치병 환자 중에서 제도권 방법이 효능 없어, 제3의 방법을 선택한 사람이 많은 것으로 알고 있다. 이 방법들이 제도화가 안 되었다보니 음성화되었고, 또한 혹세무민적인 것들이 전설의 고향처럼 구전으로 전해지고 있는 실정이다. 국가에서는 이런 것들을 발굴하여 발전시킬 의무가 있다고 생각한다. 필자 한 명이 10만 명을 치료했을 시, 10명이면 100만명 환자를 치료한 것이다. 기득권에서 치료되지 않아 제3의 방법을 선택한 사람이 100만 명이라는 것은 엄청난 수치라고 여겨진다. 더 이상 음지에 방치해서는 안 되고 하루라도 빨리 양지로 끌어내 그 진실을 밝혀야 할 것이다. 그 기술을 보유한 주인공이 죽으면 진실이든 허위이든 소실되고 마는 것이다.

위정자들도 기득권과 야합하여 그들에게만 권한을 부여한다면 자신도 언젠가는 그 피해자가 될 가능성도 있다. 필자를 찾아 오는 환자만 봐도 그렇지 않은가? 대한민국에서 날고 긴다는 사람들이 뭐가 아쉬워서 오지까지 필자를 찾아 오겠는가? 그 이유는 그들이 더 잘 알고 있다. 〈의사가 못고치는 병 누가 고치나?〉를 저술한 황종국 판사처럼 용기있고 권위있는 지식인이 나서야 한다. 그래야 이 나라를 바로 세울 수 있다. 구당 김남수옹만 해도 그렇다. 소수의 기득권 세력을 보호하기 위해서 이런 인재가 썩히고 있는 것은 국가적으로도 인력 낭비이다.

중국은 참 특이한 나라다. 특히 의료분야의 정책은 아주 융통성이 있다. 의학도 예술과 마찬가지로 개인의 재능을 인정한다. 의대를 졸업하지 않아도 의사가 될 수 있다. 예를 들어 유능한 의사밑에서 장기간 수련하였고, 병치료 능력이 탁월하면 의사 시험에 참가할 수 있는 자격을 부여하고, 합격하면 의사 자격증을 발급한다. 중국의대 교수말이 걸작이다. 의사자격증이라는 것은 병을 치료할 수 있는 능력을 가진 자에게 부여하는 증서라는 것이다. 그러니까 누구라도 병을 잘 치료하는 것만 증명되면 자격증 시험에 응시할 수 있다는 뜻이다. 여기서 증명이라는 것은 환자가 말한다. 이것보다 더 정확한 증거가 어디 있겠는가? 이 얼마나 합리적인가? 의사자격증은 신분을 나타내는 용도로 사용하는 것이 아니고, 자격증에 상응한 능력을 가진 자인 것이다. 그리고 더 융통성있는 것은 의사의 치료법이 중요한 것이 아니고 병을 고치느냐 못고치냐에 중점을 두는 것이다. 의사면 누구나 자신이 아는 영역에서 모든 수단과 방법을 다 사용할 수 있다. 그러나 재미있는 것은 이런 정책에 이의를 제기하는 의사가 없다는 것이다. 혹자는 사회주의라서 자유가 없어 혹은 통제되어 못한다고 반론하겠지만, 천만에다. 중국이 우리보다 더 열려 있는 사회이다. 미국의 침구사 제도, 대체요법, 보완요법 등을 보라. 어느 의사가 데모하고 있는가? 만약 한국에서 기존에 없었던 것을 만들면 보건 복지부 대문앞은 날마다 데모하고 난리날 것이다. 참으로 한심한 족속들이라는 생각든다.

현재 한국에서 매년 부도내는 의사, 한의사가 약 천명 정도 된다고 한다. 간단하게 말해서 질병 치료하는 능력이 부족하여 환자가 찾지 않는 것이다. 그러니 배 고파서 마약 팔고, 허위진단서 발급하고, 한약에 양약 섞어 팔고 하는 것이다. 또한 자신은 안 되는데 면허없는 자가 잘하고 있으니 배가 안 아프겠는가? 이런 사람들은 어차피 환자가 없으니까 옆집에서 뭐 하는가만 감시하고 있는 것이다.

앞으로 어떤 정책이든지 국민에게 진정으로 도움되는 것이라면 이권세력은 무시하고 국민에게 의견을 물어봐야 할 것이다. 다수의 국민을 위한 정책이 올바른 정책 아닌가?

의자(醫者)는 주색(酒色)을 금(禁)하고, 재물을 탐(貪)하지 말고, 장수욕(長壽慾)을 버리고, 타인을 미워하지 말고, 환자의 지위 고하를 묻지 마라. 이것을 지키지 않으면 당신으로 인해 환자의 병은 불치(不治)의 원인 될 수도 있고, 의자(醫者)의 눈을 가리게 된다.

첫째를 버리지 못하면 그대의 눈을 색맹으로 만들어 환자의 병색(病色)을 분간할 수 없고, 둘째를 못 버리면 돈이 눈을 가려 천지가 캄캄하니 지척(咫尺)을 헤아릴 수 없고, 셋째를 못 버리면 신장(腎臟)이 허약하여 겁이 많아 용감히 달려들어 치료를 못해 치료 시기를 놓치기 쉽다. 미워하는 마음이 있으면 자신의 마음에 악이 싹튼다. 악의 마음으로 어찌 선업(善業)을 실행하겠는가? 그리고 환자의 신분을 알면 사람을 차별하게 된다. 없는 사람에게는 자연히 소홀해 지고, 있는 사람에게는 모종의 이익을 취하려는 비굴한 마음이 생기기 때문에 도리어 망칠 수 있다. 있는 자를 고치지 못한 것 보다 없는 자를 멸시하여 치료에 소홀했다면 큰 죄업이 되리라. 있는 자는 선택의 범위가 넓지만 없는 자는 그것이 쉽지 않다. 많은 의자들은 주로 전자의 세 가지, 즉 애욕삼매(愛慾三昧) 때문에 일을 그르치는 것이다.

2. 정신과 질환

사 례 ❶

알콜중독 (비장 허증)

8 5년 여름에 "동생 집에 있는가?"하여 문을 열어보니, 본면(本面)의 운양리에 사는 이**씨가 필자를 찾아 왔다.

"형님 왠 일 입니까?"

"형님이고 뭐고 죽게 생겼네." 하면서 방 안으로 들어왔다.

이 환자는 필자의 둘째 형님과 동갑이시고, 일정시대에 면서기로 근무해서 필자가 초등학교 때부터 잘 안다. 이 분은 사람은 정말 좋으나 술을 좋아하여 탈이고, 이번에도 술병으로 찾아온 것이다. 진찰을 해보니 하체에 부종(浮腫)이 있고, 감각이 없다하여 다리를 꼬집어 보니 아픈 것을 잘 모르겠다하고, 팔, 다리에 태양광선만 쐬면 검게 탄다고 했다. 여름이라 반바지 입고 농사 일을 해서인지 피부색이 흑인보다 더 검은 것 같았다.

"동생 대관절 왜 이런건가?"

"제가 보기에는 술을 많이 마셔서 주담(酒痰)이 온 것 같습니다."

"주담이 뭔가?"

"현대로 본다면 알콜 중독입니다. 술에는 습(濕)과 열(熱)이 많은데, 많이 마시면 비장(脾臟)이 손상하여 식욕이 없고, 비장이 습을 없애 주어야 하는데 비장이 약해 습을 못 빼서 붓는 것입니다."

"그렇겠네, 하루 종일 밥은 안 먹고 소주만 두병 마신다네."

"허허~, 어쩌시려고. 식사를 안 하시면 몸에 영양분이 모자라서 죽습니다."

"자네도 알다시피 나는 아직 아이들이 어리네. 지금 죽으면 자식들이 나중에 나를 얼마나 원망하겠는가? 치료 좀 잘해주게."

〈황제내경〉에서는 비장은 창품지관(倉稟之官)의 장기이고, 오미출언(五味出嗎), 비주운화(脾主運化), 비주통혈(脾主統血: ^{혈액이 혈관내에 흐르도록 주관하는 작용})라 하였다.

비장이 허약한 자는 운화를 못해 소화장애, 부종(浮腫)이 발생할 수 있고 심하면 출혈할 수 있다. 비정격(脾正格)으로 소부(少府), 대도(大都)를 보(補)하고, 대돈(大敦), 은백(隱白)을 사(瀉)한다. 이 방법은 식욕부진, 소화불량, 주담, 사고불능(思考不能), 이수증(里水證) 등에 효험이 있다.

이 환자는 비정격으로 치료하고, 생갈근(生葛根)을 즙내서 먹게 하고, 그리고 말린 갈근을 다려서 먹게 했다. 갈근으로 주담 환자를 치료한 결과 탁월한 효능이 있었다. 또한 건비위(健脾胃), 해독, 발한, 완화(緩和) 작용이 있고, 동의보감이나 각종 본초책을 보면 주독(酒毒)을 푸는데도 양호한 효능이 있는 것으로 기재되어 있다. 이 환자는 상기의 방법으로 치료 후 돌아 갔고, 이틀 후에 환자가 전화했다.

"동생인가?" 하는데 힘이 거의 없는 기진맥진 한 목소리였다.

"좀, 어떠세요?"

"아이고, 동생 나 죽겠네! 좀 와 줄 수 있겠나?" 하여 환자 집을 갔더니 환자는 방 안에서 이불을 베고 비스듬히 누워 있는데 숨도 겨우 쉬는 것 같았다. 눈동자는 희미하고 맥을 짚어보니 맥박수가 분 당 57회 쯤 됐다. 이 환자는 날마다 술로 살아가다 갑자기 술을 끊으니 금단증상이 발생한 것이다. 필자는 부엌을 향해

"형수님 막걸리 한 되 주십시오."

"술도 안 마신다고 들었는데."

"저도 술 잘 마십니다. 어려운 병을 치료할 때는 한 잔 해야 힘이 나죠."라고 하자, 아주머니가 술상을 봐 오자 큰 사발에 한 잔 따라서 환자에게 주었다.

"동생, 술병으로 이 지경이 되었는데 술을 마시라니?"

"그 동안 술을 오랫동안 마셨는데 하루 아침에 끊으면 이 상태가 됩니다. 술을 서서히 끊어야 겠습니다."라고 했더니 환자는 한잔 마셨다.

"이렇게 좋은 것을...." 하면서 필자에게도 한 잔 권했다.

"저는 술을 못 마십니다" 하고 거절하니

"방금 마신다고 안 했는가?"

"형님한테 술 준다고 하면 술을 주겠습니까?"

"허허, 수단이 좋구만."

환자가 술을 마신 후 20분쯤 지나자 얼굴에 생기가 돌고 심박동수가 65회로 올라갔다.

"형님은 장기간 치료를 해야겠습니다. 갑자기 술을 끊으면 위험할 수 있으니 3개월에서 6개월간 시간을 두고 치료하도록 합시다."

"어떻게 하든 낫게만 해주게." 하였고, 옆에서 듣고 있던 아주머니도

"우리 영감을 꼭 좀 나수어 주소."라고 하였다.

"형님의 병을 고치고 못 고치고는 형수님과 내가 손발이 맞아야 합니다. 내가 시키는 대로만 하세요."라고 하고는 일단 비정격(脾正格)으로 시술하고 난 후

"형수님, 칡으로 감주를 만들어 목마를 때 물 대신에 마시도록 하십시오. 그리고 생 칡즙을 계속 마시도록 하고." 라고 말하고는 아주머니를 밖으로 불러내어 술 주는 요령을 일러주었다.

"매 식사 때마다 막걸리를 한 그릇(350ml)만 드시게 하고, 하루에 한 숟가락을 덜어내고 물 한 숟가락을 넣어 줍니다. 10일 뒤에는 물량이 많아지면 술맛이 떨어지고 색이 엷어지니 쌀뜨물을 넣고 술에다가 식초를 소량씩 넣어 주세요."

3일 후에 다시 전화가 와서 가보니 발목 윗부분까지는 부종이 다 빠졌고 감각이 있으나, 발목 아래는 뚱뚱 부었고, 피부가 까맣고, 오른쪽 발은 발바닥이, 왼쪽발은 발 뒤꿈치가 터져 까만 피가 흘렀다. 필자는 사실 이런 것은 처음 보았지만 환자를 안심시키기 위해,

"주독(酒毒)이 아래로 다 빠져 나가면 낫습니다." 하고 안심을 시킨 다음, 사혈침(瀉血針)으로 몇 군데 자침(刺針)을 하니 까만 피가 줄줄 흘러 내렸다. 부어서 내부에 압력이 있는데 자침하니 저절로 피가 줄줄 흘렀다. 두 사발(500ml)을 빼니 환부에 압력이 줄어서인지 시원하다고 했다. 이 환자는 이런 방법으로 3개월간 치료를 한 결과, 100% 완치하였다.

이럭저럭 3년이 흘렀는데, 다시 이 환자가 재발하여 찾아 왔다.

"형님 겨우 살려 놨더니 또 술 마셨구만."

"이젠 늙으니 재미있는 일도 없고 해서 한두 잔 마시다 보니 술이 늘어 또 이렇게 됐네, 미안하이."

"그때 그렇게 술 마시지 말라고 당부했는데."

"일 년 동안은 안 마셨다네. 몸도 좋고 농사일을 하다 보니 안 마시고는 안 돼서 한 잔, 두 잔 마셔보니 별 이상이 없어 괜찮을 것 같아 자꾸 마셨더니……"하고는 끝말을 흐렸다.

술을 많이 마시면 몸에 안 좋고 죽는 것도 알고 있는데 계속 마시는 것을 보면 죽으려고 마시는 것이 아닌가? 그런데 또 병원을 찾아오는 것을 보면 죽기는 싫은 가 보다. 술 마시느라 돈쓰고, 병 고치느라 돈쓰고 술은 참 여러모로 좋은 일을 하는 식품인 것 같다.

이번에는 증상이 심하지 않은 상태여서 3회 시술로 완치 되었다. 그 후 이 환자는 2년 후에 다시 재발하여 사망하였다. 그때 나이가 70살이었으니 살만큼 살았다. 필자가 알콜중독증을 수십 명 치료해 보았는데 대부분이 몇 년내에 술로 사망하였다.

사 례 ❷

알콜중독

X년 여름에 이웃마을 김씨가 친척인 변씨가 아프다고 전화를 했다. 환자의 정신이 이상해서 큰 병원에 가려다가 혹시 모르니 내게 보였으면 해서 전화한 것이다. 환자 집에 도착해보니 발가벗고 방에 누워있었다. 딸들이 민망해서 이불을 덮으니 휙 집어던지고 다시 덮으니 다시 집어 던지곤 했다. 진찰을 해보니 눈의 백청(白睛)에 황색이 비치고, 내외자(內外眦)에 붉은색을 띠고, 이마는 검은색을 띠고, 눈썹아래와 코 끝은 붉은 색이었다. 이 환자는 양조장에서 탁주를 배달하였고, 매일 술로 살아 온 사람이다. 팔, 다리는 아주 검은색이고, 맥은 빠르고, 양측 척맥(尺脈)은 힘이 없었다. 이런 상태는 위험한 상태이다. 일단 신정격(腎正格)을 사용하고 주독(酒毒)을 풀기 위해서 칡즙을 내어 해독시키라 하고 돌아왔다.

다음 날 아침에 변씨의 딸이 필자에게 전화를 했다. 아버지는 깨어나서 식사하시고 계시니 한번 와달라고 했다. 기공은 하루 건너 한 번씩 시술하니, 오늘은 기공을 할 수 없으니 갈근즙이나 먹이라고 하였다. 그 다음날 가보니 옷도 단정히 입고 앉아 있었다.

"안녕 하십니까?"

"아이고 오시는가? 이번에 자네가 수고 많으셨다고? 고맙네." 하고 인사를 했다.

"좀 어떻습니까?"

"어제 아침부터 밥을 먹고 정신도 이젠 맑아졌네."

"다행입니다. 앞으로 절대 약주를 마시지 마십시오."

비정격(脾正格)으로 기공하고 갈근즙을 내서 계속 드시게 하고는 나오는데 환자가 딸을 부르더니 술상을 봐오라고 했다.

"저는 술을 전혀 못 마십니다." 하고는 나왔다.

문앞에 김씨가 있어 '집 밖으로 나와서 술 한잔 하세.' 하고는 술집으로 데리고 갔다.

"자네 아까는 술을 안 마신다고 안했는가?"

"술 많이 마셔서 술병 난 사람 앞에서 술 마시면 환자는 얼마나 마시고 싶겠는가?"

"그나 저나 자네 참 용하네. 첫 날 자네가 기공하고 돌아간 후 별 효험이 없어 딸들이 병원 가보자고 난리 쳤다네. 그때 내가 나서서 혼을 내주었다네. 기공발이 나기도 전에 헛소리 한다고. 그리고 갈근즙을 먹고 저녁 쯤 되자 깨어나기 시작하더구만."

이 환자는 3회 시술 후 완치 되었다.

갈근은 고대나 왜정시대, 6.25사변 후 보리고개 때에는 주린 배를 채우는데도 많이 사용한 구황식품이었고, 약으로도 감기나 관절통 등 여러 분야에 사용한다. 특히 알콜중독증을 치료하는 데는 탁월한 효능이 있다. 최근 중국에 가보니 갈근으로 주사약을 만들어 중풍(中風) 치료에 많이 사용하는 것 같았다. 갈근은 인간에게 여러 방면으로 유익한 식물인 것 같다. 후손들이 더 연구하여 식품이나 의약품으로 개발하였으면 한다.

이 분도 몇 차례 시술로 완치 되었으나, 몇 년 안 되어 역시 술로 돌아가셨다.

■■■■ Memo

Chapter 05

대장경(大腸經) 질환

🐾 원 인

1. 음주등 자극적인 음식
2. 열성(熱性) 음식과다 섭취–녹용, 설탕, 커피 등
3. 불량음식 과다 섭취
4. 신체 허로(虛老)

🐾 증 상

1. 내과: 변비, 치질, 혈변
2. 정형내과: 요통, 디스크, 좌골신경통, 오십견
3. 피부과: 피부병, 아토피 피부병

🐾 치법(治法)

1. 요통, 디스크: 족삼리혈(足三里穴), 곡지혈(曲池穴)를 보(補)하고, 양곡혈(陽谷穴), 양계혈(陽溪穴)를 사(瀉)한다.
2. 좌골신경통: 족삼리, 위중, 곤륜, 승산혈을 평보평사(平補平瀉)한다.
3. 아토피 피부염: 1번과 같이 시술한다.

필자가 40년 간 이 업을 하면서 최고 많이 본 환자는 신허(腎虛)이고, 그 다음이 바로 대장허증(大腸虛症) 이었고, 두 병증이 70% 이상 차지한다.

특히 20년부터 대장허증의 비율이 점점 높아졌고, 최근에는 더 많은 것 같다. 그 원인을 유추해 보건데, 아마 경제발전, 식생활과 상관이 있는 것으로 생각한다. 과거에는 대부분이 가난하여 목구멍에 풀칠만 면할 수준이었으니, 기호 식품이나 보약같은 것은 상상도 못했고, 먹는 음식이라고 해 봐야 거의 초식 위주이고, 과자나 기타 서양 음식은 구경도 못했다.

20년 전부터 경제 발전, 개방으로 각종 서구 음식과 기호 식품, 각종 보약들이 난립하기 시작했고, 그때부터 대장(大腸) 관련 환자들이 늘어나기 시작했다. 음식 안에는 각종 성분이 들어있는데, 이 성분으로 인해서 생명을 유지 할 뿐만 아니라 또한 각종 생리적 혹은 병리적인 변화를 일으킨다.

간단하게 커피를 예로 들더라도 알 수 있다. 커피에 포함된 카페인은 흥분제의 일종으로, 인체에 많은 변화를 초래한다. 표면적으로는 교감신경 흥분으로 인한 심박동수 증가, 혈관 수축, 혈압 상승 등의 작용이 있지만 장기간 복용했을 때는 인체에 어떤 영향을 미칠지는 모르는 일이다.

교감신경의 항진은 부교감신경의 억제를 의미한다. 교감신경은 심혈관 계통을 다스리고, 부교감신경은 소화기 장관(腸管)을 다스린다. 장기간 커피를 복용했을 시 위장, 대장에 어떤 영향을 미칠지는 미지수이다. 특히 지금은 육식을 많이 섭취하고 각종 과자 등 부식도 많아졌는데, 급작스런 음식물의 변화로 인한 부작용들이 질병으로 나타나는 것이 아닐까 생각한다.

우리의 조상들은 쌀을 주식으로 하였고, 육식도 서양인에 비해 상대적으로 적었을 것으로 생각한다. 몇 만년 동안에 걸쳐 형성된 우리의 식생활을 갑자기 바꾸는 것은 사슴에게 고기를 먹이는 꼴이 아닐까 생각한다. 사자에게 풀을 먹이거나 사슴에게 고기를 먹이면 죽는다. 사자는 고기만 먹고 살고, 사슴은 풀만 먹고 사는데 바꾸면 왜 죽을까? 풀이나 고기에 그들이 생존할 수 있는 영양분은 당연히 포함되어 있다. 그것은 바로 소화효소가 없기 때문이고, 먹어도 소화는 물론 흡수를 못 시키기 때문이다. 인간은 잡식성이라 다 먹을 수 있지만 인종과 사람에 따라 다르다.

한 인종의 체질이 하루 아침에 만들어 진 것이 아니고, 몇 만년이 걸린 것이다. 그런데 한 세대 사이에 급작스런 식생활의 변화가 있으면 신체에도 무리가 따를 것으로 생각한다.

또한 지금 각종 가축을 키울 때, 항생제나 호르몬을 대량으로 사용하는 것은 공공연한 사실들이고, 채소나 과일을 재배할 때도 성장호르몬, 각종 농약, 화학 비료 등을 대량으로 사용하고 있는 것도 현실이다. 이런 물질들이 고기나 계란, 혹은 과일, 채소 등에 잔류되어 있다. 또한 각종 음료수나 과자 등에도 방부제나 기타 합성 첨가물들이 교묘하게 위장하여 포함되어 있다.

음식물은 구강을 거쳐 위장에서 분쇄하고, 소장(小腸)에서 대부분이 흡수되고, 대장을 지나 항문으로 배출된다. 이런 불필요한 성분이나 자극적인 물질이 장기 간 흡수되면 병이 되고, 또한 통과되는 장기(臟器)에서도 자극으로 인하여 질병을 유발하는 것이다. 특히 대장(大腸)은 소화기의 모든 찌꺼기를 배설시키는 기관에 해당된다. 일종의 하수구에 해당되는데 오물이 배출되지 않고 체내에 쌓이면 독(毒)이 되어 질병이 되는 것이다. 특히 중금속들은 거의 배설되지 않고 체내에 쌓여 있다.

척추의 척수에서 자율신경과 말초신경이 빠져나와 각 조직과 장기에 연결되어 있다. 요추에서 나오는 신경은 대장으로 많이 연결되어 있다. 그래서 척추에 손상을 입어도 대변 배설에 장애가 있고, 대장에 이상이 있어도 요통을 유발할 수 있다. 장기간 음주, 열성(熱性) 식품(고추, 녹용 등), 고칼로리 음식(과자, 생선 등)을 많이 섭취하여도 대장에 열(熱)이 쌓이고, 교감신경을 흥분시키는 커피, 녹차 같은 것을 대량으로 복용하여도 대사 촉진으로 대장에 열(熱)이 발생한다. 상기의 이유로 요통이나 디스크를 유발할 수 있고, 또한 대장경(大腸經)의 경락이 지나가는 어깨부위에도 병변(견비통) 초래할 수 있다.

대장은 폐(肺)와 표리(表裏)관계의 장기(臟器)이다. 폐는 밖을 다스리고, 대장은 내부를 관할한다. 외사(外邪)가 폐로 들어왔을 때 적절한 치료를 하지 않으면 사기(邪氣)가 내부(內部), 즉 대장으로 들어가 병변을 초래한다. 즉 폐렴이나 감기로 인해서 변비의 증상이 나타나는 것이다.

폐와 대장이 주관하는 부위는 피부이다. 독이 밖으로 배출되지 못하고 내부로 퍼지면 피부에도 질환이 나타나는 것이다. 이것이 바로 아토피 피부염이다.

요즘은 경제적으로 부유해졌고, 먹을 것이 풍부해졌는데 이것이 도리어 병을 만들고 있다.

가능한 한 무공해 식품을 섭취하면 좋으나 100% 무공해 식품은 없다고 봐야 할 것이다. 과거 무분별한 농약 사용과 산업화로 토양이나 대기, 수질이 오염되었고, 게다가 생산 과정 중에서 생산력을 높이고 제품의 부가가치를 높이기 위하여 각종 약재를 투여하고, 맛과 색을 내기 위해서 유해 물질을 첨가하고 있다. 표면적으로 무해하다고 하지만 장기간 대량으로 섭취하면 각종 부작용이 출현하는 것은 자명한 일이다. 농약을 한 방울 먹으면 안 죽지만 대량으로 먹으면 죽는 것과 같은 이치일 것이다.

필자가 수 만명의 요통, 디스크, 오십견 등의 환자를 대장허증으로 치료한 결과, 상당부분이 탁월한 효능이 있었다.

● 혈자리 설명

혈자리 이름	위 치	사 진
양곡혈 (陽谷穴)	손목관절의 측면, 척골두 바로 아래부위 오목한 곳	
장강 (長江)	둔부의 꼬리뼈 바로 아래 부위	
양계 (陽溪)	손목관절의 측면 엄지손가락 주름부위, 엄지 손가락을 뒤로 신전시 무지신전건 사이의 오목한 부위	
곡지 (曲池)	팔꿈치 관절을 90도 굴곡시 주름과 상완골 외측내과 연결 선상의 중간지점 오목한 부위	
위중 (委中)	슬관절 뒤쪽, 주름의 중앙 부위	
곤륜 (昆侖)	발목관절 외측, 비골외과(복숭아 뼈)와 아킬레스건 사이의 오목한 부위	

승산 (承山)	종아리 비복근의 하단부 갈라지는 곳	 승산(承山)
환도 (環跳)	꼬리뼈의 천미관절에서 대전자의 연결선상에서 외측 1/3지점	 배부(背部) 환도(環跳)
족삼리 (足三里)	경골 외측과 직선 하부 3촌, 경골 외측 1촌	 양릉천(陽陵泉) 족삼리(足三里)
양릉천 (陽陵泉)	슬관절 아래 비골과 경골이 갈라지는 곳	
대돈 (大敦)	엄지 발가락 발톱의 내측, 발톱 기시부의 상부 0.1촌	 대돈 (大敦) 은백(隱白)
은백 (隱白)	엄지 발가락 발톱의 외측, 발톱 기시부의 상부 0.1촌	

1. 정형외과 질환

사 례 ❶

> 디스크 수술 후유증

9 0년대의 가을에 43세 된 젊은이가 구미에서 왔다.

방문 여는 소리가 나자마자 "아이고 나죽네!" 하는 신음 소리가 들려 옆방으로 가보니 방바닥에 누워서 대성통곡을 하다가 필자를 발견하고는 누운 자세에서 필자의 다리를 잡고

"선생님! 제 허리 좀 고쳐 주십시오. 아파서 죽겠습니다." 하고 통곡을 했다.

"젊은 사람이 허리가 왜 아픈고? 일하기 싫어서 꾀병 부리는 것 같은데?"

"아이고, 선생님 차라리 꾀병이면 좋겠습니다. 죽겠습니다."

"내가 보기에는 꾀병 같은데, 아니라니 어떤지 이야기나 들어보세."

"예, 제가 20년 전에 군대 생활할 때 곡괭이 자루로 얼마나 맞았던지 기절하여

동료에게 업혀 의무대에 간 적이 있습니다. 그때부터 허리가 아프기 시작했고 지금까지 아픈데, 좋다는 것은 다 해도 안 낫습니다.”

“그럼 그때부터 지금까지 계속 아팠단 말인가?”

“예, 그렇습니다.”

“그럴 턱이 있나? 맞아서 어혈이 생긴 것은 보통 몇 년이면 다 사라지는데.”

“모르겠습니다. 좌우지간 그때부터 지금까지 아픕니다.”

“그때 혹시 자네 미자발(항문)이라도 빠져 나왔는가?”

“얼마나 맞아서 미자발이 빠져 나오겠습니까? ”

“아닐세! 자네 그때 미자발이 빠져나와서 손가락으로 밀어 넣다가 손톱에 항문이 긁혀 치질이 되어서 아픈 것 같은데?” 했더니. 깜짝 놀라면서

“치질이 있으면 허리가 아픕니까?”

“그렇지!”

“캬, 그럼 그렇지! 참으로 용하십니다. 제가 20년 동안 병원에서 별 희한한 곳까지 다 가보고, 좋다는 것은 다해보고 X-ray, CT, MRI 등 다 해 보았으나 치질 때문에 아프다는 곳은 선생님밖에 없었습니다. 제가 치질이 있는지 어떻게 아셨습니까?”

“그래서 도사 아닌가?” 하고 웃었더니 자기도 신기한 듯 따라 웃었다.

“참, 세상에 정말 의사 없습니다. 몇 천만원을 쓰고도 모르는 것을 척보고 아시니, 양방에는 각종 사진 다 찍어 보고도 이상없다고 그러고 한방에서는 어혈이라고 피만 빼고.”

한스러운지 한숨을 푹 쉬고는

“치질이면 병원가서 수술해야 합니까?” 라고 물어

“돈 많으면 가서 수술하고, 그리고 허리는 계속 아프든가, 돈 없으면 기공이나 받든가 마음대로 하게나.”

“치질도 기공으로 됩니까?”

“안 될 거면 뭐 하러 찾아 왔나?”

“그럼 빨리 기공 해 주십시오.”

환자를 눕히고 족삼리혈(足三里穴), 곡지혈(曲池穴)을 보(補)하고, 양곡혈(陽谷穴), 양계혈(陽溪穴)을 사(瀉)하였다.

기공을 침술로 응용할 수 있는데, 침술에 있어 보사법(補瀉法)은 아주 중요하

고, 종류도 여러 가지 있다. 고전(古典)에 보면 내경보사, 난경보사, 신응경보사, 호흡보사, 영수보사, 제안개보사, 탄조보사, 출입보사, 요동보사, 한열보사 등 여러 가지가 있다. 그러나 여러 가지 다 시술할 필요는 없고 몇 가지만 숙달하면 된다. 침으로 보(補)할 때는 자침(刺針)을 얕게하여 한 번 시술 때마다 약간씩 깊이 삽입하고, 사(瀉)할 때는 깊게 자침하였다가 약간씩 뽑아내고, 발침(拔針) 시에는 보(補)하는 자리는 기(氣)가 새지 않도록 손으로 꼭 눌러주고, 사(瀉)하는 자리는 기(氣)가 새어 나가도록 그냥 둔다. 보사법(補瀉法)을 잘못 사용하면 역효과 나는 경우가 많으므로 시술 시 정신을 집중하여 해야 한다. 그리고 이 침술법을 기공 요법으로, 현대의학 물리치료의 전기치료, 광선치료, 자석치료, 지압치료 등으로 응용할 수 있다. 여러 가지 방법으로 실험을 다 해 보았는데 치료 효과는 다 있다. 침 외에 다른 보사법은 일러주기편을 참고하기 바란다.

이 환자는 시술 후 즉석에서 완치 되었다. 들어올 때는 거의 기어서 들어 왔으나 발기공(拔氣功) 후에는 일어나서 펄쩍펄쩍 뛰었다.

"선생님 다시 와야 합니까?"

"다 나았으면 뭐 하러 또 와? 그럴 시간 있으면 20년 동안 일도 잘 못했을 텐데 밀린 일이나 열심히 하게."

"아닙니다. 오늘은 급히 오느라 돈을 몇 푼 안 가지고 왔습니다. 제가 전국을 다니며 몇 천만원을 썼는데 한 번에 고친 선생님에게 어찌 그냥 있을 수 있겠습니까? 겸사 겸사하여 다음에 필히 오겠습니다."

"허허, 괜찮네. 내가 그 동안 받을 송아지 다 받으면 우리 마을 전체에 외양간을 지어도 모자랄 걸세. 자네도 이제 이 은혜를 다른 사람에게 베풀도록 하게! 그러면 아마 허리가 안 아플 걸 세"

이 세상에는 치료법이 많다. 양약, 한약, 침, 수술, 뜸, 심리치료, 물리치료, 기공, 굿등 많은데 알고 보면 그것이 그것이다. 어느 하나 완벽한 것 없고, 좋은 것도 나쁜 것도 없다. 필자의 생각으로는 의자(醫者)와 환자의 마음 가짐이 최고 중요한 것 같았다. 시술자의 마음에 부정(不正)이 있고, 환자의 마음에 불신(不信)이 있으면 잘 낫지 않는 것 같았다.

고대 의성(醫聖)들이 이야기 했듯이, 재어심중(在於心中)이니라. 필자는 주술법(呪術法)을 할 줄 안다.

몇 개월 전에 대구에서 한 아주머니가 허리가 아파서 왔다.

"어디가 아프시오?" 물으니

"말씀도 마십시오. 허리가 끊어지는 것 같이 아픕니다." 대충 훑어보고 나서,

"변비가 있고 허리, 어깨가 아프고 비염이 없습니까?" 했더니

"어찌 그리 딱 맞춥니까?"

"허허, 죽기 직전이네."

"아이고! 죽을 때가 되었습니까?" 하고 깜짝 놀랐다.

"코 막혀 숨 못 쉬고, 항문 막혀 똥 못 싸고, 허리가 썩어 문드러지면 죽지."

"아이고 아직 나 죽으면 안 되는데 살려 주십시오."

"불교에서는 극락이라고 하고, 기독교에서는 천당이라고 하는데 그 좋은 곳을 안 가려고? 나는 빨리 가고 싶은데 저승 사자가 연락이 없네. 그리고 사람이 좋은 일도 좀 해야지."

"여자가 남편 잘 받들고, 애 잘 키우면 좋은 일이지 무슨 좋은 일을 또 하라는 말입니까?"

"빨리 죽는 것도 좋은 일이지."

"죽는 게 무슨 좋은 일입니까?"

"혼자 한 남자를 오래 차지하여 살면 옆집의 과부들은 어쩌라고? 양보도 하고 해야지. 그리고 요사이 사람들이 너무 오래 살아 장례 치르는 사람들이 망한다는데 그 곳도 좀 도와주고."

"그런 좋은 일은 다른 사람에게 하라고 하겠습니다. 병만 나으면 다른 일로 좋은 일을 하겠으니 낫게 해주십시오." 하였다.

"내가 염라대왕과는 아주 친한 사이니 살려 줄 테니 좋은 일을 꼭 하시오."

이 환자도 즉석에서 완치되어 돌아갔다. 3일 후 다시 찾아와서

"다 나았을 텐데?"

"다른 것은 괜찮은데 어깨가 좀 아파서요."

"그럴 리가 있나? 전번 치료로 변비, 허리, 어깨가 모두 낫게 되어 있는데?"

"그때 어깨는 말씀을 안 하신 것 같은데."

"그저께 기공 받을 때 뭐 들었어요? 허리, 변비, 어깨 다 낫는다고 말 했는데..."하고 소리를 버럭 질렀더니 고개를 갸우뚱 하면서 어깨를 돌리고는

"어, 이제는 안 아프네? 좀 전만 해도 아팠는데?"라고 하였다.

"할 일 없으니까. 계속 어디가 아픈가만 생각하는 모양이네. 오래 살겠다고 좋은 것만 먹고 편하게 살려고 운동을 안 하니 병 나지, 이제 다 나았으니 돌아 가시오."

필자가 약 40년간 이 업을 하면서 별 희한한 사람 다 만나 보았다.

내 몸에 병이 나거나 집안에 우환이 생기는 것은 그릇이 넘치거나 때가 되어 돈을 쓰라는 것이거나 너무 욕심이 지나쳐서 긁어 모으는 것을 잠시 중단하라는 뜻이거늘, 그 이치를 깨닫지 못하고 무조건 모으고 아끼려고만 한다.

사 례 ❷

요추 디스크 최면 치료

1 990년 대의 늦은 여름에 45세의 남자가 필자를 찾아 왔다. 방으로 안 들어오고 문밖에서

"선생님 계십니까?"

"무슨 일이오?" 하고 문을 열고 물어보니

"선생님 디스크 고칠 수 있습니까?"

"누가 디스크에 걸렸고, 누가 디스크라 하던가?" 물으니

"저는 3년 전부터 허리가 아픈데 병원에서 디스크라 합디다."

"그럼, 그 잘 아는 병원에서 고치시오."

"그 사람들은 모두 디스크라고 하는데 고치지는 못하는 데요."

"병을 다 아는 사람이 병을 못 고친다? 그럼 다 거짓말이구만, 모르는 것만 못하지 않은가?" 했더니

"일단 들어가서 말씀 드리겠습니다." 하고는 방안으로 들어오자 마자 허리를 툭 까고는

"바로 여기입니다. 여기가 3년 전부터 뻐근하게 아파서 구미의 여러 병원을 다녔는데 전혀 효험이 없습니다."

"에이, 미련한 놈! 3년 간 병원을 다녔는데 아직도 못 고쳤으면 치료한 놈이나 계속 다닌 놈이나 똑 같구만!"

"병원에서는 물리치료만 받으면 낫는다 하여 다녔는데 아무런 효험이 없었습니다." 하면서

X-ray 필름을 꺼내 보여주면서 다시

"의사 선생님이 요추 4-5번 튀어 나왔다고 하더군요. 이 뼈가 옆으로 튀어 나오면 잘 낫는데 앞으로 튀어 나와서 잘 안 낫는다고 합디다."

"그것 참, 편한 답이구만. 토끼가 구멍을 여러 갈래로 판다더니 똑 같은 말이네. 변명치고는 궁색하게 들리네. 못 고치겠으면 못 고치겠다고 하지, 그리고 내가 보기에는 뼈가 정상인 것 같은데."

이 환자도 대장허(大腸虛)로 인하여 요통이 있는 것이다. 필자를 찾아오는 소위 "디스크"라는 환자는 대장허가 많았다. 양방 병원에서 수술하라고 한 환자들도 기공 몇 번 시술로 완치 된 자들이 수 만명이다.

수술도 때에 따라서는 필요하겠지만 무턱대고 수술만 하는 것은 좋은 방법은 아닌 것 같다. 한국이 디스크 수술율이 세계 1위라는데 한국 사람은 허리만 아프면 다 디스크인가? 병원에서 수술하라고 한 환자가 필자에게 치료 받아 멀쩡한걸 보면 현대 의학도 문제가 있는 것이다. 수술한다면 환자에게 얼마나 큰 심적 부담을 주고 경제적으로도 손실이 얼마나 큰가? 양방 의사들도 기공이나 침을 배워 수술 전에 시술 해 보는 것도 진정으로 환자를 위하는 방법이 아닐까 생각한다. 필자가 하는 기공을 현대 물리치료기계로 응용할 수 있으나 의사들이 안 할 것 같다. 왜냐하면 일반적인 물리치료를 해 봐야 돈벌이가 안 되기 때문이다. 최근 한방병원에서도 양의화(洋醫化)가 되어 양방적인 기계를 도입하여 진단하고 물리치료를 하는 것으로 알고 있다. 정확한 진단을 위해서 그런 기계가 필요할 수 도 있고, 치료에 도움을 주기 위해서 그런 치료법도 필요할 것이나, 자신의 주특기는 사라지고 주객(主客)이 전도(顚倒) 된다면 죽도 밥도 안 될 것이다. 먼저 자기 것부터 잘 터득하고 남의 것을 다시 배우는 것이 도리 일 것이다. 한의학적인 이론과 치료법을 양의학적인 이해와 접근한다면 고대의 좋은 방법이 소멸될 것이다. 고대의 훌륭한 것들을 너무 수박 겉핥기식으로 공부하고 등한시하기 때문에 치료에 효과를 낼 수 없는 것이다.

이 환자도 여러 병원을 다니다 보니 '디스크' 라는 말에 세뇌가 되어 필자의 말을 믿지 못하는 것 같았다. 모든 병원이 디스크라는데, 필자 혼자 아니라고 하

니 누구의 말을 들어야 할지 갈팡질팡하는 것 같았다. 환자들은 의학을 잘 모르는데다 세뇌까지 되어 있다. 이런 환자를 잡고 일일이 설명하는 것이 치료하는 것 보다 더 힘들다.

일단은 대장허(大腸虛)로 시술 한 결과, 이 환자 역시 그 자리에서 통증이 거의 없어졌다고 하였다. 많은 환자들이 자신이 치질이 있는지 대변의 상태를 잘 몰랐다. 대장허의 증상이 맞는지를 알기 위해서는 상세히 물어 볼 필요가 있다. 환자들은 자신이 알고 있는 상식에서 대답을 하기 때문에 의학적인 증상과는 일치하지 않을 수도 있으므로 주의를 해야 한다. '치질이 있냐?'고 물으면 치질의 개념을 의학적으로 잘 모른다면 그냥 없다고 하거나 자신이 알고 있는 상식에서 대답한다. 그래서 현대적인 진단 기계가 필요한지 모르겠다.

이 환자도 허리 아픈 것만 생각하다보니 다른 것은 거의 신경도 안 쓰고 알지도 못했다.

그 날 시술 마치고 귀가 후 그 다음날 혈변을 많이 본 모양이었다. 필자가 첫째 날 헛소리를 많이 하여 혼을 내주었더니 겁이 나서 전화도 못했다고 했다. 치질 환자 중 내치(內痔)가 있는 자는 기공 시술 후 다음 날 대변으로 대량 출혈하는 자들을 많이 보았다. 그동안 쌓여 있던 어혈이 확 빠져나가고 나면 치질이 완치되는 것이다. 3일 째 다시 필자를 찾아왔는데, 거의 멀쩡한 자세로 왔다. 방안에 들어오자마자 손목을 필자 코앞에 내놓고는

"다 나았는지 한번 짚어봐 주십시오."

"니가 더 잘 알지. 네가 네 몸도 몰라?"

"제가 어떻게 압니까?"

"그럼, 나는 어떻게 아는고?"

"그저께도 도사님이 다 안 맞추었습니까?"

"그래? 그럼 맥을 짚을 필요도 없다. 다 나았느니라."

"아 그러시지 마시고 한번만 짚어 주십시오."

"어허, 이 사람이 자네 말처럼 내가 도사가 아닌가? 도사가 짚어야 아는가? 안 짚어도 알아야 도사지."

병으로 장기간 고생한 사람은 시술자를 믿지 못하는 경향이 있고, 호전되어도 일시적인 것이 아닐까 하는 의구심을 가지고 뿌리 뽑으려는 경향이 있다. 이런 환자는

완치되어 아무런 증상이 없는데도 몇 번이나 찾아와서 재발을 방지해야 한다며 기공해 달라고 때를 쓰곤 하였다. 단순한 사람은 치료 후 최면술에 잘 걸린다. 이 환자도 귀찮게 자주 찾아와서 하루는 체내의 모든 독(毒)을 빼낸다고 하고는 기공을 하였다.

"이 기공은 독(毒)을 빼내니 잠시 있으면 독이 배꼽에 모일 것일세. 그 독이 항문으로 빠져 나가야 하지 위로 올라가거나 안 빠져 나가면 병이 재발 할 수도 있고 죽을 수도 있으니 내가 하라는 대로 따라 하게." 하고는 기공을 하면서

"독이 아래로 내려간다." "배꼽에 모인다." 라고 몇 번을 이야기 하니 배가 저절로 부풀어 오르고 실룩실룩 하였다. 그리고

"야! 독이 많이 모였다. 아래로 내려야 하는데." 하고는 다시 기공을 하며

"아프더라도 참게! 지금 이 독기운을 아래로 내려야 하는데 잘 안내려가네." 했더니

"아 아!" 하면서도 꾹 참고 있었다. 다시

"독아 내려가라! 독아 내려가라. 내려간다. 내려간다." 하니, 복부의 불룩한 것이 아래로 내려가더니 방귀가 피-익 하면서 한참 동안 나왔다.

"야! 이제 다 나갔다. 이제 됐네. 그동안 쌓였던 독기(毒氣)가 다 빠졌네." 했더니 몸이 아주 가볍고 기분이 좋다고 좋아했다.

이 자는 그 이후는 오지 않았고 건강히 직장에 다니고 있다고 하였다. 환자를 치료함에 있어 때에 따라서는 이런 쇼도 필요하다. 마음속에 재발에 대한 의구심을 항상 가지고 있어 불안해 하니 이런 방법으로 치료한다면, 그 불안을 떨쳐 버릴 수 있어 정신 건강에도 좋을 것이다.

사 례 ❸

◯ 척추 전만증 (前彎症)

경북 의성에서 나이 60세 된 남자가 찾아왔다.

들어 올 때 보니 허리를 쫙 펴고 들어와서 뭔가 되는 사람인 줄 알았는데, 그것이 아니고 굽은 허리 편다고 수술을 하였고, 지금은 보조기 사용하여 강제로 펴진 것이었다.

"나이도 있는데 어지간하면 그냥 두지, 얼마나 살겠다고 수술까지 했소?"

"말도 마십시오. 허리가 굽은 것이야 늙어서 그렇다 치더라도 아파서 살 수가 있어야지요."

"허리 굽으면 다 아픕니까? 우리 고을만 해도 허리 안 굽은 어른이 없는데 허리 아파서 죽겠다는 노인은 못 봤소."

"그러게 말입니다. 저희 마을도 그렇습니다. 그런데 병원에서는 굽은 허리 안 펴면 더 아프다고 하니 어떻게 안 할 수 있습니까?"

"허리 수술하려면 돈 깨나 들었을 텐데. 그럼 허리는 다 나았을 텐데, 그런데 어디가 불편해서 날 찾아왔소?"

"나았으면 뭐 하러 찾아 왔겠습니까? 이젠 다리까지 힘이 없어 옳게 걷지도 못하겠습니다."

이 사람은 의성에서 농사짓는 사람인데 허리가 아파 견딜 수 없어 병원을 여러 군데 다녔으나 모두 다 '디스크'니 '허리가 굽었다' 면서 수술만 하라고 했다고 하였다.

모든 병원에서 그렇게 이야기하니 하는 수 없이 부산에 있는 척추전문 병원인 S병원에서 수술하였다고 했다. 그러나 여전히 요통은 있고 다리까지 힘이 없어 뭔가 잘못된 것 같아 필자를 찾아 온 것이었다. 수술 후 병원에 물어 보았으나 수술을 방금해서 그렇다고 했고, 시간이 지나면 낫는다고 했다고 했다. 그러나 2년이 지나도 낫지 않아 속았다고 생각하고 필자를 찾아온 것이다. 필자가 검사해 보니 대장허증이었다. 평생을 쪼그리고 앉아서 농사일을 하다 보니 허리가 굽는 것은 당연지사 아니겠는가? 그렇게 따지면 한국의 농부는 모두 허리가 아파서 죽을 지경일 것이다. 이 사람은 평소에 맵게 먹고, 농사일이 힘들다 보니 소주를 많이 마신 모양이었다. 선천적으로 대장이 허약한 사람인데 소주와 매운 것을 많이 섭취하다 보니 대장에 열이 찬 것이다. 일단 대장을 보(補)하는 기공을 5회 실시하였다. 마지막에는 허리가 계속 아프다고 하여 장강혈(長江穴)에 강한 기공을 하였다. 그 후 3차에 걸쳐 시술 하였더니 요통이 모두 없어졌다고 했다.

그 다음은 하체가 무력하여 방광을 보(補)하는 기공을 시술하고, 곡골혈(曲骨穴)을 단독으로 기공 하였다. 이것도 모두 3차 걸쳐 시술하였더니 다 완치가 되었다.

처음 필자를 찾아왔을 때는 힘이 없어 혼자서 걷지도 못 했고, 통증이 심해서 매일 진통제와 파스로 견뎠는데 마지막에 필자를 찾아 올 때는 보조기도 버리고 혼자서 필자의 집에 왔다.

요통은 자세에 의해 발생할 수 있다. 그러나 모든 요통은 해부학적인 변화로 인해 발생하는 것은 아니다. 자세가 변형되었을 때 처음에는 통증이나 불편감이 있을지 모르나 시간이 지나면서 변형된 자세에 몸이 적응하기 때문에 불편함을 못 느낀다. 통증이라는 것은 신경이 있어서 느끼는 것이다. 그 신경에 직접적인 손상이나 압박을 주지 않으면 통증을 느낄 수 없다. 그 손상이라는 것은 양의학적으로 말하는 해부학적인 것만은 아니라는 것을 알기 바란다. 해부학적인 변화로 인한 통증이라면 필자를 찾아 올 필요도 없고, 찾아와도 치료가 불가능할 것이다. 그러나 필자가 완치한 수만 명은 환자들을 양의학적으로 판단한다면 모두 해부학적인 변형으로 생긴 통증이다. 필자는 체형교정 같은 것은 하지 않는다. 단지 경혈에 기공을 할 뿐이다. 그런데 필자에게 시술받고 통증이 소실한 사람들은 모두 해부학적으로 정상으로 회복되었다는 것인가? 해부학적인 정상이라는 것은 참으로 애매모호한 것이다. 즉 코에 걸면 코걸이 귀에 걸면 귀걸이 인 것이다. 척추를 옆에서 보면 S자 형태이다. 그러나 들어간 부위가 정확히 몇 cm 들어가야 하고, 나온 부위가 정확히 몇 cm 나와야 하는 지는 어느 누구도 답을 낼 수 없다. 의사마다 보는 관점이 다를 것이다. 나쁜 의사는 약간만 들어가거나 나와도 디스크라 진단하고 수술하라 할 것이고, 그나마 양심있는 의사는 척추가 조금 변했으니 물리치료나 받으라고 할 것이다.

길가는 사람을 무작위로 100명 뽑아 측면에서 X-ray를 찍어보면 S자의 형태가 다 다를 것이다. 그 중에서 정상인 사람도 요통이 있을 수 있고, 좀 이상한 S자라도 요통이 없는 사람도 있을 것이다. 그럼 정상인 요통은 무엇이고, 비정상이 무통자는 무엇인가?

필자를 찾아온 요통 환자 중에는 대학병원에서 수술한 사람도 아주 많다. 그러나 수술 후에도 수술 전과 통증이 여전하여 필자를 찾아온 것이다. 이런 환자들에게 대장허증으로 기공하였더니 대부분이 완치되었다. 그럼 어느 이론이 맞는가?

대한한국이 디스크 수술률 1위라는 것은 뭔가 문제가 있는 것 아닌가?

필자의 생각으로 지금까지 수술한 요추디스크환자는 상당부분이 의사의 주린 배 채워주는 역할을 단단히 했을 것으로 생각한다. 디스크에 관한 표준을 만든 사람이 그들 아닌가? 자신들의 밥그릇 테두리를 만드는데 누구에게 유리하게 만들겠는가?

현재 한국의 의료보험 적자액이 천문학적인 금액으로 알고 있다. 이런 잘못된 행정과 이권 단체의 욕심을 바로잡지 않으면 그 적자 금액은 날로 늘어날 것이고, 그 피해는 고사란히 국민들에게 돌아갈 것이다.

사 례 ❹

스님의 디스크 수술 후유증

대전시 T절에서 스님이 찾아왔다.

들어오는데 보니 가관이었다. 승복 입은 환자를 일반인이 양측에서 부축하여 들어오는데 도살장에 끌려가는 소처럼 질질 끌려서 들어왔다. 그리고 한사람은 물건을 들고 뒤따라 오면서 뭐라고 '궁시렁' 거리는 것 같았다. 대기실에 내려놓자 환자는 앉지도 못하고 바닥에 누워버렸고, 입에서는 신음소리가 흘러나왔다. 필자가 보고 있다가

"중생 구제해야 할 스님이 어찌 이 모양입니까?"

"아이고, 그러게 말입니다. 소승이 수도를 덜 했거나 사심이 들어간 모양입니다." 하는데, 말도 겨우 하고 한마디 할 때마다 입술을 지긋이 깨물곤 하였다. 이러고 있는데 물건을 들고 뒤따라 온 사람이

"여기 병원 맞아요?" 하는 것이었다. 그러자 옆에 있던 부축하고 온 여인이 팔꿈치로 옆구리를 치면서 그 사람을 바로 보았다. 필자는 그 말을 듣고 한마디 하려다가 참았는데 다시 그 여자가 입을 열었다.

"스님 이런데서 고칠 수 있겠어요?" 하는 것이었다. 그 말에 필자는 그 사람을 쳐다본 다음, 기(氣)를 꺾어 주어야 할 것 같아 한마디 했다.

"그럼 병은 어디에서 고칩니까?"

"그야 병원이 아니겠습니까?"

"그래요? 상태가 이 정도 같으면 병원을 여러 군데 다녔을 법한데? 그곳에서 고쳤습니까? 아픈 스님을 모시고 여기까지 설법하러 왔소?"

"스님은 서울의 K대학병원에서 두 번이나 수술을 받았고, 재수술 날짜까지 받아 놓았습니다."

"두 번 수술 받았는데 이 모양이고, 또 수술을 한다? 내가 보니 스님이 치료받을 것이 아니라 당신이 받아야겠소, 반나절 일거리도 안 되는 것을 세 번이나 수술받게 하다니 그만큼 안목이 없소?"했더니 얼굴이 울그락 불그락 하면서

"그럼 못 고치면 어쩔 것이오?"

"어찌 병 고치러 오는 사람이 못 고친다는 가정하에 찾아 오시오? 반대로 내가 고치면 그동안 쓴 수술비 반이라도 내겠소?" 하자 듣고 있던 스님이 손을 흔들면서

"김보살 제발 입 좀 다무시오. 여기 왔으면 여기 법을 따라야지." 하고 역정을 내니 그 자는 말을 하려다가 입을 다물었다.

이 스님은 3년 전에 허리가 아파서 대전의 큰 병원을 찾아갔더니 디스크라 하고 수술 하라 하여, 서울로 가서 재진받은 결과 대전과 동일하여 수술을 받은 모양이었다. 수술 후에도 통증이 여전하여 다시 진료 받아보니 디스크가 다른 부위에 재발하였다고 재수술을 하라 해서 또 하였다고 했다. 그러나 통증이 여전하여 다시 진찰한 결과 이번에는 뼈조각이 신경을 누르고 있다고 3차 수술을 받으라고 하였단다.

지금까지는 아까 필자와 논쟁한 사람이 서울의 대학병원을 주선하여 진료 받았는데 별다른 효험은 없고 돈 쓰고 사람만 고생시킨 꼴이었다. 이 절의 신도중에서 필자에게 치료받고 완치된 자가 있어 적극적으로 소개 한 모양이었다. 신도 간에 스님에게 서로 잘 보이려고 경쟁이 심한 것 같았다. 더구나 논쟁한 신도는 자신이 소개하여 별 효험이 없는 데에 가책을 느낀 데다 양방병원만 신뢰하는 사람이었다. 두 번 수술로 효험이 없었는데 다시 수술한다니 신뢰가 떨어진 셈이었다. 그리고 절의 다른 스님과 신도들은 수술은 며칠 늦어도 괜찮으니까 일단 몇 군데 다녀보고 정 안되면 수술하자고 한 모양이었다. 그 중에 첫 번째로 필자가 당첨된 것이었다. 수술을 포기하고 필자에게 간다니까 논쟁한 신도가 필자의 집까지 따라 온 것이었다. 들어와서 보니 어찌 대학병원과 비교가 되겠는가?

그 신도의 머릿속에는 필자의 마을을 들어설 때부터 아마 부정적인 생각으로 가득 찼을 것이고, 또한 잘못되기를 바라고 있을지도 모른다. 그래야 자신의 위신이 서지 않겠는가? 사람 간에 의견이 같을 수는 없다. 그러나 시술 시에는 긍정적인 면으로 몰아가야 한다. 사기(邪氣)가 많으면 환자의 머리가 부정적으로 변하기 때문에 효험이 떨어진다. 환자의 심리상태에 따라 뇌에서 생성되는 물질이 판이하게 달라진다. 긍정적인 사고를 하면 엔돌핀이 많이 생성되어 기쁨을 유발하므로 통증이 감소되는 것이다.

일단 환자를 진찰한 후 '변비나 치질같은 것이 없냐?' 고 물었더니 변비가 심해서 일주일에 겨우 한번 변을 본다고 하였다. 진찰이 끝내고 바로 대장을 보(補)하는 기공하였다.

총 5회 실시 후에 일어나서 움직여 보라고 하니까 환자는 의심하는 표정이었다. 종교에 귀의한 사람들은 대부분 잘 믿는데 이 분은 너무 고생한 탓인지 겁을 먹고 있었다.

"수술을 두 번이나 하신 분이 뭐 그리 겁납니까?"

"출가한 사람이라 죽는 것은 겁이 안 나는데 아픈 것은 진절머리납니다."

"그럴만도 하겠지만, 부처님의 음덕이 있으니 효험이 있을 것입니다. 제가 염불 할 테니 일어나서 움직여 보십시오." 하고는 반야심경을 암송하였다. 그제서야 스님도 믿음이 가는지 조심스럽게 일어나서 움직였다. 필자의 집은 꽤 넓은 편이다. 시술실에서 대기실까지는 약 10m정도이다. 몇 차례 왕복하여도 통증이 없자 신기한 듯 고개를 갸웃거리면서 점점 빨리 다니고 허리를 이리저리 흔들기도 하였다. 스님이 걸어다니자 신도들은 걱정이라도 되는지 옆에 따라다니면서 넘어지면 부축할 자세였는데 혼자 잘 다니자 모두 다 양옆으로 물러서서 '어떠냐?' 고 물었다. 들어올 때는 끌려오다시피 했는데 기공 몇 번으로 거짓말처럼 나았으니 기적처럼 보이지 않겠는가? 그렇게 모두 3회 시술받았는데 여전히 통증이 조금 있다고 하였다. 필자는 이상하게 생각하고 다시 진료를 해보니 소화기능이 많이 떨어져 있는 것을 발견했다. 식후에 속이 더부룩하고 트림을 많이 하며 소화가 잘 안된다고 하였다. 4번째 방문 시에는 위장을 보(補)하는 기공을 실시했다. 위장과 대장은 토생금(土生金)의 관계이다. 위장이 허약하면 대장을 생(生)할 수 없다. 위장이 허약하여 대장을 살려줄 수 없어 대장허증으로 인해 디스크가 발생한 것이었다. 위장을 보하는 기공을 총 2회 시술 후 다시 대장을 보하는 기공을 2회 시술하였다. 그 후에는 100%완치 되었고 통증이 전혀 없다고 했다. 처음 필자를 방문할 때는 양옆에서 부축해서 질질 끌려 왔지만 마지막에는 혼자서 잘만 다녔다. 대전에서 오다보니 필자의 집에 도착하면 10시가 넘는다. 그때 쯤이면 대기실에 환자가 많으니까 무료하게 기다리느니 마을의 이곳저곳을 다니면서 산천을 구경하곤 하였다. 오르막길을 혼자서 종횡무진하는 것을 보면 병증이 다 나았다고 볼 수 있다. 그 후에는 신장이 허약하여 양기를 불어넣는 기공을 한동안 받았다.

처음 올 때 같이 와서 필자를 무시하던 신도는 두 번째 올 때부터는 오지 않았다.

자신이 그동안 신뢰해오던 것이 무너졌으니 충격을 받았을 수도 있고, 박탈감과 질투감이 들지 않았을까 생각한다. 사람들은 자신이 가진 것을 최고로 믿고 싶어하는 경향이 있다. 이것이 강하면 항상 자기를 긍정화시키기 위해서 다른 것을 부정하는 심리가 있다. 이것은 참으로 어리석고 위험한 발상이다. 의사나 환자나 자신이 쌓은 틀에서 벗어나지 못하면 고통임을 알아야 한다. 그 부정적인 심리가 더 심화되면 돌이킬 수 없는 사고를 칠 수 있으므로 유의하기 바란다.

디스크로 필자를 찾아온 환자 중에 스님도 많았다.

그것은 식생활과 자세 때문이 아닐까 생각한다. 스님들의 애환과 고충을 들어보고 분석해 보니 디스크가 발생할 수 밖에 없는 것 같았다. 기도하느라 장시간 앉아 있고, 잠을 쫒기 위해서 커피, 녹차 같은 것을 많이 마신다고 한다. 또한 술, 담배를 하지 않으니 사탕이나 초콜릿 등으로 군질질을 많이 하는 것 같고, 어떤 스님들은 체력을 보충하기 위해서 홍삼 같은 종류의 열성(熱性) 음식을 많이 복용하는 것 같았다. 이런 음식은 모두 디스크를 유발하니 장기간 대량으로 복용하는 것은 좋지 않다. 또한 수도(修道)한답시고 바닥이 찬 곳에 장시간 앉아 있으면 냉기가 엉덩이에서 항문, 대장, 허리로 전도되어 순환에 장애를 줘서 대장허증과 근육에 지장을 줄 수 있다. 수도(修道)는 수돗물처럼 잘 통하게 하는 것인데 순환 장애로 막히면 수도(修道)가 폐수(廢水)가 될 수 있으니 유의해야 할 것이다.

도(道)는 막힘이 없는 것이다.

경추에서 허리, 엉덩이까지 아픈 데는 장강혈이 즉효이다. 장강의 '장' 자('長'

字)는 긴 척추를 말하는 것이고, 강(强)은 강해진다는 뜻이다. 장강혈은 독맥(督脈)에 속하고 꼬리뼈에 아래에 있다. 장강혈에 침을 놓으면 통증이 아주 심하다. 송장에 자침(刺針)해도 아랫목에서 윗목까지 기어간다 하니 통증이 가히 어느 정도인지 짐작할 만하다. 자침(刺針) 후에 통증이 없으면 잘 못된 것이니 발침(拔針) 후 다시 자침 해야 할 것이다. 대장(大腸)과 신장(腎臟)이 동시에 허(虛)한 경우가 있는데, 이때는 대장을 보(補) 한 후에 신장을 보(補)해야 효과가 좋다. 하루에 몇 가지를 동시에 시술하는 것은 좋지 않다. 한 가지를 보(補)했으면 그 장기(臟器)가 정상으로 회복하는 데는 어느 정도 시간이 걸리므로 적어도 하루, 이틀 지난 후에 다시 다른 장기를 보(補)해야 한다.

어떤 사람은 연이어 장기(臟器) 전체가 허(虛) 해지는 경우가 있다. 예를 들면 간(肝)이 약해지면 간을 극(克)하는 금(金)이 강해지고, 자식인 화(火)가 약해지고, 토(土)로부터 역극(逆克)을 당하고, 약해진 심장은 금(金)을 극(克)하지 못하고 도리어 역극(逆克)을 당하니 토(土)가 약해지고. 이럴 때는 병증 전체를 물어봐서 하나 하나 해결해야 할 것이다.

시술자가 자신이 없을 때에는 절대 시술하지 말아야 한다. 한 번의 실수로 환자의 생명을 앗아 갈 수도 있고, 자신에게는 씻을 수 없는 오명을 남길 수 있기 때문이다.

이 환자도 병원 말만 믿고 수술했다면 돈은 돈대로 많이 썼을 것이고, 고생은 고생대로 했을 것이다. 그리고 또 다 낫는다는 보장도 없을 것이다.

그런데 중요한 것은 이런 환자가 한두 명이 아니고, 필자가 치료한 사람만 해도 수 만 명이라는 것이다. 이 어찌 통탄하지 않을 일인가?

사 례 ❺

경추 디스크

몇 년 전에 부산에서 고부간에 찾아 왔다.
필자는 젊은 새댁이 병든 시어머니를 모시고 먼 곳까지 온 것을 기특하게 생각했는데, 환자는 며느리였다.

'젊은 사람이 어디가 아프냐?' 고 물었더니, 자동차 추돌사고로 인해 경추를 심하게 다쳤다고 하였다. 통증이 심해서 부산의 모병원에서 입원 치료를 받았으나 별 효험도 없고 병원에서는 경추뼈가 옆으로 빠져 나왔다고 '경추 디스크' 라면서 수술을 받으라고 하더란다.

환자는 목뼈를 잘못 수술하면 불구가 된다고 들은 바가 있어 서울까지 가서 진료 받았는데 서울에서도 역시 같은 대답을 하였다고 했다. 결혼한 지 얼마 되지 않은 젊은 여자이고, 겁도 나서 이리저리 알아보다가 필자를 알게 되어 찾아 왔다고 했다.

필자는 환자의 얼굴을 살핀 후

"치질이나 변비가 심할 것 같은데?"

"예, 맞아요. 변비도 심하고 치질도 좀 있어요."

"경추 디스크는 무슨 경추 디스크! 내가 보기에는 똥 못 싸서 그런 것 같구만!"

"정말 그렇습니까? 그런데 변비 때문에 경추 디스크 온다는 말은 처음 듣습니다."

"그럼, 디스크라는 놈들한테 가서 수술해서 뼈를 자르던 교환하던 하시오. 경추 디스크라면 목을 째고, 요추 디스크라면 허리를 째고 또 치질이라면 항문을 째고."

"못 믿어서가 아니고 처음 듣는 말이라서 물어 본 것입니다."

환자를 눕히고 족삼리, 곡지, 견우혈을 보(補)하고, 양계, 양곡를 사(瀉)하는 기공을 하였다.

5회 시술 하였더니 목 부위와 어깨 부위의 통증이 반(半)으로 줄었다고 하였다.

"부산서 여기까지 오려면 길이 먼데 한 번에 다 낫도록 해 주십시오."

"허허, 한 번에 다 나으면 나는 굶어 죽습니다." 하고 농담을 했더니

"그럼 다음번 시술비와 차비까지 다 드리겠습니다."

"우리는 이승에서 3번 만나라는 인연이 있는데 오늘 다 나으면 다음에 또 다른 병으로 나를 찾아와야 할 것이오."

"아이고! 그럼 두 번이나 더 와야 하네."

그 후 며칠 동안 치료를 하였는데 80-90%는 완치가 되었는데, 약간 불편한 감이 있고 고개를 좌우로 잘 못 돌리겠다고 하였다. 방법을 바꾸어 후계혈(後溪

穴)을 손톱으로 강하게 누른 상태에서 움직여 보라고 하였다. 처음에는 목을 잘 못 돌리더니 계속 돌리라고 하자 잠시 후에는 목이 잘 돌아갔다. 잠을 잘 못자거나 사고로 인해서 목이 잘 안 돌아갈 때는 후계혈을 강하게 누른 상태에서 운동을 시키면 잘 낫는다. 이 환자도 병원에서는 수술하라고 했는데 몇 번의 시술로 완치되었다. 대장경(大腸經)의 경락이 어깨, 목 부위를 통과하기 때문에 대장에 병변이 있으면 이런 부위에 증상이 출현한다. 그리고 후계혈은 목 부위의 운동장애, 통증에 특효혈이다.

같은 경추 디스크라도 두 종류가 있다. 하나는 대장허증이고 또 하나는 간허증이다.

간허증은 평소에 술을 좋아하거나 화를 잘낸다. 증상은 어깨와 팔 부위에 통증이 있으면서 후두부 부위에 통증도 동반하는 경우가 많다. 대장허증은 대변에 이상이 있거나 치질이 있으면서 또한 요통을 동반하는 경우가 많다.

최근 한국 의료계는 사기꾼들이 너무 많다. 첫 번째 사기꾼은 쥐나 개나 수술하라는 놈이고, 두 번째 사기꾼은 쥐나 개나 보약지어 주는 놈이고, 세 번째는 아편팔기, 허위 증명서 발급, 과잉청구 하는 놈들이다. 이들이 국가의 세금을 축내고, 국민들을 혹세무민시킨다.

사 례 ❻

수술 후 좌골신경통

청도 청주시에서 40대 중반의 남매가 필자를 찾아 왔다.

두 사람이 필자의 방으로 들어오는데 여자의 자세가 엉거주춤하고 한 걸음, 한 걸음 걸을 때마다 통증이 심한지 인상을 많이 썼다.

"충청도에는 병원이 그리도 없던가요? 병 같지도 않은데 이 먼 곳까지 오시게."

"선생님, 말씀도 마십시오. 제가 허리 아픈지 7년이나 되었고, 수술까지 했는데 오히려 더 아픈 것 같습니다."

"하지 말아야 할 것을 했으니 더 아플 수 밖에는."

"병원에서는 요추 디스크라면서 안 하면 안 된다고 하던데요?" 하면서 MRI사

진을 내 펼쳤다. 필자는 MRI 사진을 걷어 치우고는

"비싼 돈 주고 수술을 했으면 나아야지, 나았으면 나 찾아올 이유가 없는 것 같은데요."

"나았으면 뭐 하러 찾아 오겠습니까?"

"그 보시오. 안 째야 할 것을 쨌는데 안 아플 리가 있겠소? 내가 보니 당신의 병은 변비나 치질로 인해서 생긴 것 같고, 허리뿐만 아니라 어깨도 아플 것 같은데?"

"야~, 정말 도삽니다. 그런 것을 한눈에 다 아십니까?"

"밥이라도 먹고 살려면 이 정도는 알아야 하지 않겠소?. 시내의 병원들은 각종 기계, 자격증, 규모로 경쟁 하는데 나는 내 세울 것이 없으니 눈 대중이라도 잘 해야 하지 않겠소?"

"허허~, 그러고 보니 그렇습니다. 그런데 변비와 치질이 디스크와 관계가 있습니까?"

"관계가 많지요."

이 사람은 요통보다는 우측 좌골 신경통이 심하여 좌측의 족삼리, 위중, 곤륜, 승산혈에 강하게 기공했다. 3회 시술 후 환측 다리를 움직여보라고 하였다.

환자는 앞뒤로 움직여 보더니 신기한 듯

"야~, 기가 막힙니다. 어째 이렇게 시원하지요? 7년 동안이나 다리를 못 펴고 질질 끌듯이 걸어 다녔는데."

"도사라고 구라 쳐서 돈을 울겨 먹으려면 이 정도 되어야 하지 않겠소?"

"구라가 아니고 정말 시원하고 통증이 전혀 없습니다."

이 환자는 1번 시술로 좌골 신경통이 완치되었고, 2일 후에 다시 찾아와서 요통과 어깨부위의 통증을 치료하기 위해서 대장정격(大腸正格)을 사용하였는데 역시 한번 만에 완치되었다. 좌골신경통 치료 시 통증이 다리의 측면으로 있으면 족삼리, 위중, 곤륜혈을 시술하고, 통증이 뒷쪽에 있으면 3곳의 혈자리에다 승산혈을 추가해서 막힌 혈을 풀어준다.

이 여자의 오빠는 좌측 팔꿈치가 아파서 병원에서 치료를 받고 있는데 아무런 효과가 없다고 하였다. 병원에서 X-ray를 찍어보니 뼈에는 이상이 없고 인대에 이상이 있다고 하고 주사를 맞았는데, 그 날은 괜찮았으나 며칠 후에는 다시 아프다고 하였다.

이 환자는 반대편의 완골혈(腕骨穴)을 강하게 비비면서 혈을 풀어주니 즉석에서 안 아프다고 하였다. 며칠 후에 다시 찾아와서

"다 나았는데 뭐 하러 찾아와?"

"재발 방지하기 위해서, 뿌리를 뽑기 위해서 왔습니다."

"그러면 안되지, 나나 의사들은 그 말을 최고로 싫어하는데, 가끔씩 재발 해야 나도 좀 먹고 살지 않겠는가?"라고 농담을 하면서 다시 기공 해 주었더니 돈을 2배로 주면서 "다음 치료할 비용까지 드렸으니 재발은 안 하겠지요?" 라고 하였다.

병이나 증상을 두려워 할 필요는 없다. 병이 오는 것은 다른 한편으로 생각해 보면 축복일 수도 있다. 그동안 자신이 한 것이 물리학적으로 혹은 심리적으로 혹은 경제적으로 무리 하였거나 과욕했으니 잠시 쉬라는 경고인 것이다.

좌골신경통은 요추의 물렁뼈가 앞으로나 뒤로, 혹은 옆으로 밀려나오거나 파손되어 척수를 압박하여 생기는 증상인데, 엉덩이 부위에서 하반신의 뒤쪽 혹은 옆으로 방사(放射)되는 통증이 있다. 심한 자는 발바닥, 발등 부위가 저리기도 하고 다리를 다 펴지도 못하는 사람도 있고, 심지어 골반이 돌아간 사람도 있다.

양방에서는 X-ray, CT, MRI 등 영상촬영 하여 판단하고 대부분이 진통제나 호르몬제, 혹은 물리치료로 치료 하는데 진통제는 일시적인 요법으로 약효가 떨어지면 다시 통증이 있는 것 같았다. 장기간 호르몬제를 복용하면 얼굴이 달덩이 처럼 된다.

필자를 찾아오는 요통, 좌골신경통 환자 중에는 대부분이 집근처의 병원에서 물리치료, 약물치료, 심지어 수술치료까지 한 사람들이다. 어떤 사람은 양약을 너무 많이 먹어 위장병이 생겨서 속쓰림을 호소하는 사람도 있었다. 이 병은 방광경과 담경(膽經)에 사기(邪氣)가 들어가서 생긴 것이다.

환부 반대편의 족삼리, 위중, 곤륜혈을 보사(補瀉)를 겸해서 기공하면 통증이 멈추는 경우가 많다. 심한 자는 담경에 사기(邪氣)가 침입한 경우가 많으므로 환도혈(環跳穴)과 절골혈(絕骨穴)을 사(瀉)해 줌으로 효능이 있고, 대퇴부의 외측 부위에 통증이 있으면 풍시혈(風市穴)을 사(瀉)해주면 멋지게 낫는 경우가 허다하다. 그리고 무릎의 뒷쪽부터 발뒷꿈치까지 통증이 있으면 승산혈(承山穴)을 사

(瀉)해주면 효험이 좋다. 이런 방법으로 치료 하였으나 별 효험이 없을 때는 환측 부위에서 최고로 아픈 부위에 침으로 깊게 찌르고 비빈 후 침을 빼고 그 부위에 뜸을 9번 정도 시술하면 효능이 아주 좋다. 그러나 필자는 뜸을 좋아하지 않아 이 방법을 사용하지 않고 환부의 압통증 반대편에 강하게 눌러준다.

이 치료법은 방광경(膀胱經)에 사기(邪氣)가 들어 왔으니 토극수(土克水)를 막기 위하여 위경(胃經)의 토(土)에 해당되는 족삼리와 자경(自經)에 해당되는 위중혈(委中穴)을 선택하고, 곤륜혈(崑崙穴)은 방광경혈(膀胱經穴)에서 화(火)에 해당되는데 화(火)가 강하면 수극화(水克火)로 도리어 역극(逆克)이 되어 물을 상(傷)하게 만든다. 즉 자경(自經)을 잡아서 화(和)하게 함이니라. 그리고 담경(膽經)의 절골혈(絕骨穴)은 화(火)이므로 사(瀉)하는 것이고, 저린 것은 풍(風)에 해당되는데, 화는 바람을 만나면 더 활활 타기 마련인 것이다. 풍시혈(風市穴)을 잡아주어 불을 꺼주는 것이니라. 또 압통점에 뜸을 하는 것은 뜸으로 상처 내어 사기가 빠져 나가게 해주기 위함이다. 압통점의 반대편에 자침(刺針) 하거나 눌러주는 이유는 음양대증요법(陰陽對症療法)의 일종으로, 견인작용으로 통증을 분산시키기 위함이다. 양방에서 디스크로 판정난 좌골신경통에도 사용 해보면 상당한 효험을 있을 것이다.

인체는 우주와 같이 중력(重力)으로 인해 서로 균형을 이루고 있는 것이다. 인체도 뼈에 근육과 인대가 붙어서 형태의 균형을 이루고 뼈와 피부 사이에는 경락과 혈관, 신경이 있어 생명을 유지하고 있는 것이다. 오장(五臟)이 균형을 잃으면 질병이 되는 것이다.

척추의 뼈도 주위의 뼈와 근육, 인대간에 균형이 잡혀 있어야 하는데 어떤 이유로 불균형을 초래하여 뼈가 한쪽으로 밀린 것이다. 즉 한쪽이 너무 강하거나 한쪽이 너무 약해서 생긴 것이라 볼 수 있다.

금(金)에 해당되는 대장(大腸)이 허약하여 그의 자식에 해당되는 방광에 영향을 주어서 병변이 되는 것이다. 즉 모병급자(母病及子)인 것이다. 환부(患部)가 허약하여서 뼈가 밀려서 생긴 것이니 반대편의 경락을 사(瀉)해 줌으로 증상이 없어지는 것이다.

오십견

980년 말 가을에 대구에서 전화가 걸려왔다. 필자가 전화를 받자마자
"선생님 어깨 늘어진 것을 고칠 수 있겠습니까?"라고 물어 보았다.

"늘어졌는지 줄어들었는지 당신이 어떻게 아시오?" 하고 되물으니

"병원에서 어깨의 인대가 늘어났다고 하더군요."

"그럼 그곳에 가서 고치시오."

"선생님 말씀을 어떻게 그리 하십니까? 그 병원에서 못 고쳤으니까 하는 말 아닙니까?"

"그럼 그 병원이 잘못 진단을 했구만요. 다 알고도 못 고치면 이상하지 않소?"

"그럼 선생님은 이런 병을 고치겠습니까?" 이번에는 정색하고 되물어서

"변비나 치질 있습니까?" 하고 물으니

"그런 것은 필요없고 어깨를 고칠 수 있으십니까?" 하였다. 연이어 진단을 하기 위해서 물었으나 오로지 어깨 아픈 것만 이야기하였다. 필자가 화가 나서

"어깨 늘어났으면 오징어 굽듯이 불로 지지시오. 그러면 줄어들 것 아니오" 하고 고함을 쳤더니 그 사람도 화가 났는지.

"뭐 이런 양반이 다 있어?" 라며 화를 냈다.

"뭐, 뭐 이런 양반? 어디다 대고 말을 함부로 하는 거야. 당신이 어깨가 늘어났는지 줄어들었는지 내가 어떻게 알아? 봐야 알지!" 하고는 전화를 끊었다.

그런데 그 다음날 이 남자가 고급 승용차(그 때는 승용차가 대중화가 많이 안되었음)를 타고 필자를 찾아 왔다. 들어오자 마자 하는 말이

"어깨 늘어진 것 고칠 수 있으시겠니까?" 하고 물었다.

"이 양반이 뭐 이런 사람이 다 있어? 똥개도 만나면 꼬리를 흔들며 인사를 하는 법이거늘, 나이깨나 먹은 사람이 기본적인 예의 없어? 당신이 어깨가 늘어졌는지 어떻게 알아! 의사가 말했다면 그 놈한테 가서 고치면 될 것 아니오!" 하고 고함을 쳤더니. 그때서야 뭔가 뉘우치고 방으로 들어와서 인사하고 자초지정을 이야기했다.

이 사람은 대구에서 주류업계의 대기업인 K사의 전무이사였다. 시술받으러 오는 환자들은 현재 아픈 곳에 집중되어 있다 보니 거기에만 집착하는 경우가 많다. 이럴 때는 전체를 보지 못하기 때문에 진단에 소홀할 경우를 대비해서 정신을 다시 한번 환기 시켜줄 필요가 있다. 이 환자도 처음에는 오로지 어깨에만 정신이 집중되어 있는데다 여러 병원에서 어깨의 인대가 늘어졌다고 진단을 받아 세뇌되어 있어 벗어나지 못하므로 의식을 돌려주기 위해서 엉뚱한 말을 한 것이다.

이 분은 주류업 생산업체에 있다 보니 날마다 술을 마셔 대장(大腸)에 열(熱)이 있어 어깨가 아픈 것이다. 통증이 심하여 잠을 잘 수도 없을 정도이고, 운전도 한 손으로 한다고 하였다. 얼굴을 한번 보고 나서

"변비가 심하거나 치질이 있고 혈변을 자주 볼 것 같은데요?"했더니

"안 보고 어떻게 압니까?"

"만져보고 아는 것은 중간이고, 안보고 아는 것이 명의라고 하지 않소? 미련한 것들이 깨우침을 덜 가져 항문이나 까보고, 피 뽑고, X-ray 검사하고 하지, 그리고 요사이 젊은 것들은 더 심한 것 같아."

"그런데 저는 치질 때문이 아니고 어깨가 아파서 왔습니다."

"이 사람이 아직도 덜 깨달았구만!. 그게 다 치질 때문에 생긴 것이오!" 하고는 치료하려고 누우라고 했더니 벌떡 일어나서는

"수술해야 하지 않습니까?"

"예끼 이 양반아! 대기업의 전무라는 사람이 뭐 그리 말뜻을 이해 못하시오? 나는 그럼 진찰만 했소? 수술해 보시오. 몇 년 지나면 또 재발하지."

"맞습니다. 4년 전에 수술했는데 또 재발 했습니다."

이 환자는 변비가 심하여 염소 변처럼 나오고, 워낙 딱딱해서 변기가 막힐 때도 있다고 했다. 이 환자는 좌측의 어깨가 아프므로 우측의 족삼리, 곡지를 보(補)하고 양계, 양곡을 사(瀉)하였다. 두 번 보사(補瀉)를 한 후 좌측 어깨를 움직여 보라고 했더니

"금방 그렇게 되겠습니까?"

"이 양반이 어제부터 헛소리 하고 그래! 그만하니까 움직여 보라는 것이지, 쓸데없이 움직이라고 할 것 같소!" 하고 소리를 질렀더니 팔을 위로 들었다 내렸다 하더니.

"어~, 참 이상하다 집에서 차 몰고 올 때만 해도 많이 아팠는데……"

3일 뒤에 다시 필자를 찾아 왔다. 증상을 물으니 팔은 괜찮은데 손목 부위가 약간 저린감이 있고, 어제부터 대변다운 대변을 보았다고 했다.

환자가 팔에 저린감이 있다고 하자 한 병원에서는 오십견이라 하였고, 다른 한 병원에서는 중풍끼가 있다고 입원 치료하라고 하였단다. 환자는 중풍이라는 말을 듣고 집사람은 물론 자신도 적지 않게 놀란 모양이었다. 이것으로 인연이 되어 그의 집사람은 물론 기업의 직원들이 아파도 모두 필자한테 보냈다. 지금까지 꽤 오랜 인연을 맺고 있다. 지금도 어떤 증상이 있으면 필자를 먼저 찾아온다.

그 후 10년 쯤 지났을까? 어느 해에 다리가 당기고 아프다고 절며 찾아 왔다.

"간이 나쁜 것 같구만!" 했더니

"간이 어떤 것 같습니까?"

"간염인 것 같은데."

간허증으로 시술한 결과 양호한 효능이 있었고, 정상적인 걸음으로 걸어갔다. 그 후 2개월 뒤에 다시 왔다.

"한동안 안 보여 죽은 줄 알았소."

"전화를 드렸어야 했는데 죄송합니다. 휴직계를 내려면 병원의 진단서가 필요한데 선생님한테는 끊을 수도 없고, 그리고 집에서 기공 받으러 다니면 술 마시는 것이 절제 안 될 것 같아 Y대 병원에 입원해서 치료를 받았습니다."

"잘했는 것 같소. 집안이 살만 하면 지금쯤 사퇴하고 쉬면서 소일거리를 하는 것이 좋을 것 같소. 계속해서 무리하게 일하면 어머니보다 일찍 죽는 불효를 저지를 수 있고, 사모님을 과부로 만들 수도 있습니다. 그렇게 죽으면 극락왕생 하겠소? 사후(死後) 지옥보다 생전(生前) 지옥이 더 괴로울 텐데."

"예, 한번 곰곰이 생각해 보겠습니다." 라고 말하는데 표정을 보니 뭔가 결심한 듯 하였다.

후일에 치료 받으러 온 직원에게 알아보니 회사를 그만두고 집에서 편안한 여생을 보내고 있다고 하였다.

2. 피부과 질환

사 례 ❶

한의사 아내의 피부병

99X년에 D그룹의 회장 딸(당시 29세)이 어머니와 같이 필자를 찾아 왔다. 입 주위와 아래턱 부위에 궤양이 생겨서 진물이 흐르고, 얼굴은 약간 검은 색을 띠고 두통, 어지러움, 가슴 두근거림, 요통, 수족한냉, 빈뇨, 변비 등의 증상이 있었다. 진찰하는 척 하다가 "자궁이 고장 났구만." 했더니 환자의 어머니는

"아이고, 별소리 다하네! 처녀가 어찌 자궁에 병이 난단 말이오." 하고는 자리를 벌떡 일어서면서 나갈 채비를 하였다.

"처녀는 자궁에 병나지 말라는 법이 있소?" 하고 물었더니.

"얘는 결혼하려고 약혼 해 놓은 상태입니다."

"여보시오. 말귀를 못 알아 듣소? 약혼을 했든 결혼을 했든, 이 아이는 자궁과 대장(大腸)에 병이 있소."

"참 별소리 다 듣겠네. 1년 동안 전국을 다니면서 별 희한한데 다 가봤는데 모두 다 피부병이라고 했습니다."

"그래서? 그 피부병이라고 했던 곳에서 치료하지 미쳤다고 이 멀리까지 돈 써 가면서 찾아 왔소?. 그리고 당신이 그리 잘 알면 당신이 치료하거나 그 피부병이라고 했던 곳에 찾아 가시오." 하고 이번에는 필자가 자리를 일어나려고 하는데, 이 자가 화가 안 풀렸는지 따지고 들었다. 두 사람이 옥신각신 하는데 듣고 있던 딸이

"엄마는 여기 뭐 하러 왔어요? 선생님이 하시는 말씀이 다 맞구만!" 하였다.

그래도 몇 자 더 배운 딸이 나은 것 같았다. 과거의 유교적인 사고(思考)에 젖어 있는 어머니는 처녀가 자궁에 이상 있으면 시집이나 못 가는 줄 알거나 부끄럽게 생각했는지 아무것도 모르면서 옹호하려고만 들었다. 참으로 무지(無知)의 탓이로다. 딸은 또

"엄마는 날마다 말로는 '나밖에 없다'고 하더니 순 거짓말이네."

"내가 뭘?"

"내가 하루에 한 번씩 팬티를 갈아 입는데 팬티 색깔도 안 봤나? 냉(冷)이 나와서 누런 걸, 날마다 식모 시키니까 모르지." 하고는 눈물을 글썽였다. 그 때서야 어머니는 할 말이 없었는지 꿀 먹은 벙어리처럼 아무 말이 없었다.

이 환자는 신장(腎臟)을 먼저 보(補)하였다. 신체가 너무 허약하여 경거, 복류를 보(補)하고 대돈, 용천을 사(瀉)하였다. 3번 보사(補瀉)를 마치고 아랫배를 눌러보니 통증이 덜하고 두통, 어지러움, 요통의 증상이 없고 정신이 아주 맑다고 하였다.

"선생님 이제 다 나았습니까?"

"병이 두 가지인데 오늘은 하나만 치료했으니 3일 뒤에 다시 와서 다른 치료를 받도록 해라" 하고 돌려 보냈다.

이 환자의 약혼자가 문경에서 한의원을 한다고 했다. 그래서 약혼자가 환자에게 약도 많이 주었고, 침도 많이 놓았다고 했다.

3일 째 되는 날 필자를 다시 찾아 왔는데 요통만 약간 있고 다른 증상은 거의 없다고 하였고, 턱 아래의 부스럼도 많이 호전(好轉)되었고, 얼굴색도 아주 좋아졌다.

필자를 찾아오는 환자들은 이미 대학병원이나 주위의 한의원 등 수십군데 다 거쳤고 또 그곳에서 못 고쳐서 오는 사람들이다. 그렇지 않고서는 구태여 산골까지 찾아 올 이유가 없다. 여러 군데 가다보니 자기 스스로는 이미 반(半)은 의사이다. 이미 세뇌(洗腦)가 되어 있어서 그곳과 같은 답이 나오기를 바랄지도 모른다. 그런데 엉뚱한 답이 나오니 그동안 자신이 신뢰 해왔던 것들을 무너뜨리기 싫어서 아마 심리적인 반향(反響)을 일으킬 것이다.

의사들도 이미 여러 병원을 거쳐 자신에게 찾아 온 환자들은 다시 생각해 보아야 할 것이다. 이미 간 병원에서 잘 치료 했다면 그대를 찾아갈 이유는 없다. 진단을 잘못했거나 치료를 잘못하여 효험이 없었기 때문에 찾아 가는 것인데 이전 병원과 같은 방법으로 진단, 치료 한다면 나을 리가 만무하다. 그러면 그대 역시 그 환자에게는 스쳐지나가는 그저 그런 의사에 지나지 않게 된다. 요사이 환자들은 교육수준이 높고, 매스컴의 발달로 어지간한 병들은 잘 알고 있을 뿐만 아니라 심지어 컴퓨터로 다 찾아 볼 수 있어 어쩌면 반(半) 의사 수준일 수도 있다. 그런 환자들에게 뻔한 방법으로 덤벼들면 백전백패(百戰百敗)한다. 병을 치료하는 것은 일종의 심리전이라고도 볼 수 있고, 그 심리전에 이겨야 병 치료가 쉬워진다.

두 번째 치료 때에는 대장의 열(熱)을 없애는 기공하여 돌려 보냈는데 그 다음 날 오전 10시 경에 환자의 어머니에게서 전화가 왔다.

"선생님, 큰일 났습니다."

"호들갑은, 뭐 죽기라도 했습니까?"

"그것이 아니고 딸애가 아침부터 설사를 쫙쫙 하는데 화장실에 몇 번째 갑니다."

"별것 아닌 것 가지고 야단스럽게 호들갑은, 좋은 일이구만, 그것은 다 그동안 쌓였던 열독(熱毒)이 빠지는 것입니다."

"이러다 애가 쓰러지는 것 아닙니까?"

"허허, 참, 애한테 물어보쇼! 어지럽고 정신이 없는지? 아마 속이 시원하고 정신이 도리어 맑아 질 것이오." 했더니 잠시 아이에게 물어 보고는 정신을 맑다고 했다.

"그럼 지사약이라도 좀 먹일까요?"

"쯧쯧, 열독(熱毒)을 빼려고 기공 했는데 지사제 먹으면 다시 기공 해야 하는데, 뭘 그리 모르시오? 그리고 젊은 놈이 설사 좀 한다고 안 죽으니 호들갑 좀 그만 떠시오. 그러면 애 버립니다." 하고는 호통을 쳐 주었다.

대장열증(大腸熱症)을 치료하다보면 이런 경우를 볼 수 있고 기공 시술 후 메밀묵을 먹어도 이럴 수 있다. 기공으로 인한 설사는 열독(熱毒)을 빼내는 것이고, 메밀묵은 차기(冷) 때문에 생기는 것이다. 그러니 걱정 할 필요 없고 설사약을 먹일 필요도 없다. 그 날 오후 3시에 다시 전화가 왔는데 속이 시원하고 기분이 아주 좋다고 하였다. 그 다음 날 다시 필자를 찾아 왔다. 턱 아래를 보니 진물나던 것이 이미 다 말라서 딱지가 생겼고 얼굴색이 아주 고왔다.

"이미 다 나았는데 뭐 하러 왔어?" 하고 물었더니

"재발을 방지하기 위해서 한번 더 치료하려고 왔습니다."

"재발을 안 하면 안 되지."

"왜요?"

"가끔 재발해야 전국을 한 바퀴 돌고 다시 나한테도 찾아오지, 그래야 모두 먹고 살지."

"싫어요. 이번에 제 병이 안 나았으면 저는 자살했을지도 몰라요."

"땍, 이놈! 어찌 그런 생각을 하는고? 부모님이 살아 계시는데."

"그러니 빨리 기공 해 주세요. 헤헤." 하고 웃으면서 필자의 팔을 잡고 흔들었다.

"야, 이놈, 오늘도 속아서 기공을 해준다만, 다른 의사들이 욕 안할지 모르겠다."

이렇게 치료해서 100% 완치 되었다. 그런데 한 달 쯤 흘렀을까? 다시 필자를 찾아 왔다.

"아이고 선생님, 큰일 났습니다. 턱 아래 다시 부스럼이 생기기 시작합니다. 일주일 뒤에 결혼식을 해야 하는데." 하고는 울먹였다.

"얼마 전에 약을 먹은 적은 없는가?"

"약 먹으면 그렇습니까?"

"당연하지 잘못 먹으면 그렇지."하고 대답을 하였더니. 장래의 신랑감 될 사람이 맥을 짚어 보고는 냉(冷)하다고 보약을 지어 준 모양이었다. 그 약을 3첩 먹은 후 이렇게 되었다고 하였다.

"허허, 그 사람 참, 사람 많이 잡겠다. 헛 배웠어!" 했더니

"그 사람 한의대 나왔습니다."

"한의대 나오면 뭘 하나, 제 집사람 될 사람 하나 못 고치면서 남을 고쳐? 저번에도 전국을 다니게 만들더니 이번에도 재발하게 만들고, 쯧쯧, 그게 헛배운 거지, 집사람 될 사람에게 이 모양인데 남에게 어떻겠소?" 했더니 멋 쩍은지

"대학원까지 나왔는데."하였다.

"대학원이 아니라 그 할아비를 나왔어도 소용없어 진단의 근본을 모르는데 내가 보니 돌팔이 중의 상 돌팔이 수준이구만, 다시 배워야겠어." 했더니 사윗감을 욕하는 것으로 들렸는지 환자의 어머니 얼굴이 울그락 불그락 하자 또 딸이 나섰다.

"엄마는 와 카노? 맞는 말 아이가? 저번에 내 병 못 고친 것도 그렇고, 이번에도 약 먹고 그랬는 것도, 모르면 배워야지 대학원 나오면 뭐 대수가? 모르면 돌팔이지!"

"그럼 어쩔까요?"

"뭐를?"

"약 말입니다."

"증상에 안 맞으면 산삼, 녹용 아니라. 그보다 더 좋은 것도 독(毒)입니다. 먹어서 독이 되는 것이 괜찮으면 드세요. 죽기 아니면 살기겠지." 했더니

"좋은 것 많이 들어 갔다 던데." 라고 하며 아쉬워하면서

"내가 먹을까요?" 하였다.

"허허, 참, 약 그것 원가 몇 푼이나 된다고, 독약 일지도 모르는 것을 함부로 먹는다는 거요. 차라리 버리시오." 라고 하였다. 딸이 둘의 대화를 듣고 있더니.

"엄마, 좀 그만 해라. 내가 고생하는 것 안 보여요? 욕심은." 하며 구박을 하였다.

그 후 결혼식을 마치고 필자를 찾아왔다.

"결혼식 때문에 바쁘실 텐데? 왜 또?"

"말씀 낮추세요."

"아니지, 처녀 때는 괜찮으나 이젠 결혼까지 했는데."

이야기인 즉, 결혼식 마치고 신혼여행 가서 이전(以前) 자신의 병과 이번 약으로 인한 일들을 모두 신랑에게 이야기 했더니 스스로 자신의 실력을 인정하고 필자를 찾아와서 배우고 싶으니 제자로 받아 줄 의향이 있는지 알아보러 왔다고 했다. 그러면서 새댁이

"선생님, 제 신랑이 오면 한 수 가르쳐 주실 거죠?"

"어깨 힘만 빼고 오면 한 수 아니라 열 수도 가르쳐 주지."

"그럼, 선생님은 뭐 먹고 살게요?"

"밀방(密方)이니 어쩌니 하는 것은 다 소인배나 하는 짓이지. 지가 배운 것은 그럼 선조로부터 배운 것이 아닌가? 그 선조들이 안 가르쳐 주었으면 우리가 살아 있겠는가? 후손을 위하여 좋은 것은 다 가르쳐 주고 죽어야지, 후손들이 더 나은 역사를 이어가지, 안 그런가? 그리고 나 혼자 잘하면 모든 환자들이 모두 나를 찾아와서 괴롭힐 것이니 차라리 모르는 것이 일신(一身)이 편할 것일세."

수양이 덜 되어 한치 앞도 모르는 사람이 환자를 돈으로 보니 어찌 뱃 속의 병을 알리요. 욕심을 버리고 수양하면 뱃 속은 물론 천리도 볼 수 있으리라.

이 환자의 신랑은 배우러 온다고 해놓고 몇 년이 지났는데 아직도 오지 않는다.

어깨에 힘이 많이 들어 있고 머리를 비우지 못한 모양이다. 훌륭한 의사가 되는 길은 마음의 넓이를 넓혀야 한다. 쥐꼬리 만한 자존심을 누르지 못하고 허영으로 어깨에 힘만 준다고 환자가 나을지 의문이로다.

사 례 ❷

어린이 피부병

90년도 어느 해 가을에 김천시에서 통닭집 사장이 손녀를 데리고 필자를 찾아 왔다. 이 집 사람들은 병이 있을 때마다 다른 병원에 가면 거의 효과가 없어 오로지 필자만 찾아오는 마니아들이다.

이 날도 9살 된 손녀가 턱 아래 부위가 감홍시처럼 부어있고 통증이 심한지 울고, 7세 된 손자는 중이염으로 고생을 하고 있어 여러 방법으로 치료를 하였으나 별 효험이 없어 찾아 온 것이다.

"이 아이(손녀)의 대변이 딱딱하지 않습니까?"

"예, 아주 심합니다."

손녀가 기공을 겁내하여 볼펜으로 혈자리를 살살 보사(補瀉)를 해 주었다. 어린이나 어떤 환자는 침이나 주사 혹은 기공하는 것에 겁을 많이 내는데 이럴 때에는 함부로 시술해서는 안된다. 과대(過大)한 공포가 있는 상태에서 무리하게 시술하면 도리어 증상을 악화시킬 수도 있다. 이럴 때는 끝이 둥근 막대기로 눌러주거나 물리치료 기구인 전기자극 치료기로 혈자리에 전기자극을 하면 된다. 이때 보사법(補瀉法)으로는 눌러서 비비면 보법(補法)이고, 움직이지 않고 꽉 눌러주면 사법(瀉法)에 해당되고, 전기자극 치료는 양극(+)이 보(補)하는 것이고, 음극(-)은 사(瀉)에 해당된다.

이 여자 아이는 이 방법으로 3회 시술하자 통증이 없는지 울지 않았다.

손자는 태계혈(太溪穴)을 볼펜의 끝으로 비벼주었다. 중이염의 경우, 성인은 신정격(腎正格)을 사용하거나 태계혈에다가 뜸을 7장 정도 뜨면 완치되는 경우가 있다.

이 손녀 아이는 1회 시술로 완치 되었다. 그리고 볼거리에는 김가루와 꿀을 혼합하여 발라주면 탁월한 효능이 있다.

시술자는 용감해야 한다. 권투나 전쟁 혹은 각종 경기에서 자신감이 아주 중요하다. 선수가 상대방에게 겁을 먹으면 근육이 위축되어 제 기능을 발휘 못한다. 치료자도 마찬가지로 환자 치료 시 용기를 가져야 자신감이 생겨 기(氣)가 방출되는 것이다.

치료자 자신이 위축되어 몸이 움추려 드는데 어찌 올바른 기(氣)가 방출이 되겠는가? 설령 병에 대해서 모르더라도 치료 시에는 용감해야 한다. 모르면 일찍 감치 모른다고 하든가, 시작 했으면 몰라도 아는 척 능청을 부려야 한다. 자신이 없는 태도로 임한다면 환자가 눈치채고 불안감을 느낀다. 의사가 자신감이 없거나 환자가 불안감을 느끼는 순간 효능은 반 이하로 떨어진다. 그 순간 두 사람의 머리 속에 분비되는 물질이 다르다.

환자를 치료하는 것은 반이 심리전이고, 반이 의료기술이다. 처음에 기선 제압 해야지 효능을 높일 수 있는 것이다. 외모상으로 나약하게 보이거나 내공이 약하면 평소에 기공 수련하면 좋을 것이다. 그리고 기공 수련은 본인의 잠재능력을 최대로 상승시킬 수 있으므로 효과가 극대화 될 것이다. 필자의 제자 중에 한의사가 있어 실험 해 보았는데 기공을 하지 않은 자가 혈자리에 침을 놓는 것과 필자가 혈자리에 기공 한 것 중에서 필자가 한 것이 더 효험이 있는 것을 여러 번 발견하였다.

질병의 원리가 크게는 음양(陰陽)의 불균형이고, 국소적으로는 장기(臟器)의 불균형이고, 더 작게는 경락 흐름의 이상이다. 경락이란 물 흐름과 같은 것이다. 경락도 자연과 같이 산이 있고, 계곡이 있고, 평야가 있다. 작은 계곡의 물이 흘러 강(江)을 이루고, 강이 바다를 이루는 것과도 비슷하다. 중간에 물론 저수지도 있을 것이다. 어떤 원인으로 인해 물의 흐름이 막히면 아래는 물이 안 통하므로 물 부족으로 가뭄이 들어 곡식이 죽을 것이고, 너무 많아도 곡식이 썩을 것이다. 〈황제내경〉에 "불통즉통, 통즉불통, 불영즉통(不通則痛, 痛則不通, 不營則痛: 통하지 않으면 아프고, 통하면 아프지 않다, 영양이 부족하면 아프다)" 이라 하지 않았는가? 치료도 이와 같은 것이다. 막히면 뚫어주고 부족하면 채워주고 넘치면 빼주는 것이다.

대장허(大腸虛)로 인해서 변비도 생기지만 설사가 생기기도 한다. 두 가지 다 같은 혈자리를 통하게 해 주는데, 그 원리는 대장(大腸)이 허약(虛弱)해서 오는 것이다. 변비가 있다고 설사약을 장기간 먹은 자가 나중에 만성장염 증상을 호소하는 자도 많이 보았다. 대장(大腸)에 열(熱)이 있으나 한성약(寒性藥)을 습관적으로 장기간 사용하니 장(腸)의 양기(陽氣)가 떨어져 설사를 하는 것이다. 그리고 변비약 중에는 장의 점막을 자극해서 유동을 촉진 시키는 성분이 있는데 이런 약도 장기간 많이 복용하면 장염으로 발전할 수 있다.

대구의 모 대학 총장님도 변비로 고생을 많이 하였는데 혈자리 몇 곳을 풀어주자 그 다음날부터 대변이 시원하게 나온다며 좋아하고 신기해 하면서 대체요법학과 개설에 대해서 논의하곤 하였다. 이 분도 대학 총장쯤 되다보니 주위에서 갖가지 변비약을 다 가져다 준 모양이었는데 대부분이 먹을 때 그 때뿐이고 점점 심해졌고, 필자를 처음 만났을 때에는 일주일에 1회 정도 대변을 보았다고 하였다.

그리고 앞에서 진술한 바와 같이 약혼자의 얼굴 피부염을 필자가 완치시켰는데, 한의사라는 신랑감은 속이 허(虛)하다면서 인삼같은 보약을 처방하여 재발하지 않았는가?

지금 현재 이런 질병들을 그냥 보(補)하면 대부분이 더욱 증상이 심해지는 경우를 많이 보았다. 체질에 맞지 않는 보약은 무국보다 못하다는 것을 알기 바란다.

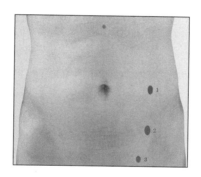

상기의 부위에 지압을 자주 해 줌으로서 변비를 예방, 치료할 수 있다. 순서대로 각 부위에 지압하고, 한 부위에 3-5초정도 누르고 다시 그 다음 혈을 누른다. 1회 시술 후 10분간 휴식하고 다시 시술한다. 이런 방법으로 총 3회 시술한다. 이때 잡념을 버리고 시술하면 효과가 더욱 좋다. 그리고 마지막에는 손바닥으로 그 부위를 꾹 눌러준다.

어머니 손이 약손이라 하지 않는가? 따뜻한 손으로 복부를 비벼주므로서 환부에 맛사지 효과로 혈액순환이 촉진되고, 장(腸)의 압박으로 장내부의 압력을 높여서 배변을 촉진하는 작용이 있다.

사 례 ❸

열독성 아토피 피부염

구미 S사의 주지스님은 필자에게 많은 환자를 소개했다. 직접 데리고 오기도 하고 바쁘면 소개장을 써서 보낸다. 지금까지 스님의 소개로 필자를 찾아온 환자만 해도 부지기수다. 스님의 소개로 오는 환자들은 대부분 현대의학에서 포기한 사람들이 많다. 환자가 스스로 포기하고 종교에 귀의하여 치료법을 강구할 정도이면 전국의 어느 병원을 안 가 보았겠는가?

지금 소개하고자 하는 사람도 그런 환자 중의 한 사람이다.

강원도 원주시에 사는 50대 초반인 이종대(가명)씨는 아토피 피부염으로 필자를 찾아왔다.

이 자는 십여 년 전에 건설회사의 사장으로 사우디에 파견갔다가 몸이 너무 약해져서 6년쯤 지났을 때 귀국하였다고 했다. 귀국 후 국내 병원에서 종합검진을 받았으나 특별한 이상을 발견하지 못했고, 단순한 과로라는 진단만 받았다고 하였다. 그러나 몸이 너무 피곤해서 일상에 지장을 줄 정도였는데다가 부부생활도 거의 못할 정도였다고 하였다. 40대 초반에 몸이 허약하여 사업을 접었다고 하니 오죽하겠는가? 게다가 젊은 부인까지 생과부를 만들었으니 남자로서 일말의 자존심마저 다 구겨진 것이었다.

현대의학에서는 특별한 이상이 없다하여 한방병원, 한의원을 전전긍긍하면서 좋다는 약을 다 지어 먹었다고 하였다. 그러나 역시 아무런 효과가 없었단다. 그때부터는 이 사람이 이것이 좋다고 하면 그것을 먹고, 저 사람이 저것이 좋다고 하면 역시 따라 먹어보고 하다 보니 안 먹어 본 것이 없다고 하였다. 그때 많이 먹은 것은 인삼, 홍삼, 산삼, 녹용 등이 많았다고 하였다.

몇 년간 그런 음식을 먹다보니 어느 날부터 피부에 반점이 생기기 시작하였고 아주 가려웠다고 했다. 긁으면 긁을수록 더 간지럽고 피가 나올 때까지 긁다보니 전신이 상처투성이가 되었다고 했다. 병원에 갔더니 아토피 피부염으로 진단하였고, 각종 내복약과 외용약을 보따리로 처방받아 치료했다고 했다. 그러나 치료할 때만 좀 사그라 들었지만 치료를 중단하면 다시 재발하기를 수년째라 하였다. 필자를 찾아 왔을 때 몰골을 보니 거의 폐인 수준이었다. 정력에 좋은 것 찾다가 도리어 더 큰 혹을 하나 더 붙인 꼴이니 사람이 폐인이 되는 것은 당연한 이치일지도 모르겠다. 처음 정력이 부족할 때는 그나마 집에서 가족들과 대화를 하였으나 전신에 부스럼 딱지가 생기자 스스로 위축되고 대인기피증과 우울증이 생겨 가족은 물론 친구들과도 왕래가 거의 없다고 했다.

아토피가 생기자 다시 전국의 피부 전문 병원 문을 기웃거렸으나 아무런 도움이 되지 않았다고 하였다. 그때부터는 치료를 거부하고 수양 삼아 산천을 다니며 세월을 보냈다고 하였다. 우연히 구미에 왔다가 S사가 유명하다는 소문을 듣고 찾아갔다가 필자에게 연결이 된 것이었다. 필자는 이미 이런 환자들을 많이 다루어 보았기 때문에 진단이고 뭐고 할 것 없이

"당신 정력에 좋다고 잡동사니 많이 먹었겠구만" 했더니 뭔가 느끼는 것이 있는지

"그런 것들이랑 관계 있습니까?"

"당연하지 마후라에 열이 차서 피부가 달아 올라서 염증이 생긴 것이지."

"이젠 뭔가 통하는 사람을 만난 것 같습니다. 제가 몸이 허약하여 산삼, 녹용 안 먹은 것이 없습니다."

"쯧쯧, 비싼 돈 주고 독을 먹었구만. 그래 그 고급 정력제 먹고 정력이 천장을 뚫어 첩이라도 몇 명 두었는가?"

"첩은 무슨 첩입니까? 껍대기가 다 썩어 문둥병처럼 되었는데 누가 오겠습니까?"

대장의 기능, 생리, 병리를 한의학적으로 설명 하였더니 수긍이 되는지 고개를 끄덕였다.

족삼리, 곡지를 보(補)하고 양곡, 양계를 사(瀉)하는 기공을 했다. 대장이 허(虛)한 사람을 시술할 때는 환자의 협조가 중요하다. 협조라는 것은 바로 식이(食餌)를 말한다. 이런 사람들은 선천적으로 대장이 허한 사람들이 많다. 시술 중이나 완치 후에도 식이요법을 실시해야 재발하지 않고 완치시킬 수 있다. 즉 열(熱)이 발생하는 식품이나 열량이 높은 음식을 금하는 것이 좋다. 열이 발생하는 식

품이란 술, 인삼종류, 당분(설탕, 꿀), 육식, 해물(고등어, 꽁치, 삼치,방어 등 등 푸른 음식), 카페인이 있는 음료(커피, 녹차), 과자 등이다.

이 환자는 3회 시술 후 거의 완치 되었다.

처음 필자를 방문할 때에는 거의 나병환자 수준이었는데 4회째 방문할 때에는 거의 완치되어 새로 태어난 인간 같았다. 그리고 식사도 잘하고 잠을 잘 수 있어서 살만하다고 하였다.

필자도 지금까지 산삼이나 천마같은 것을 본 적이 없었는데 이 환자 덕분에 맛을 보았다.

그러나 이런 것이 필자의 체질에도 안 맞아 맛만 보고 냉장고 넣어 두었는데 나중에 보니 다 썩어 있었다. 폐와 대장은 상호 표리관계에 있고, 피모(皮毛)를 주관한다.

호흡기성 질환에는 폐정격(肺正格)을 사용하고, 피부병에는 대장정격(大腸正格)을 사용하니까 효험이 있었다. 피부병 중에서도 면역성 질환인 아토피 피부염, 비염, 대상포진, 수포성 포진, 건성피부염, 피부암 등에 효험이 있었다. 그리고 대장의 질환인 치질, 대장염, 직장암이나 오십견에도 대장정격을 사용한다. 심지어 양의병원에서 직장암으로 판명났고 6개월밖에 못 산다고 진단한 환자도 대장정격으로 완치한 환자도 있다.

이 환자가 5회 방문할 때는 가족들을 다 데리고 와서 필자에게 인사를 올렸다. 그리고는 정력 좋아지는 기공을 해 달라고 졸랐다. 아토피만 낫게 해주면 소원도 없다더니…

사람의 욕심이란 한도 끝도 없는 모양이다. 정력 좋아지게 하면 나중에는 첩 구해달라고 안 할지 걱정이다.

사 례 ④

밀봉교상성(蜜蜂咬傷性) 두드러기

어느 해 늦은 봄에 환자를 시술하다 쉴 겸 마당을 어슬렁 어슬렁 돌아다니는데 낡은 차가 필자의 집으로 들어 왔다.

필자의 집 입구가 좁아서 들어오기 힘든데 구태여 들어오는 사람을 보면 높은 사람이거나 거동이 불편한 사람이 많다. 그런데 이번에는 차가 낡은 것을 보니 거동이 불편한 사람이거니 생각하고 차 안을 들여다 보았다.

운전자는 젊은이이고, 앞 좌석에는 30대 초반의 여자가 앉아 있고, 뒷좌석에는 60대 여인이 앉아 있었다. 앞좌석의 젊은이는 자식인 것 가고, 뒷좌석은 어머니인 것 같았다.

보나마나 어머니가 중풍이나 걸려서 온줄 알고 뒷좌석을 멀꿈히 바라보았다.

차가 서자 운전자와 뒷좌석의 노인이 내리더니 앞좌석의 조수석 문을 열더니 환자를 부축해서 내리는 것이었다. 필자의 추측이 보기 좋게 빗나간 것이었다.

"젊은 사람이 늙은이를 부축해도 못 할 망정, 젊은 사람이 늙은이에게 부축받아서 오네?"

했더니 늙은 여자가

"그러게 말입니다. 내가 이 년 때문에 미치겠습니다."

"생긴 것은 멀쩡한데 뭐가 그리 미치게 한단 말이오?"

"얘를 한번 보십시오." 하면서 부축한 팔을 슬그머니 놓았다. 그랬더니 젊은 여자가 앞으로 가지 않고 뒤로 어그적 어그적 걸어갔다. 걷는 것이 영 불안 한 것이 꼭 술 취한 사람이 걷는 것 같았다.

"젊은 여자가 어쩌다 이 꼴이 되었는고?"

사연인즉, 벌에게 쏘여 이 꼴이 되었다고 하였다. 이 환자의 나이는 33세이고 노처녀라 하였다. 집 근처에 양봉하는 집이 있는데, 그 집에서 채밀하던 날 부모님 집에 방문했다가 벌에게 쏘였다고 하였다. 처음에는 전신이 가렵고 두드러기가 생겼는데, 잠시 후에 호흡곤란으로 기절하여 119를 불러 대구의 Y대학병원으로 실려 갔다고 하였다. 그 병원에서 해독주사 맞고 가려운 증상이나 두드러기는 다 없어졌으나 온몸이 이상하게 말을 잘 안 듣는다고 하였다. 병원에서는 벌에 쏘였을 때 기관지가 수축되어 호흡곤란을 일으켜 뇌에 산소가 공급되지 않아 발생한 후유증이라고 하였다고 했다. 일종의 중풍인 셈이다. 병원에서는 특별한 치료법은 없고 시간이 지나고 재활치료 하면 좋아진다고 했다고 했다. 그러나 환자는 아직 나이가 젊은데다 미혼이어서 집에서는 난리가 난 모양이었다. 양봉하는 사람하고 대판 싸우기까지 한 모양이었다.

필자도 이때까지 수많은 환자를 치료 해 보았지만 이런 경우는 처음 보았다.

벌에게 쏘여서 기관지가 수축되어 산소부족으로 중풍이 되었다? 아무리 생각해도 적당한 방법이 생각나지 않아 대학병원의 말대로 산소공급 해주는 방법을 해보기로 했다. 산소를 공급하는 장기는 폐인데, 산소공급이 부족하다면 폐허약 아니겠는가? 그래서 폐정격(肺正格)으로 기공을 시술하였다. 태백, 태연을 보(補)하고 소부(少府), 어제를 사(瀉)하였다.

3회 기공을 실시 후 '어떠냐?'고 물었더니 머리가 시원해지고 답답한 호흡이 확 뚫린다고 하였다. 처음 올 때는 말이 아주 어눌했었는데 시술 후부터는 발음도 아주 좋아졌다.

그리고 일어나서 움직여 보라니까 처음보다는 아주 좋아졌고 뒤로 가지 않았다.

그 후 이 환자는 모두 2차 시술 후 완치 되었다. 3번째 방문할 때는 아픈 친구들을 많이 데리고 왔다. 평생 시집도 못가고 살 뻔 했는데 고쳐 주어서 고맙다면서 거듭 인사 하였다.

태백혈은 비경(脾經)의 토혈(土穴)이고, 태연혈은 폐경(肺經)의 토혈(土穴)이다. 소부혈은 심경(心經)의 화혈(火穴)이고, 어제혈은 폐경의 화혈이다. 즉 토를 보(補)하고 화(火)를 사하면 금(金)은 살아나는 것이다.

이 환자의 경우, 양의병원에서는 그냥 산소부족으로 인한 뇌허혈이니까 특별한 방법이 없다고 방치하였는데 산소공급, 기관지 확장제 투여, 호흡중추 흥분제를 사용하였으면 어떻게 되었을까 생각한다.

그리고 또한 예는 벌에 쏘여서 발생한 두드러기이다.

이 예는 아주 오래된 이야기이다. 한 환자가 벌에 쏘여서 전신에 두드러기가 발생하였고, 가려워서 미칠 지경에 이른 환자였다. 얼마나 가려운지 시술실에 들어와서 거의 떼굴 떼굴 굴러 다녔다. 기공을 시술하려고 해도 얼마나 굴러다니는지 옳게 할 수 없어, 같이 온 가족 중에서 한 사람은 긁어주고 한 사람은 못 굴러다니게 몸통을 잡고 있었다.

그 상태에서 기공을 3회 시술하자 가려움이 줄어들기 시작하였고, 5회 시술하자 딱 멈추었다. 이때 시술한 기공은 대장정격(大腸正格)이었다.

족삼리, 곡지를 보(補)하고 양계, 양곡을 사(瀉)하였다.

지금은 약이 좋아져서 안티-히스타민 약을 주사 맞으면 바로 낫지만 그 당시에는 시골에서 병원 한번 가는 것이 그리 쉽지 않았다.

그리고 안티-히스타민 약도 부작용이 심한 약이다. 그리 급한 증상이 아니면 기공으로 한번 해보는 것도 괜찮을 것으로 생각한다.

■■■■ Memo

Chapter 06

폐부 질환

🍰 원 인

1. 선천적인 허약
2. 후천적인 원인
    ① 환경오염, 흡연
    ② 스트레스

🍰 증 상

1. 내과: 기침, 천식, 폐암, 오십견, 위장병
2. 정형외과: 오십견, 전신 무력(無力)

🍰 치법(治法)

1. 감기: 대추(大椎), 폐수(肺腧), 곡지(曲池) 혈을 평보평사(平補平瀉) 한다.
2. 천식: 대돈혈을 보(補)하고, 태백혈을 사(瀉)한다
3. 폐암: 태연, 태백혈을 보(補)하고, 소부, 어제혈을 사(瀉)한다.
4. 위장병, 성격 조급증: 소부, 어제를 보(補)하고 척택, 곡천을 사(瀉)한다.
5. 사지무력: 태연, 태백혈을 보(補)하고, 소부, 어제혈을 사(瀉)한다.

🐱 해 설

폐는 호흡을 주관하는 장기이다. 모든 생물에게 산소공급이 되지 않으면 바로 죽는다.

호흡하다는 것은 산소를 흡입하고 이산화탄소를 배출하는 것을 말한다. 인체에서 대사하고 남은 폐기물을 배출하는 장기는 신장과 대장, 폐가 있다. 그 중 폐는 기체성(氣体性) 폐기물을 배출한다. 또한 인체의 대사에서 산소는 한순간도 없어서는 안 되는 물질이다.

〈황제내경〉에서는 폐를 '상전지관(相傳之官)'의 장기라 하였다. 물질을 상호 간에 교환하고 조절한다는 뜻이다. 호흡을 조절하고, 산소를 혈액에 들어가게 한다. 폐와 심장은 상호 밀접한 관계가 있다. 모든 혈액은 폐를 통과한다. 혈액은 영양물질과 산소를 실어 나르는 운반 역활하는 매개체일 뿐이다. 그 매개체가 없으면 운반도 못하지만, 물질이 없어 실을 것이 없거나 실는 장소가 병변으로 인해 실지 못해도 헛일인 것이다. 심장과 폐가 여기에 해당된다. 혈액이 폐에 왔는데 실을 것이 없어도 병변이고, 실지 못해도 병변이다. 실을 것이 없는 것은 폐에 병변이 있어 호흡을 못해서 없는 것이다. 천식이나 폐암 같은 병변이 여기에 해당된다. 산소는 있는데 실지 못하는 것은 폐암이나 기관지 확장증, 진폐증 등이 아닐까 생각한다. 인체는 잠시라도 산소가 없으면 조직이 죽는다. 혈액에 산소가 부족해도 조직에서 산소가 필요하니 요구한 양을 보내기 위해서는 심박동수가 빨라지고 호흡이 촉박해진다. 반대로 혈액에는 산소가 충분하나 심장이 허약하여 수요만큼 보내지 못하면 역시 조직에서 빨리 보내라고 하고 심장을 빨리 뛰게 하고 호흡을 촉박하게 만든다. 즉 심장과 폐의 관계를 말한다. 폐가 기를 조절한다는 것은 바로 이런 것을 말한다.

폐는 수도(水道)를 조절하고, 피부를 주관한다. 피부는 땀샘도 포함된다. 체온에 따라 땀샘을 조절하여 물을 조절하는 것을 의미한다. 찬 바람을 많이 쐬면 부종이 생기는 이유가 바로 여기에 있다. 찬 사람을 쐬면 피부가 수축하여 땀구멍을 막아버리니 부종이 생기는 것이다. 또한 호흡한 신선한 공기를 신장으로 보내야 하는데 폐가 허약하여 보내지 못하면 신장의 기능이 허약해져 부종이 생기는 것이다. 그래서 고대에 "폐위수지상원(肺爲水之上源: _{폐는 인체상부의 물을 다스리는 근원이라는 뜻})"이라 하였다.

폐가 주관하는 정지(情志: ^{심리}) 우비(憂悲)이고, 체액은 콧물이고, 구멍은 코이다. 폐병이 있으면 마음이 슬프고, 슬픈 감정이 많으면 폐를 상하게 한다. 또한 코는 바깥의 공기를 흡입하는 장소이다. 공기 중에 있는 사기는 폐로 들어온다. 그래서 폐에 병변이 있으면 코에도 증상이 나타난다.

● 혈자리 설명

혈자리 이름	위 치	사 진
곡지 (曲池)	팔꿈치 관절을 90° 굴곡시 주름과 상완골 외측내과 연결 선상의 중간지점 오목한 부위	
대추	척추 정중앙 경추7번 아래 오목한 곳	
폐수	제3번 흉추 극돌기에서 옆으로 1.5촌	
태백	발 내측면, 엄지발가락, 중족골 하부의 측면, 발바닥과 발등의 경계 부위	
태연	손목 관절 외측 주름부위, 요골 동맥이 박동하는 부위	
어제	엄지손가락 중수골의 중간부위, 손바닥과 손등의 경계 지점	
곡천	무릎안쪽, 대퇴골 내측상과의 바로 윗부위 오목한 부위	
소부	손바닥부위, 4번째와 5번째 중수골의 중간지점사이, 주먹 쥐었을 때 새끼 손톱 앞부위	
척택	팔꿈치 관절 주름 부위의 내측, 상완이두건의 외측, 곡지 혈에서 안쪽으로 0.5촌 부위	

1. 내과 질환

사 례 ❶

감기

감기가 한참 유행할 시기에 한 환자가 찾아왔다.

들어오는데 보니 마스크와 목도리로 전신을 가렸고, 내놓은 곳은 눈밖에 없었다. 시술실에 들어오는데 보니 옷을 얼마나 많이 입었는지 뒤뚱거렸다.

"뭐 전쟁이라도 났소?"

"아닙니다. 감기가 얼마나 심한지 두 달째 골방 골방하고 있습니다."

"내가 기공을 수십 년째하고 있는데 감기로 찾아온 사람은 당신이 처음이오."

"감기 때문에 누가 이곳까지 기공 받으러 오겠습니까? 교통비가 더 들겠습니다."

"그런데 당신은 왜 왔소?"

"시내에서 갖은 방법으로 다 해보아도 효과가 없어 찾아왔습니다. 선생님이 하도 잘 본다는 소문 듣고 찾아 왔습니다. 도대체 정말 감기인지 아니면 귀신들린 감기인지 좀 봐주십시오."

"에이 지미랄, 감기면 감기지 귀신들린 감기는 또 뭐야?"

"저도 오죽했으면 왔겠습니까?"

이 사람은 두 달 전에 몸살감기에 걸려 약방에서 약을 사먹었으나 효과가 없어 다시 병원가서 주사맞고 내복약까지 먹었으나 아무런 효험이 없었다고 했다.

전신관절이 아프고 온몸이 떨리면서 목이 아프고 기침을 많이 하는데다 누런 가래도 많다고 하였다. 두달 동안 이렇게 아프니 일도 옳게 못하고 날마다 병원 가서 살고 또한 한약도 지어 먹었다고 하였다. 그러나 아무런 호전이 없어 종합 병원에서 각종 검사를 받았으나 아무런 이상이 없다면서 역시 주사와 먹는 약만 주었다고 하였다.

필자도 나름대로 검사 해 보았으나 이상이 없어 그냥 기공을 하였다.

대추(大椎), 폐수(肺腧), 곡지(曲池) 혈을 평보평사(平補平瀉)하는 방법으로 기공하였다.

기공 시술 후 돌아갔는데 3일 후 다시 찾아왔다. 들어오는데 보니 옷을 가볍게 입었고, 마스크도 건성으로 걸치고 있었다.

"선생님 소문이 과연 헛소문은 아닌 것 같습니다."

"옷 입은 것을 보니 좋아진 모양이구료?"

"예, 처음에는 나도 크게 믿지 않고 그냥 그러려니 생각하고 집에 가서 쉬었는데 하루밤 자고 나니까 아주 좋아졌고, 오늘은 거의 70% 이상은 나은 것 같습니다."

"그럼 됐네."

"아예 뿌리 뽑게 한번만 더 해주십시오."

"두달 동안 전혀 효과 없었던 것을 두 번만에 뿌리 뽑으면 남들이 알면 욕 얻어 먹는데."

하면서 기공을 한 뒤 돌려보냈다.

3번째 방문할 때는 99%완치되어서 찾아왔다.

대부분의 사람들은 감기 걸리면 먼 곳까지 가기 귀찮아서 근처약방에서 약을 사먹는다. 그래도 효능이 없으면 병원을 찾고, 그래도 효과가 없으면 큰 병원을 찾아 무슨 죽을 병이라도 안걸렸는가 검사를 해본다. 사실 약방에서 준 약이나 병원에서 준 약이나 대동소이하다. 그리고 이 사람에게 준 약이나 저 사람에게 준 약이나 역시 유사한 것들이다.

감기같은 것을 고치기 위해 병원가면 도리어 다른 환자들로부터 교차감염될 수 있고, 각종 항생제에 내성이 생긴 바이러스에 감염되면 더 심해 줄 수도 있다.

이 환자가 그런 케이스가 아닌가 생각한다. 특히 이 환자는 과거 복막염을 수술한 적이 있다고 하였다. 그때 장기간 입원하면서 항생제를 대량으로 사용하였기 때문에 각종 항생제가 말을 듣지 않은 것이 아닌가 생각한다.

감기로 필자를 찾아오는 사람은 극소수이다. 사실 말이 바른말이지 감기로 산촌까지 찾아온다는 것은 시간과 경비 낭비이다. 그러나 항생제를 전혀 사용하지 않고 치료한다면 그 투자는 본전을 뽑지 않을까 생각한다.

나도 손자가 몇 명있는데 가까이에 사는 장손은 약 10년을 양약없이 감기를 다 치료하였다.

특별히 고열이 없는 한 양약으로 치료하지 말고 상기 방법을 시술해 보기 바란다.

상기의 기공법에 어성초6g 갈근7g을 차로 만들어 같이 복용한다면 금상첨화가 아닐까 생각한다.

사례 ②

천식

50여 살 된 여인이 20살 쯤 된 젊은이를 데리고 왔다. 젊은이의 키도 크고 외모도 아주 수려하였다. 그런데 젊은이의 얼굴을 자세히 보니 멍하게 보였고, 여인이 젊은이의 팔을 부축하면서 걷는 듯 하였다. 여인은 필자에게 인사를 건네는데 젊은이는 아무런 표정이 없었다.

필자가 두 사람을 상하로 한번 훑어본 다음

"멀쩡한 것 같은데 무엇 때문에 오셨습니까?"

"멀쩡하지 않습니다."

"껍데기 번지르하고 걸으면 됐지, 또 무엇이 고장인고?"

"제가 아니고 얘입니다. 병원에서는 천식이라고 합니다."

들어올 때도 좀 이상하게 생각했는데, 필자가 물어볼 때마다 어머니가 대답하는 것을 보고 이상할 것으로 심정을 굳혔다. 그러나 천식과 멍한 것은 좀 거리가 있어 사연이 있을 것으로 생각하고 물어보았다.

이 젊은이는 지금 21세라고 하였다. 어릴 때부터 천식이 있어 장기간 약을 복용하였고, 증상이 발작하면 기관지 확장제를 사용한다고 했다. 지금도 환절기에는 가끔씩 발작한다고 하였다. 3년 전 어느 가을에 학교 가다가 대로(大路)에서 천식이 발작하여 넘어졌다고 했다.

마침 그때 기관지 확장제를 휴대하지 않았고, 급발작으로 넘어져 뇌손상으로 졸지에 저능아처럼 되었다고 했다. 발작 시 지나가던 사람들이 119에 신고했으나 출근 시간대여서 병원에 일찍 도착하지 못해 뇌에 산소 공급 부족으로 인한 것이었다. 지금 얼굴이 시원하게 생긴 것도 호르몬의 부작용으로 인한 것이라고 하였다.

그 후 고등학교만 겨우 졸업하고 지금은 집에서 놀고 있고, 치료를 위해 전국을 다니면서 각종 방법을 다 해보고 있는 모양이었다. 독자인데다 한창인 나이에 모든 것을 포기해야 하는 그 심정을 누가 알겠는가? 어머니는 연신 눈물을 글썽이며 신세 한탄 하였다.

필자도 40년 간 이 업을 하면서 이런 환자들은 겨우 수십 명 정도 본 적이 있다.

천식을 한의학적으로는 효천(哮喘)이라고 한다.

일종의 알르레기성 질환이다. 알르레기를 유발하는 물질을 흡입하면 기관지가 수축하여 호흡곤란을 일으키는 질병이다. 일반적으로 숨을 내뱉는 것은 괜찮은 편이나 흡입이 잘 안 된다. 기관지 수축이 심한 경우에는 목에서 '쉑쉑' 하는 소리가 난다.

흡입할 수 없어 숨 가쁘면 강하게 빨아들이기 때문에 그 압력으로 갈비뼈 사이의 근육도 중심쪽으로 빨려 들어간다.

이 환자가 필자를 처음 방문했을 때는 아무런 증상이 없어 그냥 폐를 보(補)하는 기공을 해서 돌려 보냈다. 그리고 증상이 있을 때 한번 오라고 했다.

그 후 한달 쯤 지났을 때 두 사람이 다시 찾아왔다. 그때는 증상이 발작해서 필자의 집을 올라 오는데 호흡할 때마다 목에서 '쉑쉑' 하는 소리가 나고 이마에는 겨울인데도 땀을 흘리고 있었다. 필자에게 발작한 것을 보이기 위해서 기관지 확장제를 사용하지 않은 모양이었다.

"우둔한 사람들 같으니라고 그러다 큰일나면 어쩌려고."

"이것보다 더 큰 일이 있겠습니까?"

환자는 힘든지 방에 들어 오자마자 바닥에 옆으로 웅크리고 누웠다. 그런데도 여전히 '쉑쉑' 하고 있었다. 숨쉬기가 힘든지 얼굴은 벌겋게 달아 올라 있었는데 입술은 산소부족으로 인해 파랬다. 증상이 심한 것 같아 대돈혈을 보(補)하고, 태백혈을 사(瀉)하는 기공을 하였다.

이 기공법은 사암침법에 나오는 치료법이다. 3회 시술하였더니 숨쉬는 것은 좀 편하다고 하였고, 쉑쉑하는 소리가 많이 줄었다. 다시 2회 더 시술하였더니 쉑쉑하는 소리가 거의 없었고 가슴이 시원하다고 하였다.

환자나 어머니는 지금까지 기관지 확장제가 아니면 불가능한 것으로만 여기고 있었는데 기공으로 증상이 호전되자 신기하게 생각하였다. 혹시 찬공기나 기타 물질로 인해 발작할 수 있으니까 바깥에 나가서 다녀 보라고 하였다. 환자는 방을 나가 마당을 다니다가 다시 골목으로 나가서 돌아다니다가 들어왔다. 오르막을 좀 빨리 걸어도 괜찮다고 하였다.

천식한 환자를 치료한 결과 급성기에 그런대로 효능이 괜찮았다. 그러나 환자들이 증상이 없으면 방문하지 않아 장기간 치료 해 보지 못했다. 급성기에 효능이 있는 것을 보면 만성기에도 효능이 있을 것 같은데 사례가 적어 뭐라고 장담할 수 없다. 필자가 몇 명에게 시술한 결과 모두 일정의 효능이 있었다. 후학들이 이 방법을 심도 깊게 연구해보기 바란다.

사 례 ❸

폐 암

충 청도 D절의 주지스님이 필자를 찾아왔다.
이 스님은 비구니이고, 폐암으로 대학병원에서 입원치료를 받고 있었고, 흉수(胸水)가 차 있어 호흡곤란 증상이 심하였다. 병원에서는 빨리 수술하지 않으면 6개월을 넘기기 어렵다고 진단하였다고 했다. 그러나 이 스님은 생사를 초월한 사람이었다. 폐수술을 위하여 가슴을 절제한다는 소리에 질려서 포기한 것이었다. 이승에서 수술하여 신체에 손상을 가하면 저승에 갔다가 다시 이승으로 올 때 그 장기에 결함을 가지고 온다는 윤회사상 때문에 수술을 거부하였다고 했다.

"부처님이 다 알아서 안배할 텐데 뭐 그리 걱정이시오?" 하고 물었더니

"내가 비록 출가한 중이지만 그래도 여자인데."

"스님이 성별이 어디 있소?" 했더니 겸연쩍은지 말이 없었다.

이 환자는 폐가 허약하여서 태연, 태택혈을 보(補)하고, 소부, 어제혈을 사(瀉)하는 기공을 시술하였다.

처음 올 때는 흉수가 많이 차서 호흡이 곤란하여 숨을 가쁘게 쉬었는데 시술을 마치니 훨씬 증상이 가벼워졌다고 했다. 그 후 15일 간 총 5회 시술 후에는 증상이 거의 없어졌고, 병원가서 X-ray를 찍어보니 흉수도 거의 없어졌다고 했다.

처음에 병원에서 퇴원할 때 의사들이 만류하였고 물이 더 많이 차면 바로 죽을 수 있다고 협박까지 한 모양이었다. 10일 만에 재진하기 위하여 병원을 찾았을 때 좋아진 모습을 보고 '어느 병원에서 어떤 치료를 받았냐?'고 물었다고 했다. 병원에서 치료 받은 것이 아니고 산골짜기에서 기공을 받았다고 했더니 무슨 소린지 이해를 못하는 것 같았다고 했다.

그 후 환자는 2년 동안 잘 지내다가 재발하여 다시 필자를 찾아왔다. 과거 한 번 경험해 보았기 때문에 호흡곤란이 있자마자 필자를 찾아온 것이었다. 그때도 상기의 방법으로 시술하였더니 역시 즉석에서 호전되었다. 몇 차례 시술 후 완치되었고, 그 후 2년을 더 사시다가 열반하였다.

한의학에서 폐는 아주 부드러운 장기이고 열에 약하다고 한다. 폐암은 심장의 열이 많아 화극금(火剋金)이 심해서 발생한 것이다. 이 질환 치료 시에는 화(火)를 줄여주고, 토생금(土生金)이기 때문에 토(土)를 보(補) 해주면 증상이 좋아진다.

40여 년 동안 기공원을 하였고, 수 십만 명의 환자를 시술하였지만 암환자는 여러 명 보지 않았다. 그 이유는 환자들이 모두 세뇌되어서 그럴 것으로 생각한다. 사례가 얼마 되지 않아 통계학적으로 무의미하겠지만, 그러나 병원에서 추정한 기간보다는 몇 배 더 산 것은 틀림없는 사실이다. 무조건 부정적으로만 생각하지 말고 공조해서 더 좋은 방법 찾아보기를 진심으로 희망한다. 어떤 암이든 필자에게 진료 받는다면 대부분 사람들은 웃을 것이다. 그들을 웃게 만든 사회 자체가 이상하다고 생각한다. 필자가 이 글을 쓰는 이유도 내가 잘나서 혹은 내 자랑하려고 쓰는 것이 아니다. 후손들에게 다른 방법도 있다는 것을 일깨워 주기 위함이다. 어느날은 한방병원에 재직중인 물리치료사 제자가 와서 '선생님 병에 대해서 상세히 알려주지 마십시오' 하였다. '왜 그러냐?'고 물었더니, 산업스파이가 많다고 하였다. 필자가 인근에서 소문이 나서 염탐하려는 한의사가 많다고 하였다. '예끼 이 사람, 속좁게, 이런 기술은 빨리 전수시켜 환자들을 하루라도 빨리 고통에서 벗어나게 해야지, 죽을 때 가져 갈 것도 아닌데.' 하고는 혼내 주었다.

필자를 찾아오는 종교인들이 많다. 한때는 수녀들이 떼거리로 몰려 왔고, 지금은 스님들이 떼로 몰려온다. 그러나 기독교를 믿는 사람들은 상대적으로 많은 편이 아니다. 그분들도 여러 사람 치료를 해 보았지만 받아들이는 것이 다른 것 같았다.

나는 특별히 믿는 종교가 없는데 그분들은 필자를 특정 종교인으로 오해하는 사람이 많다. 거듭 밝히지만 나는 특정 종교가 없다. 필자가 사용하는 방법이 도교적인 것일 뿐이다. 어떤 종교인은 필자에게 전도하려는 사람도 있었고, 심지어 어떤 종교인은 필자를 이용하여 자신들의 종교 전도에 이용하려는 사람도 있었다. 내가 **교를 믿고 신도들에게 봉사활동 하면 월급을 많이 준다는 섭외를 받은 적이 있다. 싫다고 했더니 나중에는 진짜로 안 믿어도 되고 시술 시에 자신들이 믿는 신의 효과라고만 해주면 역시 고급대우를 해준다고까지 하였다. 종교인이 신을 농간하는 방법까지 써 가면서 전도하려는 행태가 참으로 안타까웠다. 그러고도 종교인이라고 하는 것을 보면.

오인의 시술법을 배우려고 찾아오는 사람들이 많고, 목적과 업종도 다양하다. 필자가 산속에 쳐 박혀 있으니 바보로 여기는지 돈 몇 푼주면 호락호락 넘어갈 줄로 여기는 것 같다.

필자는 치료할 때 조금이라도 효과를 높이기 위해서 각 종교에 맞게 설명해준다. 또한 그들이 믿는 경(經)을 치료에 응용하는데, 그것 또한 오해의 소지가 있는 것 같았다. 어떤 사람은 종교적인 문제로 인해 오는 질병도 있는데 그 마음의 울타리를 벗어나지 못하고 헤매는 것을 보면 참으로 안타깝게 느껴진다. 더 행복해지려고 종교를 가지는데 도리어 종교의 노예가 되어 불행하다면 어찌 올바른 종교관이라 할 수 있겠는가? 자신은 질병의 구렁텅이에서 벗어나지 못해 허덕이면서 타인을 구원한답시고 경(經) 읊는 것을 보면 참으로 모순적이게 느껴진다.

이 책에서 종교적인 내용을 많이 할애하였는데 이유가 있다. 종교는 인간의 영혼을 다스리는 것이다. 올바른 길로 인도하면 행복을 추구할 수 있겠지만 약간만 이상한 방향으로 전환하면 폐인되기 일쑤다. 필자를 찾아 온 환자 중에서 종교로 인한 폐인들도 꽤 있었다. 필자의 주관적인 견해로는 폐인이지만 그들로 봐서는 정상으로 볼 수도 있을 것이다. 그러나 많은 일반인 보았을 때는 정신병자인데 그 개인이 행복하다고 정상으로 볼 수는 없다.

지금 한국을 종교의 천국이라고 한다. 그만큼 난립한다고 볼 수 있다. 개인의 자유와 종교의 자유라는 이유로 방치한 상태인데, 필자는 위험한 상태라고 생각한다. 객관적인 평가를 통하여 정립할 시기가 아닐까 생각한다.

2. 정형외과 질환

사 례 ❶

오십견과 조급증 (躁急症)

○년 필자가 기공으로 이름을 조금씩 날리기 시작할 즈음에 K시에서 우연히 중학교 동창인 K선생을 만났다. 이 친구는 음대를 졸업하고 모 중학교에서 음악교사로 재직 중이었다.

오랜만에 만나서 서로 안부를 묻고 대화를 나누었다. 얼굴을 자세히 보니 안색이 좋지 않아서 '어디 불편하냐?'고 물었더니 6개월 전부터 식욕이 없어 거의 먹지 못하고 겨우 우유 하나와 빵으로 살아간다고 하였다. 필자는 친구에게 명함을 건네주며 시간이 있으면 한번 찾아오라고 하였다. 이 친구는 기독교 교인(敎人)이다. 같은 교회의 교인 중에 한약사가 있어 그 사람한테 건비탕(健脾湯)을 지어서 먹었는데 효험이 없다고 하였다.

며칠 후 그 친구는 퇴근길에 필자를 찾아왔다. 진맥을 해 보고는

"자네 과거에 폐결핵이나 기타 폐병을 앓은 적은 없는가?"

"야! 신통하게 맞추네. 내가 대학 2학년 때 늑막염으로 2년 간 휴학한 적이 있다네."

"자네는 위장병이 아니고 기복통(氣腹痛)으로 근원은 폐탁(肺濁)으로 폐기능이 원활하지 못해서 산소가 부족하여 생긴 병일세."

"그래서 한약방에서 지은 약이 효능이 없었는 모양일세."

"아마 그럴 것 일세. 이 증상은 가슴이 답답하고 상복부가 잘 아프고 식욕이 없고 소화도 잘 안될 걸세." 했더니

"딱 맞네."

"이 세상의 물질들은 산소가 없으면 썩지 않네. 그리고 불도 산소가 없으면 타지 않고, 폐는 오행(五行)에서 금(金)에 해당되고, 간(肝)은 목(木)에 해당되는데 폐(肺)의 금(金)이 허약하면 간(肝)의 목(木)을 억제하지 못해 간기(肝氣)가 상승하여 화(火)를 잘 낸다네."

"허허, 이 친구 도사네 도사야!"

"나는 위장병도 위장병이지만 화가 잘 나서 환장하겠네. 화가 한번 나면 물불 못 가리고 일을 저질러 교사로서 영 체면이 말이 아니라네, 예수교 장로가 이 모양이니 신도들 앞에서도 말이 아니고. 아직 수양이 덜 되었는지..."

"나도 자네를 잘 알지, 그럴 사람이 아닌데, 이것은 장기의 균형을 잃어서 생긴 것이라네. 폐(肺)의 기(氣)가 강해서 간기(肝氣)를 꺾어 주어야 하는데 그것을 못해서 생긴 것이니 기공 한번 받고 나면 좋아 질 것이네."

"이런 것이 기공으로 된단 말이지. 참 신기하네 한번 해 보세."

소부, 어제를 보(補)하고 척택, 곡천을 사(瀉)하였더니 즉석에서 가슴 답답한 증상이 없어지고, 다시 보사(補瀉)를 시술하였더니 복통(腹痛)이 없어졌다고 했다.

3일후 다시 필자를 찾아 오는데 큰 가방을 들고 왔다.

"이게 다 뭔가?"

"자네가 돈을 안 받으려고 하니 어찌 그냥 올 수 있어야지, 아이들이나 주게나."

하면서 가방을 펼치는데 온갖 과자와 먹을 것들이 들어 있었다.

"예끼 이 사람아. 이런 것을 뭐 하러 사오나 친구지간에...."

"병도 병이지만 친구집에 오랜만에 오는데 빈손으로 와서야 되겠는가?"

이 친구는 불같은 성격을 고치지 못해 한때는 교직을 휴직까지 했으나 필자를 만나 다 치료되어 교직 생활을 무난히 마치고 교장까지 역임을 하다가 정년퇴직을 하였고, 지금도 불편한 점이 있으면 필자를 찾아와서 자문을 구한다.

환자 중에 욱 하는 성질 때문에 찾아 오는 사람들도 있다. 많은 사람들은 선천적인 것으로 생각하지만 꼭 그런 것은 아니다. 오행의 불균형으로 인해 초래된 것도 많다.

이런 사람들은 폐에 해당되는 금(金)이 허약하여 목(木)을 억제 시키지 못하여 오는 경우가 많다. 과거에 폐질환을 앓은 적이 있거나 선천적인 폐기능이 허약한 자가 많다. 이런 자는 평소에 가슴이 답답함, 호흡촉박을 많이 느끼고 성격이 급하고 얼굴이 붉고, 눈이 자주 충혈하고 심하면 머리 꼭대기에 열감이 있기도 한다. 치료 시에는 폐를 보(補)하여 목(木)을 꺾어 주고 간의 어머니 장기인 신장을 보(補)해 준다.

욱하는 성질 때문에 폐가망신한 사람들이 많고, 순간의 화를 참지 못해 큰일을 저지르는 사람들도 많다. 성질도 자주 내다보면 습관된다. 평소 수양하는 것도 중요하겠지만 폐기(肺氣)를 강하게 해주는 것도 한 방법일 것이다. 담배 끊고 공기 좋은 곳에서 운동하면 폐기를 증강시킬 수 있을 뿐만 아니라 수양도 될 것이다.

사례 ❷

사지무력

해가 주물어 어둑어둑한데 네 사람이 마당으로 들어섰다. 두 명은 한 노인을 양측에서 부축하였고, 한 사람은 가방을 들고 들어왔다.

"그 집에는 잠도 안 자시오?"라고 물었더니

"죄송합니다. 일찍 오려고 했는데, 제가 직장을 다녀서..."

"그럼, 누가 아파서 왔소?"

"환자는 저의 시어머니시고, 저희는 보호자로 따로 왔습니다."

"늙은이 한 명 아픈데 뭐 그리 떼지어 다니시오? 어쨌든 보기는 좋소. 그런데 어디가 아파서 왔소?"

"예, 보시다시피 저희 시어머니께서 힘이 없어 걷지를 못합니다. 병원에 가서 검사라는 검사는 다 해 보았는데 아무런 이상이 없다고 합니다."라고 며느리가 대답하였다.

"에잇, 지기미, 대구에 병원이 그리도 없소? 달밤에 이 먼 곳까지 떼지어 다니게."

"그러게 말입니다. K병원, Y병원 다 가 보았고, 입원해가면서 각종 검사를 다 받았는데 이상없다고 합니다. 그래서 한방병원에 갔더니 중풍초기라고 하더군요. 양방에서는 중풍끼가 전혀 없다 하니 누구말을 믿어야 할지 모르겠습니다. 어쨌거나 어떤 치료를 받아도 아무런 효험이 없다는 것입니다."

이 환자는 경북 하양이라는 곳에서 왔다. 몇 개월 전에 이 증상이 발생하였는데, 어디를 찾아 가도 아는 사람이 없다고 했다. 현재 나이는 72세인데, 이 증상이 오기 전까지는 건강하였고, 일상생활은 물론 농사일까지 아무런 무리없이 했다고 했다. 갑자기 전신이 무력하더니 지금은 걸음걸이도 부축하지 않으면 불가능하다고 하였다. 현재 한국에서 여자 나이 72세면 아직 젊은 축에 해당되는데 갑자기 사지가 무력하여 일상생활을 못하니 집안에서는 난리가 난 모양이었다. 자식과 며느리들이 모시기 싫어서 인지 발병하자마자 대구의 큰 병원과 신경외과 계통은 다 다닌 모양이었다.

"나는 달밤에 찾아와서 다 죽어가는 병인 줄 알았소."

"이 보다 더 심각한 것이 어디 있겠습니까? 아예 죽으면 괜찮은데 죽을 힘도 없으니 어떡합니까. 더한 것은 병원에서는 아무런 병이 없다니 더 환장할 노릇 아닙니까?"라고 하는데, 표정을 보니 정말 답답한 모양이었다.

"걱정 마시오. 달밤에 먼 곳까지 찾아 왔는데 소득없이 가면 더 섭섭할 것 아닙니까? 그리고 어디에서 들었는지는 모르겠지만, 소문값은 해야 안 되겠습니까?"

"아이고, 그래 주시면 정말 감사하지요."

이 병은 중풍이 아니다. 의식이 멀쩡한 중풍이 있는가? 중풍은 편신마비가 많고, 이완성 보다는 수축성, 경련성이 대부분이다.

한의사가 만약 이 병을 중풍초기로 진단했다면 너무 양방화되지 않았나 생각하고, 또한 자기 스스로 한의학을 등한시 하지 않았나 생각한다. 이 병은 양의적으로는 설명할 수 없고 교과서에도 없는 병이다.

이 병은 한의학에 정확하게 나와 있다. "위증(痿證)"이라고 한다. 한의학에 실린 정의를 보면, 근육이 이완되어 무력하고 사지에 힘이 없는 증상이라고 하였다. 심하면 전신이 무력하고, 오래되면 사용하지 않아 근육이 위축된다고 나와 있다.

이 병의 원인은 네 가지가 있다. 첫째는 폐기 손상이다. 폐렴이나 조사(燥邪)로 인해 폐의 기가 손상되어 생긴 것이다. 폐는 비장으로부터 영양물질을 받아 전신으로 보내는 작용을 한다. 폐가 허약하면 이 기능이 마비되어 전신에 영양물질이 부족하여 사지가 무력해 진다.

폐기가 허약한 증상으로는 호흡무력, 언어무력이 있고, 폐렴 혹은 폐결핵 등의 병력을 가지고 있는 경우가 많다.

둘째는 비장의 허약이다. 비장은 영양물질을 운반하고, 습을 만드는 작용을 한다. 평소에 술, 고기 등을 많이 섭취하거나 영양부족하면 생길 수 있다. 비장의 기가 허약하면 소화불량, 대변이상 등의 증상이 있다. 셋째는 간의 양기 상승이다. 간의 양기가 상승하면 목극토(木剋土)가 되어 비장이 억제된다. 간의 양기가 상승하면 화를 잘 내거나 안구가 충혈되고, 또한 비장의 허약증상이 나타난다. 넷째는 신체허약과 외상이 있다.

이 환자는 폐기가 허약하여 생긴 것이다. 폐기를 보(補)하기 위하여 태연, 태백 혈을 보(補)하고, 소부, 어제혈을 사(瀉)하였다. 3회 시술 후에 누운 상태에서 다리를 움직여 보라니까 힘이 들어 간다고 하였다. 다시 2회 시술 후 일어나서 움직여 보라고 하였다.

처음 오인 집을 방문할 때는 혼자서 걷지도 못하였는데, 지금은 완벽하지는 않지만 혼자서 천천히 걸어 다녔다.

"할머니, 이 정도면 오늘 소득으로는 충분하지 않겠소?"라고 물어보니

"예, 조금만 힘이 더 들어가면 좋을 텐데."

"지금까지 앉은뱅이였는데 하룻밤 사이에 좋아져서 내일 멀쩡하게 다니면 세상이 난리 나서 내가 시달리다 죽을 것이오. 그러니 반(半)만 낫게 해 줄테니 다음에 또 오시오."하고 돌려보냈다.

아들과 며느리들은 지방에서 헛돈 써지 말고 아예 서울로 가자고 했는데 이모가 여기(필자)에 갔다가 효과 없으면 서울가자고 우겨서 왔다고 했다. 어머니의 병이 낫자 아들과 며느리도 자기 병 고쳐 달라고 하였다. 한 명 빨리 시술하고 좀 쉬려고 했는데 너무 빨리 끝내는 바람에 도리어 혹 붙이는 꼴이 되어 버렸다.

Memo

Chapter 07

빙의 및 사귀성(邪鬼性) 질환

정 의

귀신을 보지 못하는 사람과 귀신의 존재여부를 논하는 것은 무의미하다. 더구나 아집의 울타리에서 벗어나지 못하는 사람과 논하는 것은 더욱 무의미하다.

간단하게 말하면 빙의나 사귀성 질환이나 모두 다 귀신 걸린 병들이다. 우주선이 달과 화성을 왔다 갔다하는 판국에 귀신이야기 하면 황당한 소리 같지만 그러나 이런 환자들이 여전히 많다.

과거 각종 종교들이 흥성하기 전이나 정신, 심리과가 보편화되기 전까지만 해도 귀신 걸린 사람들을 흔히 볼 수 있었는데, 지금은 병원이나 요양원, 기도원 등에 집어 넣는 바람에 적어진 것처럼 보일뿐이다. 최근 인간의 성공척도를 돈으로 판단하는 사조가 팽배하다보니 모두 다 황금만능주의에 빠져있고, 그것 때문에 사회가 더 삭막해졌기 때문에 원한 맺힌 사람이 더 많아졌을 것으로 생각한다. 원한 맺힌 사람이 많아 질수록 이런 병자는 더 증가하는 것이다.

서구적인 교육과 과학이라는 미명아래 '귀신'이라는 단어를 미신화시켜 버렸고, 특히 특정 종교에서 우상화를 금지 하다보니 많은 국민들은 그들의 이론에 고착되었다. 그러나 이런 환자가 여전히 존재하니 그들은 자신들의 이론으로 접근하고 또한 자신들의 방법으로 치료하고 있다. 똑같은 질병을 다른 이름으로 재포장하고, 유사한 방법으로 치료하는데 자신들이 하는 방법은 과학이란 이름으로 포장하였고, 과거의 무당이 하는 방법을 멸시한다. 이것은 사대주의적 발상이 아닐까 생각한다.

양방의학의 병리학이나 내과책을 보면 많은 질병의 원인을 확실히 모르는 경우가 허다하고, 상당부분이 여러 가지 학설로 추측하고 있다. 양방의학을 해부학의학 혹은 실험의학이라고들 한다. 즉 눈에 보이고 실험으로 증명되는 것만 믿는다는 뜻이다. 실험이라는 것은 내가 한 것을 다른 사람이 해도 이루어져야 하는 객관성이 있어야 한다. 내가 한 것이 다수가 할 수 없으면 객관성이 없으니까 비과학으로 치부해 버린다.

그러나 그 논리는 상당히 모순적이다. 자신들도 정확한 원인도 모르고 처방하는 경우가 허다하지 않은가? 단지 증상에 따라 적당한 약을 처방한다. 예를 들면 열이 있으면 해열제, 아프면 진통제하는 식이다. 귀신들어 열이 나도 해열제를 처방하고, 신병으로 전신이 아플 때는 진통제... 이런 식의 치료를 과연 과학적이라고 할 수 있는가? 그에 따지면 무당이나 필자같은 사람이 더 과학적이다. 우리는 정확한 원인을 알고 또한 그에 맞는 처방하고, 결과적으로 효과가 있지 않는가? 의학적인 과학은 병리적으로, 진단적으로, 처방적으로 논리적이어야 한다. 그리고 객관성을 요구하는데 귀신을 볼 수 있는 사람은 의외로 많고, 그들만 있으면 개관성이 100%에 해당된다.

많은 사람들은 귀신을 믿지 않는다. 그러나 신을 위한 행위는 많이 한다. 신의 존재를 믿지 않는다면 제사도 지낼 필요없고, 교회나 절에 갈 필요도 없을 것이고, 풍수 따위도 볼 필요가 없다. 또한 사람이 죽었을 때도 장례의식이나 묘지도 쓸 필요없이 그냥 태워서 아무 곳이나 버리면 될 것이다. 말은 망자에 대한 혹은 인간에 대한 예의라고 하지만 모두 모순적이고 위선적인 대답이다.

인간의 역사 이래 최고 오래된 직업, 전세계 어디를 가던 존재하는 직업이 바로 무당이다.

큰 무당은 국가를 좌지우지하였고, 작은 무당은 개인의 길흉사를 담당하였다. 나는 예수, 부처, 모하메트, 재갈공명 등 모두 다 같은 부류의 사람으로 인식한다.

빙의나 사귀성을 치료할 수 있는 방법은 많다. 그 중 필자의 방법이 최고 간단하지 않을까 생각한다. 간단한 방법을 두고 종교적인 이유로, 비과학적이라는 이유로 혹은 체면적인 이유로 하지 않는다는 것은 소비자(환자)편에서 생각하지 않는 이기주의적인 발상이라 하겠다.

증 상

귀신 든 증상을 몇 가지로 분류하면 다음와 같다. 첫 째는 한(寒)과 열(熱) 교차로 나타난다. 이때 혈액이나 소변검사에서 임상적인 소견이 나타나지 않는다. 추울 때는 옷을 아무리 많이 입어도 해결되지 않고, 더울 때도 어지간한 방법으로 해열시켜도 더위를 쫓을 수 없다. 두 번 째는 통증과 부종이다. 특정부위가 심하게 아프기도 하지만 통증이 이리저리 다니기도 한다. 이때 의료계에서는 오십견, 혹은 류마티스 관절염, 신경통 등으로 많이 진단한다. 이것 역시 방사선 촬영하여도 특수한 소견이 없을 수 있다. 세 번째는 정신심리적인 증상인데 불안감, 수면장애, 가슴 두근거림, 의욕상실 등이 많이 나타난다. 더 심하면 환청, 환각 등이 나타날 수도 있다. 그 외에 갑작스럽고, 이유가 불분명한 시력상실, 구토 등의 증상이 출현하기도 한다.

상기의 증상들을 각종 현대 의료장비로 검사하여도 정상(正常)으로 나올 가능성이 높으나 소수의 환자는 임상소견이 나타날 수도 있다. 그러나 그 표면적인 검사 결과만 가지고 진단하면 오류를 범할 수 있다.

상기의 증상이 있을 때 일반적인 치료로 아무런 효과가 없다면 질병에 대한 접근법을 한번쯤 생각해 볼 필요가 있다. 이런 병증의 진단은 특수한 사람만이 가능하다. 특수한 사람이라면 독자들은 무당으로 생각하겠지만, 꼭 그렇지만은 않다. 수련자, 스님은 물론 목사님, 신부님도 귀신을 보는 사람이 있다.

치법(治法)

이 질병은 병리적인 전체 과정에서 시간적인 것이 중요하다. 일정시간이 지나면 자연적으로 소멸될 수도 있고, 상당기간 동안 혹은 영원히 존재할 수도 있다. 그리고 환자의 운명과도 깊은 관계가 있다. 만약 환자가 10년 간 액고(厄苦)를 치를 운명이면, 그 기간 내에는 치료가 좀 힘들다. 설령 현재의 증상을 치료했더라도 다른 병고(病苦)가 따를 수 있다. 관상이나 사주팔자를 질병치료에 적절히 응용해서 치료하면 효과를 더 높이고, 환자를 안정시킬 수 있다.

그리고 임상적으로 치료 시에는 일반적인 방법으로는 치료가 어렵다. 신의 영역을 넘나들 수 있는 사람만이 가능하다. 현재는 대부분이 무속인, 수련인, 종교인의 도움으로 치료하고 있는 실정이다. 각자 사용하는 방법은 다르지만 크게 보면 동일한 것이다. 한의학으로도 치료가 가능하다. 고대 한의학 서적을 보면 이런 병증을 치료한 사례가 있다. 한약이나 침, 뜸을 이용하여 치료하지만 중요한 것은 귀신을 볼 수 있는 사람이어야만 가능하다. 귀신이 무엇인지 알지도 못하는 사람이 치료한다는 것은 어불성설이다.

필자는 대부분 도교(道敎)적인 방법과 한의학적인 방법을 동시에 사용한다. 잡신에 해당되는 목신(木神), 토신(土神), 주당에 걸린 사람을 치료할 때는 환자에게 직접 시술하지 않고, 주술적인 방법으로 사용해서 잡신을 환자의 몸에서 쫓아낸다. 목신이면 제를 지낸 후 나무에 뜸을 하고, 토신이면 제만 지내면 대부분 낫는다. 그러나 원한귀(怨恨鬼)는 좀 어렵다. 환자에게 원한을 산 귀신이 환자의 몸에 착 달라 붙어있기 때문에 일반적 방법으로는 잘 떨어지지 않는다.

● 혈자리 설명

혈자리 이름	위 치	사 진
간사 (間使)	손목관절 내측부위의 주름에서 상부로 3촌, 중앙의 두 힘줄 사이	
인중 (人中)	코아래의 윗입술의 정중앙	
소상 (少商)	엄지손가락의 내측부위, 손톱기시점의 0.1촌 부위	
은백 (隱白)	엄지 발가락 발톱의 외측, 발톱 기시부의 0.1촌	
태연 (太淵)	손목 관절 외측 주름부위, 요골 동맥이 박동하는 부위	

이때에 약한 방법으로 시술하면 도리어 더 강하게 달라 붙는다. 이것을 '선무당 사람 잡는다'고 한다. 이런 병증을 치료하려면 많은 수련이 필요하다. 먼저 귀신을 볼 수 있어야 잡던 떼던 할 것 아닌가?

사 례 ❶

빙의와 득도(得道)

주선이 화성이나 달을 왕래하는 판국에 귀신이니, 도(道)니 하면 현대 교육을 받은 사람들은 귀신 씨나락 까먹는 소리로 치부하지만, 나는 그들에게 되려 '귀신을 본적이 있냐?'고 묻고 싶다.

현대인들은 서구화, 과학화 된 교육으로 가시(可視)적인 것을 중요하게 생각한다. 그 가시적인 것들도 상당히 모순적인 면이 있는 것을 모르고 전부인 냥 여긴다. 또한 종교적인 측면에서도 서구화되어 동양적인 것, 우리의 민속적인 것은 모두 다 미신으로 치부해버린다.

예수의 어머니인 마리아가 성령으로 잉태한 것이나 설화에 알이나 바위 속에서 아니면 기타 등등을 통하여 태어난 것과 무엇이 다른가? 그리고 성경의 내용과 귀신이나 도(道) 이야기가 무엇이 다른가? 필자가 보기에는 성경이나 불경이나 다 귀신 씨나락 까먹는 소리에 지나지 않는다. 불교나 기독교나 우리가 어려운 시기에 들어왔고, 강대국에서 전파되었고, 장시간 우리 민족과 같이 했다지만, 그 후면에는 사대주의적인 냄새가 풍긴다. 남의 이야기를 자신에게 도입하여 나 아닌 다른 사람의 삶을 살지 말고 구도(求道)를 통하여 진정한 자아(自我)를 발견하기 바란다. 특정한 종교를 매개체로 사용하여 구도하면 그 논리에 뇌가 포박되어 벗어날 수 없다. 그것은 도가 아니고 세뇌일 뿐이다.

후진 길목에서 감기약이나 소화제를 팔아 겨우 연명하고 있는 의사나 음양(陰陽)이 뭔지도 모르면서 폼으로 맥 잡는 척하면서 권위만 흉내 내고 있는 한의사들에게 구도(求道)를 한번 해보라고 권하고 싶다. 또한 잡신(雜神)으로 혹세무민하는 선무당이나 각종 종교계의 사기꾼들도 신(神)이 무엇인지, 도(道)가 무엇인지 진정으로 깨달아 보기 바란다.

무속인이나 종교인들은 의학에 대해서 무지한 자들이 많다. 의학을 아는 사람들이 신과 의학을 접목한다면 획기적인 발전이 있지 않을까 생각한다.

필자의 제자 중에 이런 사람이 있었다.

이 사람은 초등학교를 졸업하고 집안이 빈곤하여 중학교 입학은 포기하고 이발 기술을 배워 이발관을 운영하였다. 어느 날부터 호흡이 가쁘고 몸이 수척해져서 병원을 찾아 진료한 결과 폐결핵이었고 했다. 그리고 장기간 치료 받았으나 완치되지 않았다고 했다. 결핵은 전염병이라 대중(大衆)을 상대하는 직업인 이발업을 금지하여 그때부터 걸식하였다고 했다. 그러나 공짜로 얻어먹는 것에 자존심이 상해 길거리에서 노인이나 가난한 사람에게 이발 해주고 몇 푼씩 받아 겨우 생명을 연명하였단다.

그런던 어느 날 대구시 **동의 노인들이 이 사람을 불쌍히 여기고 노인정 귀퉁이에서 이발할 수 있는 자리와 잠자리를 제공해 주었다고 하였다. 이 부부는 노인정에서 노인들을 정성껏 돌봐주고 머리까지 공짜로 깎아 주니 그곳의 노인들은 모두들 자식보다 낫다고 칭찬이 자자하였고, 인근 주민들에게까지 소문 나서 일반 이발소보다 손님이 많을 정도였다고 하였다.

필자가 이 사람을 만난 것은 아주 특별한 인연이라 할 수 있다.

필자가 한창 수련할 때에 필자의 집에서 멀지 않은 동쪽 방향에 요상한 기(氣)가 잡혀 찾아가 보니 절이 하나 나왔다. 과거에는 없었는데 살펴보니 지은 지 얼마 되지 않은 것 같았다. 들어가 보니 10명이 앉아 있었고, 그 중에 한 사람이 도통(道通)했다고 하고, 모든 것을 다 안다고 떠들고 있고, 나머지는 사람들은 모두 그 사람을 추종하는 것 같았다.

눈빛을 보니 도(道)는 고사하고 도(道)의 도자(道字)도 모르는 사기꾼들 뿐 이었다. 방안에 〈針灸大成〉이라는 책이 보여서

"저 책들은 어디에서 샀는고?" 하고 물으니

"제가 샀습니다."

"돈이 어디 있어서?"

"딸이 보내 주었습니다."

"딸은 무엇을 하는고?"

"서울에서 장사하는데 잘 삽니다."

"뭐 해서 돈을 많이 벌었는가?"

"…………" 그 말에는 대답이 없었다.

"그 책 다 버리시오!"

"왜요?"

"도(道) 닦으려는 사람이 그런 부정한 방법을 사용해서 번 돈으로 도구(道具)를 사서야 되겠소!"

"………" 다시 말이 없었다.

"딸이 번지르 한 껍데기로 남자를 홀려서 번 돈 아니오?"라고 했더니 모두들 깜짝 놀라는 표정이었다.

"당신은 도(道) 닦을 사람이 아니고, 평생 닦아야 껍데기도 모를 사람이니 돌아가서 다른 일을 찾는 것이 나을 듯 하오." 라고 했더니 자신의 인생 이야기를 하였다.

이 자(者)는 대구에서 시외버스 운전기사였는데, 어느 날 영천에 갔다 오다 경운기와 추돌하였고, 그 사고로 경운기 몰던 농민은 현장에서 죽었다고 하였다. 그 후 정신적인 충격으로 운전을 그만두고 수양삼아 이절 저절 돌아다니다가 도에 미쳐 반 사기꾼이 된 것이었다.

그날 필자는 이 자가 사고로 놀래서 신장(腎臟)이 허약해 진 것 같아 신장을 보(補)하는 기공해서 돌려보냈다. 며칠 뒤에 7명이 필자의 집으로 찾아 왔다. 자신들도 득도(得道)하여 중생을 구제하고 싶다면서 도와 달라고 하였고 수련을 어느 정도 하였다고 했다.

한 명도 옳은 인간이 없어 헛 일들 하지 말고 '처자식 배 안 굶기려면 일이나 열심히 하라.' 고 일러주고 돌아가게 하였다. 그때 한 사람이

"저는 축지법과 공중 부양을 할 수 있습니다." 라고 해서, 필자는 마당에 있는 1m높이의 화분을 가리키며

"그래? 그럼 저 앞에 있는 저 화분을 넘어 보게나."했더니

"저는 올라가면 내려오지 않을까 해서 함부로 하지 않습니다."

"참으로 가지가지 하는구만, 축지법, 공중부양 할 줄 아는 사람이 죽는 게 두려워? 그리고 올라는 가는데 내려 올 줄을 모른다고? 그럼 발목에 끈을 매고 해 보지? 못 내려오면 내가 당겨서 내려 줄테니."

"………"

"공중부양을 배웠으면 부인(符印)은 가지고 있는가?" 물으니

"부인이 뭔데요?"

"예끼! 축지법, 공중부양을 한다는 사람이 부인을 몰라? 부인은 동쪽으로 뻗은 버드나무에 까치집을 지은 가지를 깎아서 경면 주사로 쓴 부적을 말하네. 이것을 가지고 심산에 들어가서 천제(天祭)를 지내야 효능이 있다네. 이런 것도 모르는 사람이 무슨, 당신 선생이 누구야? 똑같은 놈인 것 같은데, 혹세무민 하고 말이야!" 하고 고함을 치니 모두 꿀먹은 벙어리처럼 말이 없었다.

"........." 한동안 말이 없더니 다시

"그럼, 그런 나무는 어디가면 찾을 수 있습니까?" 하고 물었다.

"헛소리들 그만하고 집에 돌아가시오! 다 잊어 버리고 처자식 굶겨 죽이지 않을 생각이나 하시오." 하고 잘 타일러서 돌려 보냈는데, 며칠 뒤에 또 그 운전기사가 다른 사람 7명을 데리고 필자를 찾아왔다. 대구시 내동당, 대신동 등에서 도(道) 닦았다는 점쟁이들을 데리고 온 것이다. 한번 죽 훑어보니 대부분 잡귀에 빠진 사람들이었는데 그 중 한명은 필자와 시선이 닿았다.

"자네 이리와 보게, 어젯밤 꿈 꾸었지?" 하니 엉금 엉금 기어서 필자 앞으로 오면서

"예." 하였다. 이 사람이 바로 폐결핵으로 이발업을 못하고 걸식(乞食)으로 살아가고 있던 사람이다.

꿈의 내용은 산에 갔는데 산 꼭대기에 촛불이 있어 가까이 가니 꺼졌다고 했다. 다시 다른 산을 보니 또 촛불이 있어 겨우 올라갔더니 또 꺼지더란다. 밤새도록 이산 저산의 촛불만 따라 다녔다고 하였다.

"자네는 인생에 있어서 세 번의 기회가 있었는데 두 번은 놓쳤고, 세 번째 기회가 온 것 같네. 그리고 자네의 병은 폐결핵이 아니고 신병(神病)이라네, 자네의 인생을 이야기 해 보게나."

"예, 다 말씀드리겠습니다." 하고는 살아온 인생을 다 이야기 하였다.

어려서 한 번, 중년에 한 번, 두 번이나 갑자기 말문이 막혀서 말을 못했는데 자신이 기도해서 풀었다고 하였다. 그것이 각각의 기회였다. 옳은 스승을 만났으면 바로 중생 구제의 길로 갈 수 있었을 텐데 올바른 스승을 못 만나 지금까지 고통 속에 살고 있었던 것이었다.

그 후 신병(神病), 즉 호흡 가쁜 신병에 걸려 지금까지 걸식을 한 것이다.

같이 온 6명은 면접과 상담한 후 돌려보내고 이발사 이 사람은 남게 한 후 〈사암침법〉 책과 침을 하사하였다.

"저는 글을 적게 배워 까막눈입니다."

"이 책은 그냥 폼 일세, 남이 보도록 가지고 다니게, 그리고 그 책은 쓸 일이 없을 것이네. 내가 가르치는 것은 신기공(神氣功)이니 한 치의 오차도 없도록 하게."

경문(經文)을 적어주고 수련법을 가르쳐 주었다.

"이 경문을 방안의 동쪽벽에 붙인 다음 천으로 가려두게, 밤 10시 경에 목욕 후 천을 걷어 내고 정좌로 앉은 후 3번 암송한 뒤, 1시간 동안 정신집중하고 앉아 있게, 이렇게 21일 간을 하도록, 그러면 접신(接神) 할 수 있고, 사람을 보면 어디에 병이 있고 어디에 침이나 기공을 해야 하는지가 보일 것 일세. 안 보이면 자네가 정신 통일이 안 된 것이니 보일 때까지 눈 감고 경문을 외우도록 하게나. 그리고 도통(道通)하면 이 경문을 반드시 태우도록 하게나, 또한 다른 사람에게는 절대 가르쳐 주어서는 안 되네. 절대! 함부로 가르쳐 주었을 시 잘못되면 사람이 미치거나 남을 해칠 수 있고, 심지어 자살하기도 한다네."

"예, 알겠습니다."하고 굳게 다짐 하였다.

"그리고 수련 기간 중에는 절대 화내거나 싸우지 말게나. 사기(邪氣)가 머리로 들어가면 자네가 미치거나 죽을 수도 있네, 이번이 마지막 기회이니 명심하고 최선을 다하게나."

그 후 이 사람은 21일 만에 득도(得道)하였고, 경노당 노인들의 질병을 고쳐주자 노인들이 야단법석이었다고 하였다.

"이 사람, 참 신기한 기술 있었네, 이젠 이 씨나 이 군이 아니라, 이 선생으로 부릅시다." 하고, 그때부터 모두들 이 선생으로 불렀다고 하였다. 인근으로 소문이 나자 경노당에는 날마다 환자들로 꽉 찼다고 하였다.

도고마성(道高魔盛: 도가 높으면 마가 낀다.)이라.

세상은 주위에 잘난 사람이 있으면 질투와 시기를 하는 법이다. 제자 역시 그런 과정을 많이 겪었다. 인근의 점쟁이는 물론이고 제자를 데리고 필자에게 찾아온 운전기사와 얽혀서 많은 일들을 겪었다.

제자가 필자에게 편지 보내기를 운전기사가 완전히 미쳤으니 대구로 왕림하여 치료해 달라고 하였다. 운전기사 집에 가서 보니 머리를 스님처럼 빡빡 밀었고 벽에 기대어 누워있었다. 눈동자를 살펴보니 확 풀려있고, 의식은 반실성(半失性)한 상태였고, 전신(全身)이 부어 있었다. 잡신이 든 신축(神縮)으로 인한 것이었다. 필자는 이 자의 뺨을 후려치며

"정신차려 이놈아! 무슨 짓을 한 거야?" 하고 고함을 쳤더니 부시시 일어나며 벽을 가리켰다. 벽에 가려져 있는 천을 들춰보니 필자가 제자에게 써 준 경문이 붙어 있는 것이 아닌가?

"이 놈들이 천서(天書)를 가지고 놀아?" 하고는 제자의 뺨도 몇 대 후려쳤다.

"내가 뭐라고 했냐? 이 천서를 어느 누구에게도 발설하지 말고 태우라고 하지 않았느냐?"

했더니. 제자는 무릎을 꿇고 앉아 빌면서

"저는 모르는 일입니다. 선생님한테서 받은 종이는 제 손으로 틀림없이 태웠습니다."

"그런데 어째서 여기에 붙어 있어 이놈아! 이것을 아는 놈은 너밖에 없는데!"

자초지정을 조사해 보니, 필자를 처음 찾아 오던 날, 제자만 남게 하고 모두 돌아가게 하니까 이 자(운전기사)는 내가 이 사람(이발사)에게 무엇인가를 주었을 것으로 예상하고 집사람을 보내서 염탐했던 모양이었다. 밤마다 목욕하고 벽에 걸어 놓은 것을 외우고 있는 것을 알고는, 제자가 집에 없을 때 배껴 간 모양이었다. 필자는 그것을 찢어서 태우고 치료를 해 주었다.

치료 후 집을 나오려는데 운전기사가 필자의 다리를 잡고 도(道)를 가르쳐 달라고 사정하면서 대성통곡 하였다.

"도(道)는 가르치는 것이 아니고 깨닫는 것일세. 그리고 자네는 사기심(邪氣心)이 많아서 안되네. 자네가 득도를 한다면 이 세상은 망할 거야."

"제가 무슨 사기심이 있습니까?"

"그것을 모르니 안 된다는 거야. 자네나 가족 중에서 악(惡)으로 모은 돈이나 재물을 모두 버리게. 그리고 영(零)에서 시작을 하게나 그러면 생각 해 보지."그랬더니 말이 없었다.

필자는 일을 마치고 집으로 돌아왔다. 다시 2주 쯤 지나서 제자가 다시 필자를 찾아 왔다.

"선생님, 다시 대구로 한번 왕림해주십시오?"

"왜? 무슨 일이라도 있는가?"

"운전기사 그 사람들 때문에 못 살겠습니다."

이야기인 즉, 운전기사는 또 수련한답시고 밤마다 흉내내다가 다시 자리에 누웠고, 죽기직전이 됐다고 했다. 이젠 그 부인이 날마다 제자의 집에 찾아 와서 괴롭힌다고 하였다. 자기 남편 때문에 당신이 덕(德)을 보았으니 소개비로 돈을 내라고 행패를 부리는 모양이었다.

"허허, 참. 아직도 정신을 못 차리고 이젠 내외(內外)가 같이 악(惡)의 구렁텅이로 빨려 들어가고 있구만."

제자가 하도 사정하여 운전기사 집을 찾아 갔더니 전과 같이 정신이 반(半) 나간 사람이 되었고, 그의 마누라는 필자의 발목을 붙잡고 살려달라고 애원하였다. 인생이 불쌍하여 일단은 살려주었다.

제자 보고는 대구 인근의 고(古)사찰을 임대하여 들어가게 하였다. 지금의 장소에서 병을 보면 주변의 사람들에게 신뢰도가 떨어질 수 있고, 이 미친놈의 곁에 있어서는 안 될 것 같아 분리 시키기 위해 멀리 떠나도록 한 것이다.

그 후 이발사는 서대구 변두리의 사찰을 임대하여 병을 보았는데 한참 잘 나간 모양이었다. 자신이 치료해서 효험이 없으면 필자에게 보내 주곤 하였다.

필자는 이 이발사에게 모든 것을 전수해 주면서 땡전 한닢 받은 것이 없다. 속세에서는 어떤 기술을 전수하면서 금전이 오가는 것을 많이 보았는데, 이것은 사제지간이라고 볼 수 없고 기술 매매(賣買)로 봐야 할 것이다. 매매한다는 것은 전수받는 사람의 인성은 고려하지 않고 돈만 내면 판다는 이야기 아닌가? 도(道)나 무속에서 이런 행위는 정말 위험한 일이다. 같은 칼이라도 사용하는 사람에 따라 용도가 완전히 달라지는 것이다. 수술용으로 사용하면 활인(活人)이고, 흉악한 사람이 사용하면 살인을 할 수 있다. 검증되지 않은 사람에게 어찌 칼을 함부로 판단 말인가? 특히 인명을 다루는 직업에서는 더욱 조심 해야 할 것이다. 인간에게 인간의 생명을 다룰 수 있는 기술을 준 것은 다 조상의 음덕(陰德)이요. 또한 신(神)의 뜻이고 선택된 인간만이 할 수 있는 행위이므로 성스러운 것이다. 자신이 신(神)의 선택을 받았다지만 그대도 인간이니만큼 모든 사람을 다 구제할 수 없으니 그대가 가진 기술을 나누어주므로 다른 사람이 그대가 다 못한 일을 하게 하니 그대는 더욱 더 축복을 받을 것이다.

혼자서 다 하겠다는 자체가 허욕이고 전수하지 않는다면 그대가 베푼 업조차 깎아 먹는 행위에 해당 될 것이다.

인간이 되지 않은 자에게는 절대 전수해서는 안 된다. 운전기사 같은 자에게 전수하면 이 기술을 중생구제 사용하지 않고 오로지 돈벌이 수단으로 이용할 뿐이다. 이 업(業)으로 자신의 삶을 영위할 수 있을 만큼 버는 것은 괜찮지만 돈벌이 수단으로 이용하여 폭리를 취하는 것은 악업 중의 상(上) 악업이다. 폭리를 취한다는 것은 경제력이 없는 사람에게 치료 받을 수 있는 기회조차 주지 않는 것이다. 돈 많은 사람은 치료의 선택권이 있지만 가난한 사람은 싸고, 효능 있는 것을 찾기 마련이다. 그런데 그 가난한 환자를 너마저 버린다면 신(神)도 너를 버릴 것이다. 혹자는 너무 많이 찾아오면 어떡하나 하지만 그것은 걱정하지 마라. 하늘이 너의 체력과 능력을 알고 처리할 수 있을 만큼만 환자를 보낼 것이니. 또한 군인은 전쟁터에서 죽는 것이 영예이고, 의자는 환자와 더불어 죽는 것을 영광으로 여겨야 할 것이다. 그리고 자신이 보유한 기술을 나누어 주므로 더 많은 사람이 혜택을 받지 않겠는가? 그것은 다단계와 같아 나누어 준만큼 아래에서 복을 쌓아 준다.

하늘은 우리가 하는 모든 것을 다 알고 있다. 뿌린 만큼 거둔다는 말이 있지 않는가? 남을 돕기 위해 뿌린 돈은 이자까지 합쳐서 돌아올 것이다. 사람들은 남에게 해롭게 하거나 이롭게 했을 때 아무도 모를 것이라 생각하지만, 땅이 알고 하늘이 알고 신(神)이 알고 너 자신이 안다는 것을 잊지 말기 바란다. 재앙의 근원은 바로 욕심, 질투에서 시작되는 것이다.

옛말에 소학대성자(少學大成者: 배운 것이 없어도 성공한 사람)이란 말과 대학소성자(大學少成者: 배운 것이 많아도 옳게 성공 못한 사람)이라는 말이 있다. 그것은 다 마음에 달려 있는 것이다. 얼마나 큰 그릇을 가지고 임하느냐에 따라 성공여부가 달라지는 것이다. 깨끗한 마음, 정의로운 마음이 없으면 배워봤자 시중의 잡배들과 큰 차이는 없다. 쓰고 있는 감투가 다를 뿐이지.

한국은 의대(醫大) 못가서 환장한 나라이다.

어느 직업이나 마찬가지겠지만 모두 다 운명대로 간다. 특히 타인의 생명을 다루는 의사는 더욱 그렇다. 그런데 그 운명을 대학시험으로 판단한다는 것은 운명을 우습게 아는 것이다.

운명과 숙명은 다르다. 운명은 어느 정도 개선할 수 있지만 숙명은 바꿀 수가 없다. 의학은 숙명적인 운명을 가진 사람이 해야 하는 직업이다. 전생에 죄가 많아 이승에서 좋은 일 하라고 준 업보이고, 좋은 직업이라 볼 수 없다. 병자(病者)나 보고, 피보고, 죽은 시체나 만지는 직업이 좋은 직업인가? 그래서 과거에는 평민에 해당된 것이다. 또한 기(氣)가 강하지 못한 사람은 그런 일을 못한다. 시체를 처리하기는 커녕 귀신들어 폐인된 의사들도 많다.

좋은 머리로 다른 일을 하면 국가발전에 많은 공헌 할 뿐만 아니라 개인적으로도 성공할 것인데 구태여 기를 쓰고 평민이 하는 운명으로 바꾸려고 하는가?

침구대성편(鍼灸大成編)의 침사비요(鍼邪秘要)나 허임선생의 침구요결(鍼灸要訣)에 귀신 치료법에 관한 내용이 기록되어 있다.

침구대성은 명나라 신종(神宗)때 어의인 양계주(楊繼州)가 저술한 책이고, 허임(許任) 선생은 조선시대 때에 침구의 대가였다. 전설에 의하면 약에는 허준이고 침에는 허임이라고 하였다. 침사비법(鍼邪秘法)이란 영요법(靈療法)이다. 즉 민간에서 말하는 귀신 붙은 병을 치료하는 것을 말한다. 현대의학으로 말한다면 심리요법이라고도 할 수 있겠다.

귀신붙은 병을 사구증(邪祟症)이라고도 한다. 방약합편(方藥合編)에도 기록되어 있고, 여의단(如意丹)이나 무슨 탕을 복용하라는 내용이 있다.

그러나 이런 병증을 책 몇 번 읽었다고 치료할 수 있는 것이 아니다. 귀신인지 아닌지를 정확히 진단할 수 없으면 치료는 불가능하다.

정신분열증이란 무엇인가? 정(精)이란 음(陰)이자 물(水)을 말하는 것이고, 신(神)이란 양(陽)이고 불(火)을 의미한다. 즉 음양의 부조화로 생기는 병이다.

귀신붙은 것을 빙의라고도 한다.

빙의의 형태가 아주 여러 가지이기 때문에 꼭 집어서 무엇이다 라고 말하기 힘들다.

이 병의 원인은 정확히는 모르나, 필자의 생각으로는 정기(精氣)가 허약해서 오는 것이라 생각한다. 어떤 위급한 일에 봉착했을 때 올바른 방법을 선택하지 못하고 심리적으로 갈팡질팡하면 뇌의 기능이 마비되어 나타나는 증상이거나 뇌의 기능이 마비되었을 때 과거에 당한 불미스런 일이나 공포적인 것이 뇌리에 박혀 환상처럼 나타나는 것이 빙의가 아닐까 생각한다. 빙의 환자들에게 자주 나타나는 것은 죽은 조상이나 친지들이 많다. 환자는 죽은 자의 영혼에 의해 지배되기도 하고 의문의 통증을 호소하기도 한다. 빙의 환자의 병증을 현대적인 기기로 검사를 하여도 나타나지 않는다. 또한 현대적인 약으로 치료해도 일시적일 뿐이지 완치가 되지 않는다.

통증만 호소하면 괜찮으나 신에 의해 지배되기 때문에 정신적인 이상을 일으킬 수 있으므로 위험하기도 하다. 예를 들면 자살하거나 살인하거나 방화하는 등을 말한다. 사회에서 일어나고 있는 많은 사건, 사고 중에서 빙의와 관련있는 일이 많을 것으로 생각한다.

사귀(邪鬼)의 근본은 부정, 욕심, 이기심, 질투심, 배타주의에서 시작된다. 이런 좋지 않는 상황이나 심리가 극에 도달하면 헛 것이 보이고, 더 심하면 정신이상을 일으킨다.

사람의 정신은 약하다. 자신의 정신으로 이길 수 없는 어떤 일에 부딪치면 정신적으로 충격받고, 심하면 기절도 한다. 평소에 정신적으로 의지할수 있는 대상이 있다면 어려운 일이 발생했을 때 상대적으로 안정을 찾을 수 있다. 그것이 종교이다.

어떤 사람들은 무신론자라고 말하는데 진짜 무신론자는 그리 많지 않다. 제사를 지내거나 종교가 있거나 풍수를 보거나 결혼 시에 궁합을 본다면 무신론자가 아니다.

필자가 치료한 빙의 환자는 그리 많지 않다. 약이나 침등 아무것도 사용하지 않고 단지 귀사요법(鬼邪療法)으로 치료하였고, 대부분이 한 두 번 만에 완치되었다.

그동안 치료한 사례 중에서 몇 가지 밝히려고 한다. 먼저 당부하고 싶은 것은 수련하지 않은 의자(醫者)들은 절대 따라 해서는 안될 것이다. 선무당이 사람 잡는다고 어설픈 실력으로 따라하다 환자를 더 망칠수도 있거니와 자신도 잡귀에 빠질 수 있다.

사 례 ❷
⦿ 귀신과 섹스하는 여자

10여년 전에 42세된 여인이 찾아왔다.
필자의 방으로 들어오는데 눈빛이 이상하였다. 얼굴은 좀 검은데 눈빛은 빛

나고 있었다. 귀사증(鬼邪證)이라서 다른 환자는 대기실로 보내고 이 환자를 자리에 앉혔다. 이 환자는 칠곡군에서 왔고, 관상을 보니 과부상이었다. 다른 환자를 다 내보고 자리에 앉으라고 하니 불안한지 안절부절하는 눈치였다. 필자는 한참동안 환자의 인당(印堂)을 바라보다 입을 열었다.

"걱정말고 편안한 마음으로 계십시오. 그리고 묻는 말에 거짓말하지 말고 바른대로 말씀해 주십시오."

"예."

"당신 혼자 사는데 밤마다 꿈에 누가 찾아와서 같이 자자고 하고, 성교를 요구하고 강제로 옷을 벗기고 하지요?" 했더니, 환자는 아무 말이 없이 고개만 푹 숙이고 있었다. 환자의 옆 얼굴을 보니 붉어지는 것이 보였다.

"부끄러워 하지 마십시오. 오늘 다 말해야 당신이 살 수 있습니다."

"선생님이 어찌 남의 일을 그리도 잘 아십니까?"

"그것 모르면 이 자리에서 이 짓하고 있겠습니까? 그러니 다 말씀하십시오."

"예, 자려고 눈만 감으면 죽은 남편이 찾아옵니다. 옷 벗고 달려들어 일을 치르는데 생전에 하던 행동과 똑 같습니다. 그리고 새벽이면 옷을 입고 나가면서 다른 사람에게 절대 말하지 말라고 하고, 말하면 나를 죽인다고 합니다." 하면서 두려움에 떨고 있었다.

"걱정하지 마십시오. 잡귀신은 절대 사람의 목숨을 함부로 가져가지 못합니다. 이승에도 법도가 있듯이 저승에도 법도가 있습니다. 사람의 생명은 염라대왕이 담당합니다. 잡귀신은 아무 일도 못합니다." 했더니 좀 안정을 찾는 것 같았다.

"정말입니까?"

"예, 그러니 걱정하지 마십시오. 그리고 남편이 억울하게 죽어서 원귀(怨鬼)가 된 것 같고, 또 물에 빠져 죽은 귀신이 한 마리 더 있는데 누가 물에 빠져 죽었습니까?"

"물에 빠져 죽은 사람? 우리 집안에 그런 사람은 없는 것 같습니다."

"아닙니다. 있습니다. 잘 생각해 보십시오. 여름에도 추워서 덜덜 떨 때도 있지요?"

"예, 있습니다. 그때는 옷을 많이 입어도 춥습니다. 그런데 누가 물에 빠져 죽었는지는 모르겠습니다."

"그래요? 그럼 내가 찾아 볼 테니 합장하고 눈을 감고 계십시오."

말을 마치고 환자의 자세를 바로 잡아주고 양손을 합장하게 했다. 그 때 환자가

"안 하랍니다."

"왜요?"

"귀신이 오르는 것 아닙니까?"

"이미 붙어 있는데 뭘 다시 올라요? 그 귀신이 누군지 알아야 떼내지, 다 떼내고 나면 앞으로 편안할 것입니다." 하면서 안심을 시켜 주었다.

환자를 무아지경에 보내기 위해서 주문을 외웠다. 이것은 최면술, 무당이 하는 굿, 또는 종교에서 기도문을 외우는 것과 같은 원리이다.

필자는 〈침구대성(鍼灸大成)〉의 침사비요법(鍼邪秘要法)에 나오는 주문을 인용한다.

이때 시술자는 타인의 영(靈)과 기(氣)를 자유자재로 조절할 수 있는 경지에 도달해야 한다.

어설픈 수준으로 시술하다가는 큰코 다친다.

"금일 칠곡군에 **면 **리에 거주하는 이씨 가문에 침범한 원한귀(怨恨鬼)는 출현하여 소원을 말하라. 지금 나타나서 말하면 절대 벌하지 않고 원한을 풀어 줄 것이니라."

필자는 작은 목소리로 주문을 외우면서 환자의 인당(印堂)을 강한 기로 쏘아 보았다.

세 번 암송하고 계속 인당을 주시하니 환자의 합장한 손이 덜덜 떨면서 입을 열었다.

내용인즉, 남편과 시동생이었다.

남편은 땅을 타인에게 빼껴 원한 품고 죽은 것이었다. 뼈 빠지게 일해 땅을 구입했는데 등기가 잘못되어 그 땅을 빼앗겨서 화병으로 죽은 것이었다. 시동생은 강원도에서 군복무 시절 폭설로 눈에 빠져 죽은 것이었다. 환자가 구구절절 이야기하는 것을 들어보니 필자도 눈물이 나왔다. 옆에서 듣고 있던 다른 환자들도 울먹이는 소리가 필자의 귀를 스쳤다. 이때 환자의 하는 행동이나 목소리를 보면 귀신의 생존 시 언행과 똑같다.

시술 시 시동생의 원귀를 불러내자 환자는 춥다고 덜덜 떨고 있고, 얼어죽는 과정을 환자의 몸을 통하여 재현하였다. 시동생은 이 환자가 결혼 전에 죽어서 생전의 모습을 본 적이 없었다. 그리고 부모보다 일찍 죽어 제사를 안 지내주어서 배고파 죽겠다고 통곡하였다.

일단 원귀가 누군지 알았으니 환자를 깨어나게 하고 원귀를 천도(薦道)하기로 결정하고 날짜를 잡았다. 당일 저녁 9시에 필자는 목욕재계하고 환자의 집에 갔다. 환자의 집에 들어가서 소금물로 양치질 하고 환자도 같이 하라고 시켰다.

환자의 방에 들어가 원귀의 이름을 경면주사로 쓴 다음, 환자를 합장시킨 뒤 그 명부를 손에 끼워 주었다. 그리고 다시 필자의 집에서 했던 방법으로 원귀를 불렀다.

이때 원귀를 부르면 나타나고, 그 원귀를 저승으로 가도록 유도한다. 대부분의 원귀들은 처음에는 안 가려고 하지만 기로 제압해서 보낸다. 그러면 환자는 그 명부를 들고 밖으로 나가다가 한 곳에 머물러 서고, 그 명부를 땅에 떨어뜨린다. 이때 가족 중의 누가 따라가서 그 명부에 불을 붙여 허공으로 날리면 된다. 그러면 환자는 대부분이 그 자리에서 쓰러지고 잠에 빠진다.

쓰러질 때 옆에서 안 다치도록 받쳐주고 환자를 방으로 데리고 와서 한숨 자게 하면 된다. 한 두시간 후면 깨어나는데 그러면 대부분이 완치된다.

"이 세상에 태어나 온갖 고초 속에서 맺은 속세의 인연을 끊기가 쉽기야 하겠는가만은 그대(亡者)는 이미 유명(幽命)을 달리 하였으니 속세의 모든 인연을 끊고 삼계고해(三界苦海)를 뛰어 넘어 금일 후로는 신선세계로 들어가서 삼천년 간 수도하여 천만석의 복과 만년의 명을 가지고 이 세상에 다시 태어나서 부귀영화를 누리옵소서."

하면서 주문을 세 번 암송하였다.

그랬더니 환자가 눈을 뜨더니 필자를 바라보더니 절을 하였다. 그리고

"어흠, 어흠, 선생님 고맙습니다. 이승에서 원한이 크게 맺혀 저승에 못 갔는데 오늘에서야 선생님의 인도로 갈 수 있을 것 같습니다." 하고는 다시 자식들을 바라보고는

"어흠, 어흠, 애비다."

이렇게 말을 하자 그때 이 시술에 참가한 마을의 어른들은 기침하는 모습이나

목소리가 똑같다며 감탄 하였다. 아이들도 아버지의 목소리를 기억하는지 모두들 눈물 범벅이 되어 절을 하면서 '아버지' 하면서 불렀다. 그러자 환자는 다시

"울지 마라. 다 때가 되어 하늘이 불러서 갔으니, 그리고 너희들은 장가(張家: 이 환자의 땅을 빼앗은 사람) 놈들을 미워하지 마라. 그 놈들은 너희들이 미워하지 않아도 망하게 되어 있다. 그리고 절대 남에게 원한 살 일은 하지 마라." 필자는 다시

"천추의 한이 어찌 몇 마디 말로 다 씻을 수 있을 것이오. 그러나 자시(子時)가 넘으면 저승문이 닫히니 빨리 들어가야 합니다. 오늘 같이 좋은날 못 들어가면 다시 구천을 떠돌아야 하니 오방신장(五方神將)의 옹호하에 신선세계로 들어 가옵소서." 하면서 삼송하자 환자가 일어서려는데 다시 몸이 부들 부들 떨면서 주저 앉아

"나는 못간다." 하면서 큰소리를 치는데 방금 말한 목소리가 아니고 아주 젊은 청년의 목소리였다.

"형수님, 저는 못 갑니다. 밥도 못 먹고 얼어 죽었는데다 장가도 못 갔습니다." 하면서 대성통곡 하였다.

그러자 마을의 어른들은 누구다 하면서 수군댔다. 그때 환자의 장자(長子)가

"삼촌! 엄마가 일찍 아버지를 잃고 청상과부가 되어 우리 키우느라 얼마나 고생하는데 삼촌이 이러시면 안 됩니다" 하면서 통곡 하였다. 그리고 다시

"부디 아버지 따라 좋은 곳으로 가십시오. 저희들이 제사를 잘 지내드릴게요." 하고 애원을 하였으나 환자는 다시

"나는 못 간다. 이렇게는 못 간다." 하고 버텼다.

그러자 마을 어른들이 이구동성으로

"형님따라 가게! 여기 남아서 뭐하려고? 그래야 형수도 살고, 조카도 안 살겠는가?"

하면서 애원을 하였다. 그때 필자가 다시 주문을 외웠다.

"천추의 한을 다 씻고 빨리 형님 따라 가시게, 오늘가지 않으면 누가 다시 천도 해 주겠는가? 신선 세계에 들어가면 선녀들이 많이 있으니 그 곳에서 찾아 보게나. 여기 남아 있으면 잡귀가 되어 천덕꾸러기로 전락하면 더 고통을 받을 것이야. 신선세계는 사시사철 꽃이 피고 온갖 새들이 노래하고 금으로 만든 누각

(樓閣)에서 선녀들의 노래와 춤을 항시 볼 수 있는 무우영락(無憂永樂)의 극락세계니라."

필자가 말을 마치자 환자는 전신을 떨면서 일어나서 필자에게 큰절을 마치고 밖으로 나가기 시작했다. 필자는 방에서 계속 주문을 암송하고 있고, 장남은 성냥을 가지고 환자를 따라 갔다. 잠시 후에 대문 밖의 개울가에 이르자 환자는 춤을 덩실 덩실 추면서 양손에 들고 있던 명부를 떨어뜨렸다. 장남이 명부에 불을 붙이자 환자는 스르르 땅에 누웠다.

이렇게 해서 이 환자를 완치시켰다.

그 후 3년이 지났을 때 그 마을에서 장씨가 필자를 찾아 왔다. 처음에는 이 사람이 이씨와 원한 맺힌 사람인 것을 몰랐다. 이런 저런 이야기 하다 보니 상기의 환자와 이 장씨의 관계를 알게 되었다. 지금 장씨 집안은 풍비박산이 난 모양이었다.

삼촌이 교통사고로 급사하자 아버지도 몇 년 안 되어 화병으로 돌아가시고, 지금 필자를 찾아온 사람도 그리 일이 잘 풀리는 것 같지 않았다. 필자가 이씨로부터 들은 이야기 하고 질책하자 장씨는 한쪽 말만 듣고 오해했다고 사연을 이야기하였다.

이야기인즉, 장씨 집에서 논 열 마지기(2000평)를 이씨에게 저당 잡히고 돈을 융통해서 쓴 모양이었다. 8년이 지나서 그 돈을 돌려주고 땅을 내놓으라고 하자 이씨가 못준다고 떼를 부려 송사가 붙은 모양이었다. 이씨는 8년 전의 금액에 이자를 붙여서 달라고 하였고, 장씨집에서는 땅에서 소출이 났으니까 이자를 못준다고 했던 모양이었다. 그리고 본래 그 땅은 거의 불모지에 가까운 땅이었는데 이씨가 8년 동안 옥토로 바꾸어 땅 시세가 8년 전보다 훨씬 비싸진 것이었다. 이렇게 되자 장씨가 그 땅에 욕심을 내고 8년 전의 원금을 주고 빼앗으려고 했던 것이었다. 이씨로 보면 원한이 맺힐 만한 일이었다.

이씨는 배운 것이 없는 사람인데 장씨는 교사이다 보니 법을 잘 알고 있었고, 장씨가 돈을 빌릴시 단지 차용증만 써준 것이었다. 농사는 이씨가 짓고 있었지만, 8년 지난 후에도 등기상의 땅주인은 장씨였던 것이었다. 재판에서는 장씨 편을 들어 준 모양이었다. 재판 후 이씨는 화병으로 죽었다고 했다. 마을 주민들은 장씨가 이씨 땅을 빼앗았다고 손가락질을 한 모양이었다. 그러면서 장씨는 그런 누명을 쓴 것이 오히려 더 억울하다고 하였다.

3년 후에 그 마을에 중풍환자가 있어 왕진 갔다가 이씨 부인을 만났는데 아이를 업고 있었다.

"아니 애인이라도 생겼나?"

"이 나이에 애인은 무슨 애인, 손잡니다."하고 웃었다.

그동안의 살아온 이야기를 들어보니 옆 마을의 부잣 집에 후처로 살고 있다고 하였다.

집은 따로 살고 있으나 남자가 자기 농사도 다 지어준다고 하였다. 게다가 본처도 인심이 후덕하여 못살게 굴거나 하지 않고 도리어 도와준다고 했다. 업고 있는 아이는 본 처의 손자라고 했다.

이 여자가 지금까지 건강하게 생존할 수 있는 것은 그 남자와 본처 덕분이 아닐까 생각한다. 청상과부가 되었다면 전신에 병이 났을 것이고, 본처가 괴롭혔다면 역시 암 같은 것이 발생하지 않았을까 생각한다.

지금은 보건의료가 많이 향상되어 길거리에 미친 여자들이 없는데, 과거 70년 대만 해도 음광증(淫狂症)에 걸린 여자가 많았다. 음광증은 다른 말로 하면 색광증(色狂症)이라고도 하는데, 이것은 유교문화의 한 산물이다. 성(性)을 과도하게 억제하여 생긴 병이다. 그 시대에 남자가 이 병에 걸린 사람은 거의 없었다. 여자만 유달리 많이 걸린 이유는 남성 권위주의로 여성의 성을 강압적으로 억제시켰기 때문이다.

필자도 과거에 이런 색광증을 치료한 경험이 많다. 80년대 이후로는 이런 환자를 본적이 없다. 보건 복지의 향상도 있겠지만, 그것이 근본적인 이유가 아니라고 본다. 성에 대한 인식이 바뀌었고, 성개방 때문이라고 생각한다.

과거 유교에서는 여성의 성에 있어 억제를 요구하였다. '남녀출세부동석' 이니 '열녀' 니 하면서 억제시켰다. 그 시대에는 다 큰 처녀는 집밖에도 못 나가게 하였고, 남편이 죽으면 평생동안 과부로 살 것을 종용하였다. 그러다 죽으면 열녀문이니 하면서 세워주었다.

여성의 희생을 집안의 영광으로 삼았던 것이었다.

살아서 지옥같은 삶을 살았는데 죽어서 천당에 간다한들 무슨 의미가 있겠는가? 또한 지옥같은 삶에서 정상적인 심리를 가질 수 없다. 왜곡된 심리를 가져 삐딱해 지는 것은 당연할 것이다.

지금도 지구의 한편에서는 이상한 종교적인 교리로 여성의 성을 억제하는 모양인데, 그것은 자연의 순리를 왜곡하는 것이고, 사회에 더 큰 병폐적인 부작용을 유발할 것이다.

음양은 만나야 한다. 그것이 자연의 순리이니라.

사 례 ❸

◉ 본처의 복수

필자가 득도하여 지금까지 약 40여 년 동안 이 업을 하였다. 그때나 지금이나 수많은 사람을 진료하였지만 치료비라고 옳게 받아 본 적은 없다.

그 중 부자는 가사에 보태쓰라고 몇 푼 주고 가는 사람도 있었고, 어떤 사람은 쌀이나 기타 곡식을 가지고 오는 사람들도 있었다.

필자는 도를 닦았다보니 관상을 좀 볼 줄 안다.

환자의 미간을 10분 정도만 보고 있으면 이 사람의 전생이나 과거, 현재, 미래까지 대충 보인다. 즉 어떻게 살아왔고, 어떻게 살고 있고, 어떻게 죽을 것인지 대충 짐작이 간다.

가난해도 넉넉한 사람이 있고, 부자라도 자린고비가 있다. 가난한 사람은 넉넉해서 가난하고, 부자는 자린고비이다 보니 부자일 것으로 생각하지만, 그것 다 신(神)의 농간이고 좋은 것이 아니라고 생각한다. 가난한 사람은 어차피 가진 것이 없으니 지킬 것이 없어 행복하지만, 돈이 많은 사람은 그것을 지키기 위해서 발악하다 보니 심리적으로 불행하다.

어쩌면 가난한 사람이 물질적으로는 부족할지 모르나 정신적으로는 넉넉하여 이승의 삶이 더 천국일 수도 있다. 가난한 사람은 지킬 것이 없으니 경계하지 않고 남을 잘 믿는데, 부자인 사람은 습관적으로 타인을 잘 믿지 못하고 아주 계산적이다. 어떤 질병 완치시켰을 때 화끈하게 돈 내는 사람은 도리어 가난한 사람이 많다.

가난한 사람의 10만원과 부유한 사람의 10만원은 차이가 많다. 필자가 치료한 환자 중에는 한국에서 100대 안에 들어가는 기업인도 몇 사람 있었다. 이런 기업인들은 돈은 얼마내지 않아도 수많은 환자를 보내다 보니 광고 효과가 대단한데, 사채놀이나 하는 졸부들은 아무런 도움도 안 되고 의심이 많다 보니 질병도 치료가 안 된다. 또한 대기업의 사장들은 점잖고 특별한 대우를 바라지 않으면서도 새로운 지식을 수용하려는 경향이 있는데 졸부들은 꽤나 요란하고 돈이면 다 되는 줄 알고 특별한 것을 원한다.

20여 년 전에 젊은 여인(당시 23세)이 아이를 업고 찾아 왔다.

이 여인은 대구에 살고 있고 친정은 김천이라고 했다. 방에 들어와서 아이를 내려놓자 이리저리 기어 다녔다. 필자가 아이를 한참 보니 영(靈)이 와 닿는 게 있어

"이 아이의 애비가 있습니까?"

"그럼요. 애비없는 자식이 있어요?"

"그래요? 정말 살아 있단 말이지요?" 다시 물어 보았다.

"예." 하는데 표정을 보니 불안한 눈치였다.

"내가 보기에는 유복자(遺腹子)의 상이고, 어머니는 청상과부의 상인데." 하면서 다시 환자의 눈치를 보니 불안해 하면서도 입을 열지 않았다.

"내가 도를 덜 닦아 헛 것이 보이는 구만! 이제 이 짓도 때려 치워야 겠어. 괜한 사람 잡지 말고..." 하고는 내 눈을 내가 때렸더니 환자가 방바닥에 엎드리고는

"아이고~, 아이고~" 대성통곡 하였다. 필자는 태연하게

"왜 그러시오?"

"예, 선생님 말씀이 다 맞습니다. 저는 6개월 전에 청상과부가 되었습니다."

"그러면 그렇지! 어디 귀신 다스리는 사람을 속이려고 해!" 하고 큰 소리쳤다.

여자는 방바닥을 치면서 한참 동안 울더니

"이 일은 어머니도 모르고, 오빠 밖에 아는 사람이 없는데, 선생님이 어찌 아십니까?"라고 하였다.

"착각하지 마시오. 인간이 하는 일을 누가 몰라? 하늘이 알고 땅이 알고, 당신이 아는데, 천장폐격(天掌蔽格)이라고 손바닥으로 하늘을 덮을 수 있을 것 같소? 속세 인간들 앞에서나 입만 다물면 되지."

환자가 한동안 울더니 눈물을 닦고 필자의 팔을 잡고는

"한 번에 다 아시는 것을 보니 저를 살려주실 수도 있겠군요. 선생님 살려주십시오."

하면서 애걸복걸하였다.

필자는 아이와 환자의 미간을 연달아가며 한동안 투시하다가 눈을 감고 한참 동안 있었다.

원귀(寃鬼)가 복잡한데다 강하여 처방 할 방법을 구상하느라 한두 시간동안 눈 감고 있자 환자는 아이 업고 집으로 돌아갔다.

다음날 아침 일찍 환자가 어머니, 오빠를 대동하고 다시 왔다. 오빠라는 사람은 들어오자마자 필자에게 무릎 꿇고 앉아 애원하였다.

"김 선생님, 우리를 살려주십시오. 조선 천지에서 우리를 살릴 수 있는 사람은 김 선생님 밖에 없을 것 같아 이렇게 염치불구하고 새벽에 찾아 왔습니다." 하면서 눈물을 뚝뚝 흘리고 있고, 어머니라는 사람도 눈물만 흘리고 있었다.

필자는 한참 동안 환자의 어머니를 보고 있다가

"후처로 들어 왔지요?" 했더니 환자의 어머니는 처음에는 놀라는 표정이더니, 체념한 듯 "예" 하고 대답했다.

"후처로 들어온 후 본처가 물에 빠져 죽었지요?"

"예, 그러나 내가 죽인 것이 아닙니다." 하면서 강하게 부정하였다.

"허허, 아직도 반성하지 않소? 멀쩡한 사람이 왜 죽었겠소!"

하고 강하게 말했더니 자신의 과거사를 다 이야기했다.

이 여인(환자의 어머니)은 6.25 사변 끝날 쯤에 강씨 집에 첩으로 들어갔다.

본처를 쫓아내고 남편의 사랑을 독차지하기 위해서 본처를 사지로 몰았던 것이었다. 각 종 박해와 고통을 견디다 못한 본처는 저수지에 빠져 자살하였으나 그 시신마저 찾지 않았고, 제사도 지내주지 않았다. 그 소식을 들은 본처의 어머니도 충격으로 죽었다고 했다. 그 후 필자를 처음 찾아온 환자의 남편이 대구 수성못에 빠져 죽었다고 했다. 또한 형제가 2남 1녀인데 옳게 사는 사람이 없다고 했다.

이 날 같이 온 오빠라는 사람도 이미 두 번이나 사별하였고, 남동생도 한 번은 사별, 한번은 이혼하였다고 했다. 자식 중에서 누구라도 결혼하면 몇 년 못가서 죽거나 이혼하니 이젠 소문이 나서 아무도 결혼을 안 하려고 하고, 이 사실을 아는 사람들은 모두 다 피한다고 하였다. 사태가 이 지경이 이르자 자식들도 언제 급살 당할지 몰라 두려움에 떨고 있고 전전긍긍한다고 하였다.

어머니의 이야기 끝나자 오빠가

"죽은 사람은 죽었더라도 산 사람은 살아야 안 되겠습니까? 선생님이 제발 방법을 강구해 주십시오" 하면서 애원하자 옆에 있던 어머니가

"내가 죽어야 해! 내가 죽어야지" 하면서 눈물을 흘렸다. 필자가

"당신 하나 지금 죽는다고 그 죄업이 다 끝나는 것은 아닙니다. 당신이 죽으려고 해도 아마 못 죽게 할 것입니다. 앞으로 몇 년 동안은 그 후환이 후대에서 일어날 것입니다. 죽은 귀신이 당신 죽으라고 이러는 것이 아닙니다. 그 귀신도 때가 되면 저승으로 가야 하니 그때까지 반성하며 기다리는 수밖에 없는 것 같습니다."

이 자들의 관상을 보니 10년이 더 필요했다. 10년 동안 절대 결혼하지 말고 본처의 제사를 지내며 사죄하고, 그 업을 깎아 가라고 일러 주었다. 20여 년이 지난 지금 어머니와 오빠는 죽었고, 작은 오빠와 딸은 생존해 있다. 딸은 재가하여 구미에 살고 있는 것으로 알고 있다.

흉가가 그냥 생기는 것이 아니다. 다 이유가 있다.

집의 풍수가 안 맞거나 묘지를 잘 못 써서 오는 경우도 있지만, 대부분이 자신의 악업으로 생긴 것들이다. 옛말에 잘 되면 제 탓이고, 못 되면 조상 탓이라는 말이 있다. 자신의 과오를 남 탓으로 돌리고 회피한다면 영원히 그 업보에서 헤어나지 못할 것이다. 조상의 원한도 자신의 업으로 여기고, 그 원한을 풀기 위해서 노력한다면 전화위복 될 것이다.

원한귀 있다고 굿 한 번으로 다 해결되는 것은 아니다. 그것도 시간이 필요하다. 각종 고난 속에서 업을 다 닦으면 자연히 소멸되는데 그것을 앞 당기려고 굿을 하더라도 시간이 되지 않으면 계속해서 우환이 생긴다.

이 환자들도 이런 경우에 해당되기 때문에 속전속결식 방책을 세워주지 않았다.

사 례 ❹

사귀성(邪鬼性) 실면

2O여 년 전에 경북 선산군에서 한 아주머니가 찾아왔다.
방안으로 들어오는데 인상으로 보니 예사롭지 않았다.
"무슨 일이오?"

"스무살 된 딸이 있는데 갑자기 실명하여 맹인이 되었습니다."

"그 애는 일반적인 약이나 침으로는 안 될 것 같습니다."

"환자도 안 보고 어떻게 아십니까?"

"이미 병원이나 약국을 수십 군데 다니지 않았습니까?"

"예 맞기는 맞습니다만."

"병원에서 해 볼 것 다 해 봤을 텐데, 아직도 모르겠소?"

"......" 아무 말이 없었고, 또한 무슨 말인지 모르는 표정이었다.

"귀신 들었단 말이오."

"그래서 굿도 해 보았습니다."

"선무당 불러다 해 봐야 안 됩니다. 빼내기는 커녕 더 꽉 달라붙게 만들었는 것 같구만."

했더니 이 여자는 필자의 팔을 잡으면서

"선생님, 우리 딸 좀 살려주십시오. 겨우 스무 살밖에 안되었는데 봉사가 되었으니 어떻게 하면 좋습니까? 제발 한쪽이라도 뜰 수 있게 해 주십시오" 하면서 애원하였다.

환자가 애걸복걸하여 날을 택한 후 돌려보냈다.

귀신이란 정신(正神), 잡귀(雜鬼), 원혼귀(冤魂鬼) 등 여러 종류가 있다.

정신은 좋은 신으로서 나를 지켜주는 보호신이다. 잡귀는 목신(木神), 동토신(動土神), 주당신(周堂神), 걸귀(乞鬼) 등이 있다. 사람을 괴롭히고 떼기 힘든 것은 대부분이 원혼귀들이다. 당사자와 원한으로 맺긴 귀신이기 때문에 사람을 못 살게 굴고, 집안을 망하게 만들고 후대까지 영향 미칠 수 있다. 그러니 살아 생전에 절대 타인에게 원한을 사는 일은 삼가해야 할 것이다.

택일한 당일에 환자의 집에 도착해서 보니 시골집이지만 그런대로 괜찮았다.

환자는 예쁘장한데 눈이 안 보이니 필자가 들어갔는데도 앉아서 눈을 깜빡깜빡이며 인사했다. 일단 환자를 정좌하게 한 후 한참동안 미간을 바라보니 접신 되었다.

"친척 중에서 일찍 죽은 삼촌이나 백부 있어요?" 하고 환자의 아버지에게 물어보았다.

"예, 얘로 보면 큰 아버지이고, 저로 보면 형님인데 아들 하나만 낳고 요절했습니다."

"그런데 원한이 이리도 큰고? 쯧쯧."

"자기가 명이 짧아 일찍 갔지, 누가 죽으라 했나? 왜 집구석을 이 모양으로 만들어."

하면서 역정을 냈다.

이 사람도 자신의 잘못은 인정하지 않는 것을 봐서 인간의 도리를 안 하고 사는 것 같았다.

귀신은 경문(經文)에 막히면 죽고, 인간은 도리(道里)에 막히면 죽는다고 했는데, 이를 두고 하는 말인 것 같았다. 일단 저녁 식사하고, 소금 물로 양치질 하였다. 준비하고 있는데 마을 사람들이 꾸역 꾸역 밀려들었다. 그때만 해도 시골에서는 오락거리가 없었는 데다, 큰 무당이라도 부른 줄 알고 구경삼아 온 것이었다. 필자는 굿하듯이 꽹과리를 치거나 작두를 타는 것이 아니고 단지 경문(經文)만 암송한다. 그것도 거의 들리지 않는 소리로, 사람들은 그 소리를 못 들으나 귀신은 들을 수 있기 때문에 큰 소리로 할 필요 없다.

환자의 아버지를 정좌시키고, 필자는 반대편에 앉았고, 환자는 두 사람 사이에 눕게 했다.

경문을 세 번 암송하자 옆에 있던 환자의 어머니가 전신을 떨면서 고함 쳤다.

"야 이놈아! 내 자식이 아무리 못나도 네 놈의 딸년보다 못하더냐? 네놈의 딸년은 병 치료하러 전국을 다니면서 조카는 폐인이 되도록 그냥 두냐 이놈아!" 하고는 일떡 일어서더니

남편의 뺨을 몇 대나 후려쳤다. 이쯤 되자 몰려온 구경꾼들이 난리났다.

모두들 이구동성으로 목소리와 행동이 죽은 사람과 똑 같다고 하였다. 남편은 몇 대 맞자 정신이 확 도는지 아내를 향해 무릎 꿇고 앉아

"아이고! 형님 잘못했습니다. 살려주십시오." 하면서 눈물을 줄줄 흘리고, 공포에 떨고 있는 모습이 역력하였다.

사연인즉, 형님이 조카 낳고 얼마 안 돼서 사고로 즉사했다.

이 사람은 형님의 재산을 가로챌 욕심으로 형수가 젊다는 핑계로 재가시켰다. 조카는 자신이 맡아 키운다고 하였지만 사실은 방치하여 불량배가 되어 교도소나 들랑 날랑하고 있었다. 지금도 살인미수죄로 수감 중에 있고, 형 언도를 많이 받았다고 했다. 조카가 날마다 교도소에서 살다시피 했지만 이 사람은 한 번도 찾

아 간 적이 없었다고 했다.

사람들은 인간이 죽으면 모든 것이 소멸된다고 알고 있지만, 필자는 혼백은 남아 있다고 생각한다. 그 혼백들이 인간의 삶에 영향을 주다보니 이런 일들이 발생하는 것이다. 개인적으로 혹은 사회적으로 큰 손실을 입혔거나 타인에게 원한을 샀다면 몇 대가 지나도 우량손(優良孫)이 나오지 않는다.

이 처녀는 고등학교 졸업 후 서울에 취직하러 갔다가 갑자기 실명되었다고 했다. 그 후로 전국을 다니며 치료했으나 아무런 효험이 없어 필자를 찾아 온 것이었다.

귀신을 천도시키기 위해서 한동안 유도했으나 나갈 의사가 없어 경문을 암송하면서 자침하였다. 자침할 때는 순서가 있다.

먼저 간사혈(間使穴-鬼路穴)에 자침한다. 간사혈은 귀신이 다른 곳으로 도망 못 가게 길을 차단하는 혈자리이다. 두 번째는 인중혈(人中穴-鬼宮穴)을 자침하고, 세 번째는 소상혈(少商穴-鬼信穴)에 자침한다. 일반적인 귀신들은 이 세자리만 자침해도 반응이 있다. 그래도 반응이 없으면 다시 은백혈(隱白穴-鬼壘穴(혹은 鬼眼穴 이라고도 함))에 자침한다.

이때 사용하는 침은 한의원에서 사용하는 긴침이 아니다. 접신상태에서 시술하면 환자가 많이 움직이기 때문에 굵고 긴것을 사용하면 위험하다. 그리고 감각신경이 표피에 있기 때문에 깊이 찌를 필요도 없다. 피부만 뚫리게 하고 비벼서 자극이 강하게 한다.

간사혈에 자침했더니 환자의 어머니가 눈을 부릅떴고, 인중혈에 자침하자 고함을 질렀다.

"이놈아! 그런다고 내가 나갈 줄 아느냐? 장손을 폐인으로 만든 네놈을 용서할 줄 아느냐? 조상들이 네놈을 혼내주라고 해서 왔다 이놈아" 하면서 고래고래 소리를 질렀다. 귀신이 물러갈 의사가 없는 것 같아 다시 소상혈에 자침하니 환자의 어머니는 부들 부들 떨고 이를 갈면서 '이놈! 이놈!' 하였다. 여기까지 이르렀는데도 남편은 그냥

"형님 살려 주십시오." 라고만 하고 빌고 있었다.

이때 시술자는 범 잡듯이 자침해야 한다. 어물쩡 하다가는 놓치고 만다. 자침시 강한 자극을 주어도 환자는 통증을 느끼지 못한다. 지금까지 강한 자극을 주

었으나 귀신이 나갈 의사가 없어 은백혈에 자침하고, 자극을 강하게 하기 위해서 침을 무수히 돌렸다.

그러자 환자의 어머니는 방바닥을 떼굴떼굴 구르면서

"아이고 눈이야!" 하면서 양 손으로 두 눈을 감쌌다.

이런대도 남편이 특별한 대책을 내놓지 않자 구경꾼들이

"**아버지, 잘못했다고 빌고 앞으로 어떻게 하겠다는 것을 약조하세요. 왜 그리 미련하오. 그러다 다 죽겠소." 하면서 애가 달아 재촉하였다.

그때서야 남편도 방바닥에 엎드려 큰소리

"형님 잘못했습니다. 제가 조카에게 면회가서 잘 타이르고 감옥에서 나오면 형님의 재산을 물려주어 잘 살 수 있도록 하겠습니다. 제발 살려주십시오." 하고 대성통곡 하였다.

그래도 귀신은

"못나간다. 이놈아! 네 집구석을 다 말아먹을 때까지 못나간다." 하고 악을 썼다.

필자는 다시 태연혈(太淵穴-鬼心穴)에 자침하였다.

이때 여자는 오른쪽부터 자침하고, 남자는 반대로 왼쪽부터 자침한다. 귀심혈(鬼心穴)에 자침하자 아내는 가슴을 후벼파듯이 옷을 뜯어내고는

"아이고 속이야, 아이고 내속이야!" 하고는 다시 방바닥을 굴러다녔다.

구경꾼과 남편이 나서서 사정하고 애원하니 환자의 어머니가 좀 안정되어 갔다.

남편이 여전히 대성통곡하고 빌고 있자 그때서야 환자의 어머니는

"네놈이 하는 꼴을 봐서는 다 말아먹게 해야 하는데, 네놈이 반성하고 잘 하겠다니 오늘은 물러간다. 그러나 다시 이런 일이 발생하면 그때는 아예 다 죽게 할 것이다."

이때도 물론 환자의 어머니는 죽은 형님의 목소리로 말한다. 이 사람에게 신이 들어가 이 사람을 통하여 모든 것을 나타내는 것이다. 이것을 접신이라고 한다. 이런 시술을 하다보면 그 방안에 있는 모든 사람들은 모두 접신이 가능하다. 죽은 자와 대화도 가능하다. 어떨 때는 같이 신체적인 접촉도 일어나는데, 이것도 육체는 산 자의 것이지만 영혼은 죽은 자의 것이다.

귀신은 원한이 풀리자 덩실덩실 춤을 추면서 방안으로 다니다가 조카의 눈을

쓰다듬어 주었다. 물론 이때 행동하는 사람은 환자의 어머니이다.

"**야, 미안하다. 너도 나의 조카인데 어찌 큰아버지가 너를 해치겠니? 다 네 애비의 잘못을 바로 잡아주기 위한 것이니 나를 원망하지 마라. 그리고 눈은 점점 좋아질 것이다."

하고는 춤을 추면서 밖으로 나갔다.

이 광경을 보고 있던 구경꾼들은 모두 혀를 내둘렀다.

귀신이 밖으로 나가서 춤을 추다가 종이(백부의 명부)를 땅에 떨어뜨렸다. 뒤따라간 여인이 주워서 불을 붙이자 환자의 어머니는 바로 쓰러졌다. 환자의 어머니를 방안으로 들고 와서 눕게 하고 환자에게 자침한 것을 뽑았다. 이때 자침한 순서대로 뽑아야 한다.

이런 방법으로 시술할 때 피시술자는 모르는 경우가 많다. 다 끝난 후에 구경꾼의 이야기를 듣고 안다.

모든 시술을 마치고 잠자리에 들었다.

다음날 아침에 환자보고 '어떠냐?'고 물었더니 '눈이 희미하게 보이고 마음도 편안하다.'고 했다. 보고 있던 환자의 아버지가

"다 낫겠습니까?"

"그것은 당신하기에 달려 있소. 여전히 과욕한다면 이 애는 물론 집안에 더 큰 화를 부를 것이오"했더니 고개를 끄덕이면서 뭔가 결심 한 것 같았다.

양심(良心)은 선신(善神)을 불러들이고, 악심(惡心)은 마귀를 불러들인다.

또한 선한 자는 성신(聖神)이 붙어 항상 가내 두루 평안하나 사리사욕만 챙기려 들면 잡귀나 마귀가 붙어 병마에 시달리거나 폐가망신한다. 악업으로 재물을 모으면 그 재물은 절대 오래가지 않는다. 어디로 새던 새게 만든다. 우자(愚者)는 눈에 보이는 것만 생각하는데 그것이 전부는 아니다. 더 먼 곳에 더 큰 것이 기다리고 있다는 것을 알아야 한다.

진정으로 자신과 후손을 생각한다면 적선적업(積善積業)을 쌓아라. 그것이 자신은 물론 후대까지 평온하게 할 것이다. 악업으로 쌓은 재물로 자식을 가르쳐봐야 악인밖에 안 된다.

무식한 놈은 가르치면 되지만, 소학(小學), 대학(大學)까지 읽은 상도둑놈은 잡을 수 없고, 논어, 맹자 읽은 놈은 바꿀 수 없다.

못 배운 도둑은 고작해야 가정집이나 털고 있지만, 배운 도둑은 국가까지 좌우우지하니 어찌 죄가 적다하리오. 사필귀정이라. 때가 되면 국민에게 준 해악만큼 돌아가리라.

사심(私心)이 많으면 사심(邪心)이 들어온다. 사심(邪心)이 많으면 정신(正神)이 없어진다.

그러면 사귀(邪鬼)가 침입하여 병이나 우환을 일으킨다.

사 례 ❺

교통사고로 죽은 딸 귀신과 지신(地神)

오래 전에 경북 칠곡군 북삼읍에서 장씨 부인이 찾아왔다. 장씨는 과거에 다른 병으로 치료 받은 적이 있다.

"선생님 온몸이 아파서 죽겠어요?"

"젊은 사람이 일하기 싫어서 꾀병부리지! 아프기는 어디가 아파!"

"아픈 것이 좀 이상해요. 어디가 아픈지도 모르겠고, 정신도 좀 오락가락 하는 것 같아요."

"귀신이 잡으러 왔구만." 하면서 웃었더니

"선생님, 농담하지 말고 좀 자세히 봐 주십시오. 정말 귀신이 붙었는지, 꿈자리도 사납고 꼭 뭔 일 생길 것 같아 불안해서 죽겠어요."

"때가 되면 다 알아서 잡아가는데, 뭐 그리 겁난다고 호들갑이야."

"갈 때 가더라도 사는 날까지는 건강하게 살아야 안 되겠어요?"

"다 건강하면 나 같은 사람은 다 굶어 죽게?"

"알았어요. 내 병 고쳐 주면 한보따리 내 놓을게요."

"그래? 그럼 봐 줘야지." 하고는 미간과 눈을 한동안 바라 봤다.

"자네는 병원에서 치료할 병이 아닌것 같네."

"왜요? 무슨 병인데, 병원에서 안 되는 병이 있어요?"

"이런 말을 못 알아듣기는! 귀신붙었구만!"

"정말요? 무슨 귀신인데요." 하면서 아주 불안한 눈치였다.

"대여섯 살 된 여자아이인데..." 했더니 눈물을 흘리면서

"선생님 눈에 그것이 보입니까?"

"보이니까 알지, 그것도 모르면서 전을 폈을까봐." 했더니 눈물을 줄줄 흘렸다.

이야기인즉, 이 사람은 도로변에서 작은 구멍가게를 한다. 과거 네 살 된 딸아이가 있었다고 했다. 어느 날 가게 안에서 손님하고 이야기하고 있었는데, 그때 아이가 도로에 나갔다가 트럭에 치여 즉사했다고 하였다. 환자는 그 후부터 전신에 힘이 없고 아프고 또한 정신이 멍해졌다고 했다. 근처 병원과 약국을 다니면서 약을 몇 번 사 먹었으나 아무런 효과가 없어 필자를 찾아왔다고 했다.

"에이! 그 양반들 약을 팔려면 똑바로 팔아야지, 귀신들린 사람에게는 귀신 떼는 약을 팔아야지, 잡약만 팔면 귀신이 떨어지나."

"귀신 잡는 약이 있어요?"

"있지, 암 있고 말고."

"그럼 빨리 지어 주세요. 아픈 것도 아픈 것이지만 불안해서 죽겠어요."

"약 지으려면 몇 달이 걸리지만 한 번에 끝낼 수 있는 방법도 있는데..."

"아이, 선생님은 환자가 죽겠다는데 자꾸 농담하듯이 그러지 마시고 바로 말씀하세요. 뭐하면 한 방에 끝낼 수 있어요?"

"나이깨나 먹은 사람이 말귀를 못 알아들어! 환생할 수 있도록 천도제를 지내주면 되지."

택일한 후에 환자를 돌려보냈다.

천도제(薦度祭)는 망자(亡者)를 저승으로 보내기 위한 제사를 말한다. 사람들은 무당이나 스님들만 하는 것으로 알고 있지만 다른 종교에서도 한다. 단지 방법이 다를 뿐이다.

무당이나 절에서는 제물을 많이 쌓아 놓고 망자의 혼을 위로하는 형식이다. 기독교에서는 찬송가와 기도로 보내는 것이고. 필자는 도교식(道敎式)으로 거행하는데 제물은 거의 필요없고 경문을 읽어서 천도한다.

정한 날짜에 필자의 집에 갔다.

저녁 식사를 마친 후 소금물로 양치질하고 환자의 이름을 경면주사로 종이에 썼다. 환자를 정좌시킨 후 합장하게 한 뒤 그 종이를 합장한 손에 끼워 넣었다. 그리고 환자의 인당(印堂) 부위를 기를 모아 뚫어지도록 바라보면서 경문을 암송

하였다. 시작한지 불과 5분도 안 되었는데 환자의 입에서 말이 튀어 나왔다.

"엄마, 엄마, 나 많이 아파." 라고 말을 하면서 눈물을 줄줄 흘렸다. 이 광경을 보고 있던 남편도 목이 메이는지 흐느끼는 소리가 귓전을 울렸다.

"너는 전생에 허물이 있어 명줄을 짧게 가지고 태어난 것이니 부모님을 원망하지 말고 하루빨리 구천을 떠나 저승으로 들어가 극락왕생하여라. 나중에 환생할 때 부잣집 맏딸로 태어나 공부도 많이 하여 왕후장상의 며느리가 되어 부귀공명을 누리거라. 오늘은 방위가 없어 잡신이 방해하지 않으니 빨리 가라. 자시가 넘으면 저승 문이 닫히니 빨리 가라."

하고 세 번 암송하였다.

그랬더니 환자는 두 손으로 아픈 곳을 다 쓰다듬으면서

"엄마 아픈 병 다 거두어 갈게 걱정마, 앞으로는 아프지 말고 오래 오래 살다 와."

하고는 일어서기 시작했다. 방안을 한 바퀴 돌고는 가게로 나가서 다시 한 바퀴 돌았다.

쵸코파이와 껌을 들고는 문밖으로 나갔다. 사고 난 장소에 가더니 과자와 혼부(魂符)를 땅에 떨어뜨렸다. 남편이 뒤 따라 갔다가 신문지에 불을 붙여 과자와 명부를 태웠다.

태우면서 부부가 합장하고는

"부디 좋은 곳에 가거라." 했더니 웃으면서 북쪽으로 날아갔다고 하였다.

공중에 날아 오르자 아이의 옷이 선녀복으로 바뀌었다고 했다. 잠시 후에 부부가 방으로 들어왔다. 다 끝내고 정리한 다음 술 한잔하면서 환자를 향해

"자네는 고의로 그랬는가? 왜 그리 벌벌 떨고 그래?"

"나도 모르겠어요. 선생님이 뭐라고 하는데 아무 소리도 안 들리고 그냥 쉬쉬소리만 나더라고요. 그런데 잠시 후에 내 몸이 공중에 뜨는 듯하고 어깨에 뭐가 있는 것 같아 보니 죽은 아이가 앉아 있더군요. 그리고 나도 모르게 말이 나오기 시작하더라고요. 또 아이가 내 몸을 쓰다듬어 주는 곳마다 시원하더군요."

"지금은 몸이 어떤고?"

"아주 개운합니다. 이런 것을 모르고 헛약만 먹었으니 나을 리가 없지"

이렇게 해서 이 환자를 치료했다.

그 후 3년이 지났을 때 그 집 근처를 갔다가 환자의 남편을 우연히 만났다.

"선생님, 잘 만났습니다."

"뭘 잘 만나? 내가 뭐 외상이라도 깔아 놓은 것이 있나?"

"그런 것이 아니고, 이번에도 한번 도와 주십시오."

"또 잡귀가 붙었는가?"

이야기를 들어보니

돈을 벌어 집을 증축 하였다고 했다. 집을 다 지어 이사들어 가려고 하는데 꿈자리가 아주 사나워서 겁이 나서 못 들어 가겠다면서 한번 봐달라고 했다.

"사내대장부가 겁은, 죽기 아니면 살기로 버티면 잡귀는 도망가는데."

"그러다 져서 정말 죽으면 어떡합니까? 그거야 선생님이나 가능하지요."

"그럼 나는 죽어도 되는가?"

"선생님이야 귀신 부리는 사람인데 누가 잡아갑니까?" 하면서 자기 집에 가서 한번 보기나 보자고 필자의 팔을 잡아 끌었다. 왜관 수도원에서 약속이 있다 해도 이 사람은 자기집부터 가자고 막무가내로 끌고 갔다. 하는 수 없이 끌려서 그 집에 도착했다. 이리저리 본 다음

"터는 명당인데 지기(地氣)가 너무 강해, 일반인 들어가면 지신(地神)한테 질 것 같은데, 이 터는 절이나 교회가 어울릴 것 같은데."

"집 다 지었는데 지금 와서 이러면 어떡합니까?"

"왜 나보고 그러나? 짓기 전에 찾아 오던가 해야지."

"그러게 말입니다. 이미 다 지었으니 좋은 방법을 찾아주십시오."

"이 사람이 참, 바쁘다는데."

"그 곳만 중생입니까? 저도 중생입니다. 제발 도와주십시오."

"그럼 이렇게 하게, 이사 전 날에 기가 아주 센 사람을 먼저 하룻밤 자게 하게나, 그러면 지신이 겁나서 도망갈 것이야. 그 대신 아주 기가 센 사람이어야 하네, 약골로 하다가는 초상날 수 있어." 하고 가려는데 다시 팔을 잡고

"귀신한테 이기는 사람이 어디 있습니까? 선생님이나 가능하지, 다른 사람은 없으니 여기서 택일하시고 가십시오" 하면서 생떼를 썼다. 하는 수 없이 날을 잡아주고 길을 갔다.

그 날이 되어 그 집에 갔더니 부부는 대구에 있는 딸집에 급한 일이 있어 가야

한다고 떠날 채비를 하고 있었다. 그리고

"새로 지은 집에 제(祭) 지낼 음식과 술은 다 마련해 두었습니다."

"이 사람들이 뭐 이런 경우가 다 있어, 겁나서 도망가는 거지?"

"아이고, 참, 선생님이 있는데 뭐가 겁납니까? 정말 중요한 일이 있습니다."하고 문을 서둘러 나갔다. 주인도 없는 집에서 혼자 쉬다가 밤12시가 되자 시작하였다.

먼저 신장경(神將經)과 북두주(北斗呪)를 세 번 암송 후

"해동 대한민국 경상북도 칠곡군 북삼읍 **면 **리에 거주하는 장**는 차처신기(此處新基)에 신가축성(新家築成)하여 내일 입주하고자 하니 차기지신(此基地神)은 화(和)하여 수호함이 의당사(宜當事)라. 불노상조(不怒相助)하여 가화만사성(家和萬事成)하고, 사업번창(事業繁昌)하고, 자손창성(子孫昌盛)하며 필유공덕망(必有功德望)이라." 하고 주문을 외우면서 집을 세 바퀴 돌았다.

다 마치고 술 한잔 마시고 잤다. 다음날 아침 잠도 덜 깼는데 집주인 내외가 돌아왔다.

"선생님 수고했습니다."

"자네가 어찌 아는가?"

"어제 대구에서 자려고 누웠는데 꿈에 선생님이 하는 것이 다 보였습니다."

어제 자신이 꿈에 본 것을 이야기 하는데 필자가 한 것과 똑 같았다. 그리고 이 환자는 그때부터 헛꿈을 꾸지 않고 오랜만에 푹 잤다고 했다.

"선생님의 기가 얼마나 세면 백리 밖에 있는 사람도 잠 재웁니까? 나도 그것이나 좀 배웁시다. 팔자 좀 고쳐보게."

"자네가 이것 배워 팔자 고치려면 무덤으로 갈 거야."

그 후 장씨는 술병으로 사망하였는데, 그의 부인은 그럭저럭 큰 부자가 되었다. 읍의 요지 땅을 만평 넘게 가지고 있으면 살만하지 않겠는가?

우리의 전통문화 중에 지신밟기라는 것이 있다. 이것을 단순히 미신으로 치부하고 있는데 다 이유가 있어서 하는 것이다. 이사 잘 못 가서 망한 사람들이 많은데 그것은 땅의 기와 맞지 않아서이다. 땅도 농사지을 곳이 있고, 절로 사용할 땅이 있다.

지금도 이곳저곳 살펴보면 흉가가 있다. 그곳에는 어느 누가 들어가나 잘 되지 않는다.

그래서 고대로부터 풍수를 보아 온 것이다. 어떤 종교는 신도 앞에서는 미신으로 치부하면서도 정작 자신들이 살집이나 종교의식을 거행하는 장소는 다 풍수보고 터를 잡는다. 풍수가 별 것 아니고 자연적인 환경이다.

■■■■ Memo

Chapter 08

기타 질환

사 례 ❶

외상성 어혈

필자의 친구가 발목을 삐어서 찾아 왔다. 주유소건설 공사 현장을 시찰하다가 1m 높이에서 잘못 뛰어내려 삐었다고 하였다.

발목을 보니 멍이 퍼렇게 들었고, 많이 부어 있었는데도 자신이 직접 차를 몰고 왔다.

"이 사람아 상황이 이런데도 직접 차를 몰고 왔는가?"

"죽을 병도 아닌데, 뭐"

"죽을 병은 아니지만 이렇게 심한데, 운전하다 또 실수해서 사고 나면 죽지 않겠는가?"

"현장의 운전기사들은 일을 해야지, 그래야 일당이 빠지지."

"돈 몇 푼 아끼려다 영원히 갈수 있어."

일단 환부를 만져보니 골절은 안 된 것 같아서 시술 하였다.

환부 반대편의 태백혈(太白穴), 태연혈(太淵穴)을 보(補)하고, 곡지혈(曲池穴)

을 사(瀉)하였더니 시원하다고 하였다. 3회 시술 후 환부(患部)를 움직여 보라고 하였더니 통증이 거의 없다고 하여 시술을 중지하고 일어서서 움직여 보라니까 방안을 이리저리 걸어 다녔다. 처음 들어올 때는 다리를 많이 절룩거렸는데 시술 후에는 거의 절지 않았다.

"통증은 거의 없는데 부은 것은 왜 안 빠지는가?"

"부은 것이 그렇게 금방 빠질 리가 있는가? 집에 가서 쉬어 보게나 차츰 빠질 것 일세."

"병원에 가서 X-ray는 안 찍어 봐도 괜찮겠는가?"

"내가 보기에는 괜찮은 것 같은데, 혹시 모르니 한번 찍어 보게나."

그리고 며칠 뒤에 다시 찾아 오는데 보니 걸음걸이가 정상이었다. 담배를 1보루 내놓으면서 하는 말이

"자네는 X-ray 기계도 없이 어찌 그리 잘 아는가?"

"뭐를?"

"그날 치료받고 가다가 혹시나 해서 병원에 들러 X-ray를 찍어 봤다네, 의사가 뼈에는 이상이 없다 더구만."

"나야 경험으로 알지만, 그래도 발목 삔 것이나 외상(外傷)같은 것은 찍어보는 것이 좋아."

"치료는 자네가 다했는데 돈은 병원에 갔다 주어 미안해서 담배라도 사왔네."

환부(患部)를 살펴보니 부은 것은 대부분이 빠지고 퍼런 어혈(瘀血) 증상만 남아 있었다.

이런 외상성 어혈에는 상기의 혈자리가 탁월한 효과가 있다.

구미시에 한 조기 축구팀이 있다. 이 팀은 일주일에 한두 번씩 축구 하는데 한 번할 때 마다 몇 사람이 다친다. 축구가 끝나면 멍든 사람들 서너 명은 필자를 찾아와서 시술 받고 간다. 과거에는 파스 종류를 많이 사용하였는데, 사용하나 안하나 특별한 차이가 없었다고 하였다. 그러나 필자의 기공법은 이런 약이나 기타 다른 방법보다 효능이 좋다고 하였다.

사고나 폭행 등으로 이런 어혈이 있을 때 상기의 혈자리를 자극하면 탁월한 효능이 있다. 대부분이 시술 후 통증이 감소하고, 며칠 후면 부종이 거의 없어진다. 그러나 아주 심한 타박상으로 국소 부종이 심하고 며칠 후에 환부에 열감이 있으

면 염증으로 발전한 것이니, 이 방법으로는 힘들고 절개하여 내부의 혈종을 제거해야 할 것이다.

사 례 ❷

소변불통

어느 여름날에 환자가 많아 대기실이 북적북적하였다.

기공 시술시에 정신을 집중해야 하고, 개인 프라이버시가 있기 때문에 문을 닫고 한다. 기공 시술 시 기를 모으기 위해 호흡을 조절하는데 그때 집중 되지 않으면 기가 모이지 않고, 모으는 중에 주위 환경이 어수선하면 정신이 산란해져 모였던 기도 다 빠진다.

이날 한참 집중해서 기(氣)를 넣었다 뺐다 조절 중인데 대기실에서 비명소리가 들리고 왁작지껄 하였다. 정신 집중이 되지 않아 기공을 포기하고 군기 잡으려고 시술실 문을 열고 나갔더니 한 노인이 아랫배를 움켜쥐고 방바닥을 굴러다니고 있었다.

이 영감은 K시에서 왔다. 이 영감이 도착했을 때는 이미 여러 환자가 대기하고 있었다.

자신은 소변을 못 참으니까 양보 좀 해달라고 했으나, 필자가 이미 다른 환자를 시술 중이어서 잠시 기다리라고 했던 모양이었다. 그 사이를 못 참고 탈이 난 것이었다. 소변을 많이 참아 아랫배가 아파서 죽겠다고 떼굴떼굴 구르고 있었다.

"에이 영감탱이 병 같지 않은 것으로 사람을 놀래키고 있어!" 하고는 그 자리에서 시술하였다.

방광암이나 전립선 비대, 전립선암으로 인해 막힌 것이 아니고, 단순한 소변장애는 방광의 허약으로 오는 것이다. 신장과 방광은 표리관계(表裏關係)의 장기(臟器)이고, 체내의 수분을 조절하는 기관이다. 즉, 물을 기화(氣化)시켜 소변으로 만들고 배설한다. 특히 소변은 신장에서 기화한 후 방광으로 보내 저장하다가 일정량이 차면 배설한다. 이때 신허증이 없고 단순한 배뇨장애에는 방광허증이 많다. 그래서 상양, 지음혈을 보(補)해주고, 족삼리, 위중혈을 사(瀉)해 주고, 또한 족통곡혈을 보(補)해 주었다. 환자는 배가 많이 아픈 지 한 번 시술할 때마다 아주 힘들어 했다.

필자도 속으로는 너무 많이 참아서 '방광이 터지기라도 하면 어쩌나' 하는 염려도 있었다.

한 번 시술하고 약 10분 정도 휴식한 뒤 다시 실시한다. 시술할 때는 다른 환자들에게 사지(四肢)를 잡게 한 뒤 시술하였고, 시술 후에는 굴러 다니게 내버려 두었다. 계속 잡아두면 악을 많이 써서 복압(腹壓)이 올라가 방광을 더 자극할 것 같았다.

굴러 다니면서 하도 악을 써서 필자도 한편으로는 걱정이 많이 되었고, 자꾸 시계를 보았는데 10분이 아주 길게 느껴졌다. 모두 3회 시술 후에는 환자가 축 처졌다.

필자는 놀라 방광이라도 터져서 쇼크를 일으켰는가 했는데 다리 쪽을 잡고 있던 환자가

"어! 선생님 소변이 나오는데요." 하고 소리쳤다.

필자도 놀라 바지를 벗겨보니 성기에서 오줌이 나오고 있었다. 이때 환자는 탈진하여 반 기절상태에 있었다.

"영감 괜찮아요?" 하고 다급하게 물으니

대답 대신에 고개를 끄덕였다.

"에이 영감! 급하기는 급했던 모양이구만." 하고는 수건을 가지고 와서 환자들에게 치우게 하고 시술실로 들어갔다. 이 모습을 본 환자들은 이구동성으로

"야! 정말 도사님은 도사님이다." 하면서 박수쳤다.

잠시 뒤에 노인은 필자의 아내가 갖다 준 아들의 운동복을 입고 들어왔다.

"다 나았는데 아직도 안 갔소?"

"그래도 선생님 얼굴이라도 보고 가야하지 않겠소?" 하면서 부끄러워하는 표정을 지었다.

이 환자는 몇 달 전부터 배뇨장애가 있어 병원 몇 군데 갔으나 특별한 치료는 하지 않고 단지 이뇨제만 처방하였다고 했다. 이뇨제를 복용하면 소변이 잘 나오고 약만 끊으면 똑 같았다고 했다. 환자는 대소변 못 가리면 죽을 날이 가까워졌다고 걱정을 많이 했는데 총 세 번 시술로 완치되었고, 이뇨제를 딱 끊었다.

또 다른 사례가 있어 소개한다.

필자가 잘 아는 사람의 부친이 배뇨장애로 찾아왔다. 이미 양방병원을 여러 군데 거쳐서 필자에게 왔다. 처음 양방병원에서는 이뇨제로 치료하였으나 효과가 좋지 않아, 지금은 호스로 소변을 배출시키고 있었다. 9개월 째 호스를 사용하고 있으니 환자는 무척 귀찮고 괴롭다고 하였다. 환자가 방에 들어오더니

"옛말에 똥, 오줌 못가리면 저승갈 때가 되었다고 하던데, 정말 저승갈 때 되었는 지나 한 번 봐 주게나."

"어르신 관상을 보니 좀 더 남은 것 같습니다."

"허허, 큰일일세, 늙을수록 깨끗해야 대접받는데, 가장 더러운 것을 못 가리니 손자나 며느리 앞에서 부끄러워 죽겠네."

"고치면 되지 뭐 그리 걱정하십니까?"

"가능하겠는가? 제발 좀 부탁함세."

이 환자도 상기의 방법으로 총 5회 시술하였더니 호스를 버렸다.

사 례 ❸

고관절염

휴업이라 운동이나 하려고 편한 옷을 입고 나서는데, 50대 남자가 다리를 질질 끄는 듯한 걸음으로 필자의 집으로 들어왔다.

"오늘은 일주일에 한 번 유일하게 쉬는 날인데."

"처음이라 모르고 찾아왔습니다. 좀 봐 주십시오." 휴일이라 보기 싫었는데 환자가 고통스러워하는 것 같아 하는 수없이 봐 주기로 했다.

이 환자는 대구에서 왔다. 병원에서는 고관절염으로 진단하고 소염진통제를 주사주고 물리치료를 받게 했다고 했다. 양방병원에서 몇 개월을 치료받았으나 별다른 효험이 없어 다시 한방병원으로 가서 침치료 받았으나 여전히 별다른 효험이 없었다고 했다.

"화를 많이 내거나 술을 많이 좋아 하는가?"

"술도 그리 좋아하지 않고, 화도 자주 내는 편은 아닙니다."

"그럼 간염같은 것은 있는가?"

"모르겠습니다."

"이런 증상은 간이나 담경(膽經)의 열로 인한 것인데."

일단 환자를 엎드리게 한 후 환측 반대편의 환도혈(環跳穴)과 절골혈(絶骨穴)을 사(瀉)하는 기공을 3회 시술하였다. 잠시 후에 환측 다리를 움직여 보라고 했더니 훨씬 수월하다고 하였다. 다시 2회 시술 후에 기공을 마치고 일어서서 움직이게 하였다.

환자는 일어나서 시술실을 이리저리 다니더니

"이렇게 한 방에 낫는 것을, 온 병원을 다 다니며 고생만 실컷 했습니다." 하면서 아주 기뻐했다. 들어올 때는 다리를 질질 끌면서 들어왔는데 돌아갈 때는 멀쩡하게 돌아갔다.

이와 비슷한 사례를 또 하나 소개하면, 40대 여인이 고관절 부위가 아파서 필자를 찾아왔다. 옳게 걷지를 못해 남편이 업고 왔다. 남편이 시청공무원인데 아내의 병 치료를 위해 휴가까지 냈다고 했다. 병원에 가서 X-ray를 찍었으나 정상이라고 했고, 그러나 계속 아프다고 하자 진통제 주사맞고, 물리치료만 받으라고 했다고 했다.

여러 가지 해 보았으나 효능이 없어 이 병원 저 병원 기웃거리던 중 필자의 소문을 듣고 찾아온 것이었다.

"젊은 사람이 일하기 싫어 희한한 것으로 다 꾀병을 부리는구만!"

"제발 꾀병이면 좋겠습니다. 아직 나이도 젊은데 다리를 절고 다니니 남들이 무슨 큰 병이라도 걸린 줄 압니다." 라고 부인이 대답하자, 듣고 있던 남편도

"부부모임의 계가 많은데 안 가려고 합니다. 불참 때마다 벌금도 많은데."

"그까짓 것 벌금이 문제야! 사람이 아파 죽겠는데." 하면서 핀잔을 주었다.

필자가 듣고 있다가

"그 계모임에 가기 싫어 생긴 병이구만, 차인 남자라도 있는 모양이지?"

"그 남자 못 만나도 좋으니까 제발 낫게만 해주십시오." 하면서 아내가 하소연하였다.

이 환자도 환도혈과 절골혈을 사(瀉)하는 기공을 사용하였다. 총 3회 시술 후 모두 완치되었다. 이 환자는 완치되면 송아지 한 마리 갖다 준다고 했는데, 아직

도 암소가 송아지를 못 낳았다고 한다. 그 소가 불임증이니까 몰고 와서 기공을 좀 받게 하라고 해도 말을 듣지 않는다.

이런 환자도 여러 명 치료하였는데 모두 양호한 효능이 있었다.

양방에서는 이런 환자를 퇴행성 관절염이니 골 결핵이니 하는데, 특별히 진단할 것이 없으니까 최고 만만한 퇴행성으로 진단을 많이 하는 것 같다.

퇴행성(退行性)이라는 말은 과도하게 사용했거나 늙어서 오는 질병을 의미한다. 그러나 최근에는 기계가 발달하여 상대적으로 과도하게 사용할 일이 없다. 그리고 노환으로 인한 것이라면 적어도 60세는 초과해야 할 텐데 젊은 사람에게 퇴행성으로 진단하는 것은 좀 무리인 것 같다. 그리고 60세 초과한 사람 중에도 아무런 이상없는 사람이 더 많을 것이다.

그런데 관절만 아프다면 퇴행성으로 모는 것은 궁핍한 진단이 아닐까 생각한다.

사 례 ❹

○ 편두통

단풍이 절정을 이루는 어느 가을에 50대의 여인이 찾아왔다.

들어서는데 보니 얼굴이 쾡한 것이 병색이었고, 춥지도 않은데 머리에는 털 모자를 쓰고 있었다. 또한 걸음걸이를 보니 아주 조심스럽게 한발한발 움직였다.

"젊은 사람이 죽을 병이라도 걸렸소? 행색이 어찌 그렇소?"

"선생님 말씀도 마십시오. 저는 편두통 때문에 미치겠습니다." 하는데 말도 겨우 하였다.

이 환자는 약 10여 년 전부터 편두통이 있었는데, 지금은 더 자주 발생하고 통증도 더 심하다고 했다. 과거에는 두통만 있었는데 지금은 두통, 안구통증, 어지러움, 심지어 구토감까지 있다고 했다. 한번 아프면 며칠씩 가고 모든 일을 포기하고 자리를 깔고 누울 정도로 아프다고 했다. 처음에는 증상이 심하지 않아 그냥 참을만 했는데, 몇 년 전부터는 참기 힘들어 진통제를 한 주먹씩 먹는다고 했다. 지금까지 먹은 진통제만 해도 한 가마니는 되고, 지금은 진통제 부작용으로 위장까지 아파서 더 죽을 지경이라고 했다.

편두통은 한쪽머리가 아픈 것을 말한다.

양의학에서는 혈관의 기형이나 혈관의 경련으로 인한 것으로 보고 있다. 혈관의 기형이라면 연이어 계속 아플 것인데 아팠다 안 아팠다하니, 그것으로 인한 편두통은 그리 많지 않다. 혈관 경련은 상당부분이 심리와 연관있다. 놀랐을 때 가슴 두근거리는 것과 같이 스트레스나 어떤 상황에 봉착하면 물리적인 반응이 나타난다.

오행중 목(木)에 해당되는 간은 인체의 기를 주관하는 장기이다.

화를 많이 내거나 열이 있으면 간담이 허약해진다. 또한 편두통 부위는 담경(膽經)이 지나가는 자리이다. 스트레스로 기(氣)가 돌지 않거나 막히면 그 부위에 통증이 생긴다.

필자가 편두통환자도 여러 명 치료 해보았는데 대부분이 담경을 사(瀉)하니까 효능이 있었다. 사용하는 혈자리는 풍지혈(風池穴)과 절골혈(絕骨穴)이고 둘 다 사(瀉)해준다.

■ 저 / 자 / 약 / 력

■ 김석두

· 1932년 출생
· 27세 수도시작
· 39세 득도
· 40세 기공원 운영
· 45세 전(前) 전국동의 동창 연합회 학술부장

■ 김용현

· 북경중의약대학 중의과 학사 졸업
· 북경중의약대학 내과학 석사 졸업
· 북경중의약대학 내과학 박사 졸업
· 북경중의약대학 제1부속병원 6년간 인턴
· 전) 미국사우스베이 한의대 한국분교 겸임교수
· 전) 대구대학교 외래교수
· 전) 대구한의대학교 외래교수
· 전) 대구보건대 물리치료과 외래교수
· 전) 김천대학 간호대학 외래교수
· 대구한의대학교 평생교육원 한방차 전담 객원교수
· 대구한의대학교 평생교육원 경락관리사 전담 객원교수

〈저서〉
· 웰빙한방차
· 의학 박사가 쓴 임상한방차

※ 저자 e-mail: makogly@hanmail.net

중의학 박사가 쓴 의사도 모르는
난치병 치료법

2011년 2월 28일 초판1쇄 발행
2011년 9월 01일 개정1쇄 발행

저 자 김석두 · 김용현
펴낸이 임순재
펴낸곳 **한올출판사**

저자와의
협의하에
인지생략

등록 제11-403호

[1][2][1] - [8][4][9]
주   소 서울특별시 마포구 성산동 133-3 한올빌딩 3층
전   화 (02)376-4298(대표)
팩   스 (02)302-8073
홈페이지 www.hanol.co.kr
e - 메일 hanol@hanol.co.kr
정   가 17,000원